U0120001

雙色圖解版
220元

10分鐘足浴養生

快速祛除人體的各種疾病

浴足法的特點：操作簡便、適應症廣、效果顯著、浴到病除

足浴養生是一種人體保健養生大法，用最簡易、經濟的方法，
配合足部穴位即可治癒全身的病痛。
常洗腳能刺激足部穴位，增強血脈運行，調理臟腑，
疏通經絡，增強新陳代謝，
從而達到強身健體、祛除病邪的目的。

史晟醫師　編著

四季防病從腳開始：

春天洗腳升陽固脫
夏天洗腳滋潤臟腑
秋天洗腳除濕健胃
冬天洗腳丹田暖和

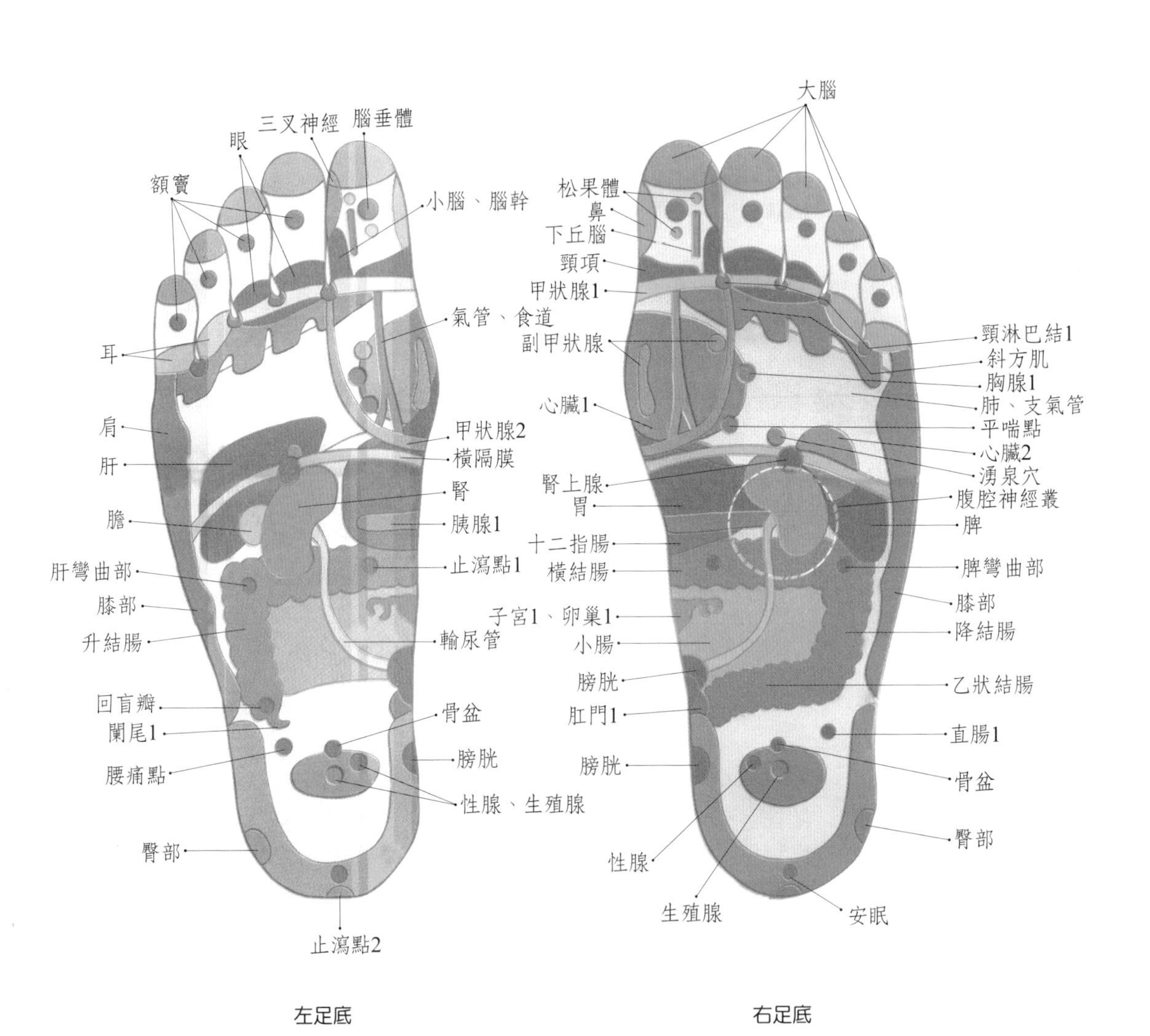

三叉神經
腦垂體
眼
額竇
小腦、腦幹
氣管、食道
耳
肩
甲狀腺2
肝
橫隔膜
腎
膽
胰腺1
止瀉點1
肝彎曲部
膝部
升結腸
輸尿管
回盲瓣
骨盆
闌尾1
膀胱
腰痛點
性腺、生殖腺
臀部
止瀉點2
左足底
大腦
松果體
鼻
下丘腦
頸項
甲狀腺1
頸淋巴結1
斜方肌
副甲狀腺
胸腺1
肺、支氣管
心臟1
平喘點
心臟2
涌泉穴
腎上腺
腹腔神經叢
胃
脾
十二指腸
橫結腸
脾彎曲部
膝部
子宮1、卵巢1
降結腸
小腸
膀胱
乙狀結腸
肛門1
直腸1
膀胱
骨盆
臀部
性腺
生殖腺
安眠
右足底

足底反射區圖

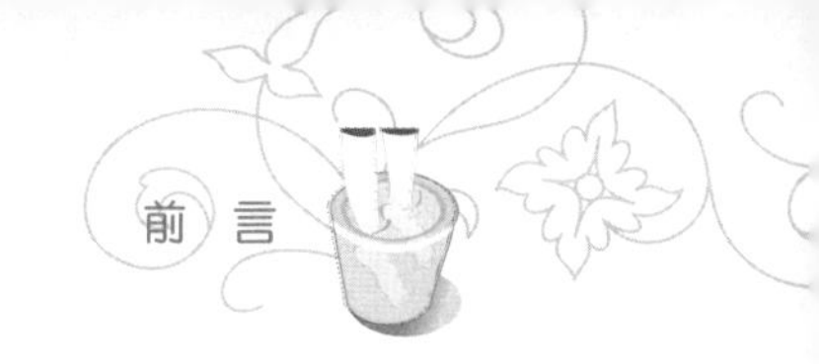

前　言

21世紀的社會已進入了保健和休閒的新時代，作為一種新的生活及保健方式，足浴越來越受到廣泛的歡迎，在這種情況下，《圖解足浴養生術》的出版將能滿足廣大養生愛好者對家庭保健足浴學習和運用的基本需求，我們也衷心地希望這本書能幫助更多的家庭採用科學的足浴法防治疾病、增強體質。

毫無疑問地，現代家庭足浴療法既吸收了古代外治法及按摩術的精華，又採取了現代藥浴及經絡反射理論的核心內容，是一種以中醫經絡理論與現代科學研究為基礎，立足於局部以調整整體，以外治內的純自然療法，屬於「自然醫學」的一部分，而它的廣泛運用正是中醫學數千年魅力的展現。近年來，現代家庭足浴療法從男女老少不同的體質出發，從內外各種病症的病變特殊性入手，採用現代藥浴和足部按摩手法配套並有機結合的方式，透過科學設計和反覆臨床實踐，取得了明顯療效，受到了普遍歡迎，本書正是對現代足浴療法的全面總結和介紹。

本書以圖解方式呈現，文字簡練，通俗易懂，按摩洗浴手法示意圖與文字相結合，圖文並茂，方法簡便，易學易做，掌握後可隨時用來調整自己身體患病和不適的部位，及時消除潛伏的隱患，保持健康的體魄。因此，本書是一套普及實用的足浴保健治療著作，它完全可以幫助你現學現用，浴到病除。

目錄

第一篇　足浴入門

第二篇　四季浴腳法

第三篇 足浴操作法

第四篇　足浴診病法

第五篇　足浴調節法

Contents

第六篇 足浴點穴治病經驗方

第七篇 常見病症的足浴操作法

Contents

第八篇　足浴療法的特效穴位

第九篇 足浴治百病綜合療法

Contents

Contents

第十篇　常見病的家庭足浴中藥處方

第十一篇 常見病足浴按壓處方

第十二篇 家庭成員常見保健浴方

Contents

Contents

第一篇

足浴入門

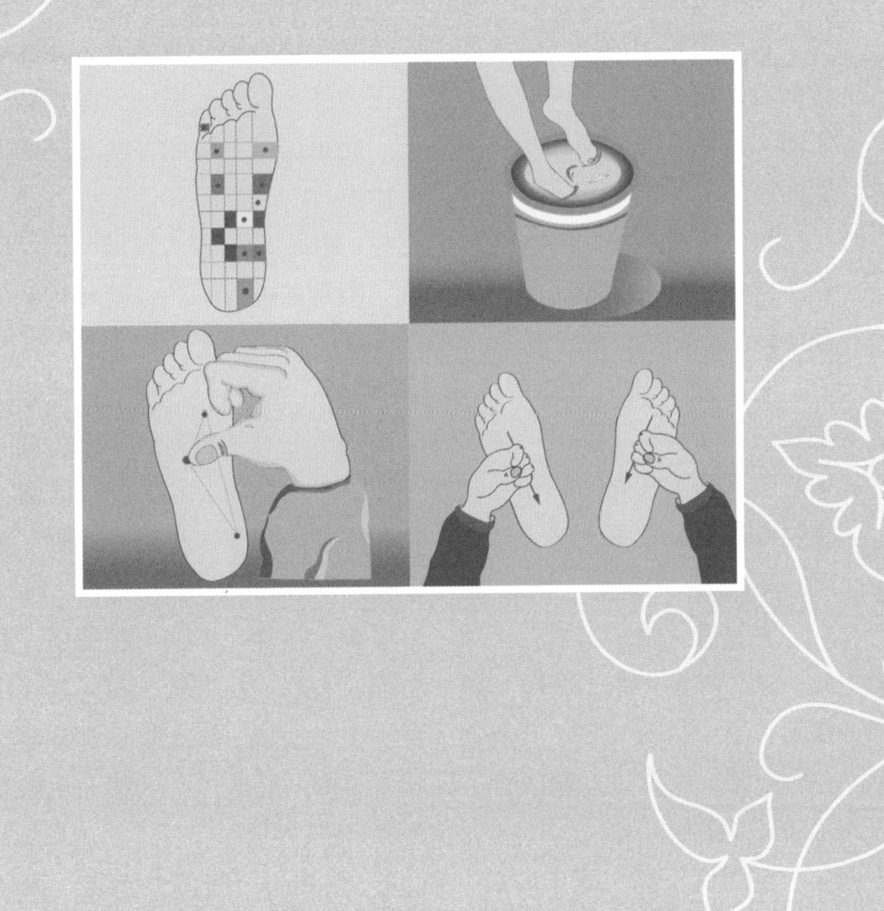

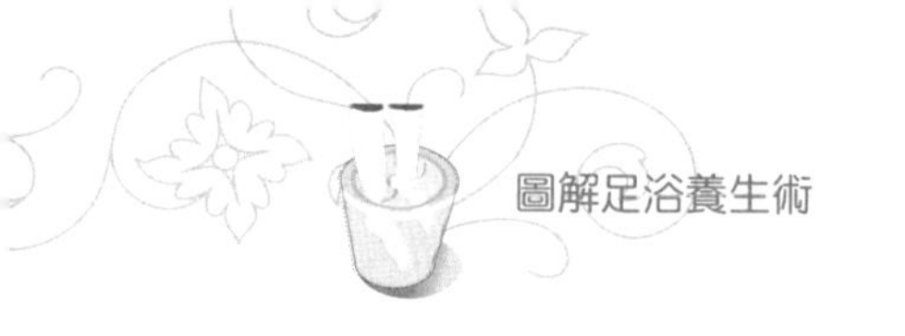

一、足浴療法的原理

足浴療法為何能防病療疾？足浴療法理論認為，腳是全身上下內外器官組織的縮影，頭、四肢、軀幹、眼、耳、口、鼻、咽、喉、心、肝、脾、腎等人體器官組織系統，在腳上都可以找到相應點。經常在足浴後或定時按摩刺激某些相應點，可有效地調整人體的新陳代謝，促進內分泌平衡，而達到防病健身的作用。

從中醫經絡理論來看，在人體足部有足太陽膀胱經、足少陽膽經、足陽明胃經、足太陰脾經、足少陰腎經、足厥陰肝經6條經脈通過，且與帶脈、沖脈、陽蹻脈、陽維脈、陰維脈交會甚密。足部有近40個穴位，將足部同整個人體上下內外、五官七竅、五臟六腑、肌膚、皮毛與筋骨溝通，按摩足部因此可以達到陰陽平衡、祛病健體的目的。

足浴療法是按左、右足底；足內、外側及足背5大區域61個反應點，自行採用按、壓、摩、搓、掀、壓等法進行。與各區域相關的部位有：

右足底：頭、大腦左半球、左額竇、腦幹、小腦、腦垂體、顳葉、三叉神經（左）、鼻、頸、左眼、左耳、斜方肌、頸肩部、甲狀腺、副甲狀腺、肺和支氣管、胃、十二指腸、胰、肝、膽囊、腹腔神經叢、右腎上腺、右腎、右輸尿管、膀胱、小腸、盲腸、闌尾、回盲瓣、升結腸、橫結腸、生殖腺（卵巢或睪丸）。

左足底：頭、大腦右半球、右額竇、腦幹、小腦、腦垂體、顳葉、三叉神經（右）、鼻、頸、右眼、右耳、斜方肌、頸肩部、甲狀腺、副甲狀腺、肺、支氣管、胃、十二指腸、胰、腹腔神經叢、左腎上腺、左腎、左輸尿管、膀胱、小腸、肛門、心、脾、生殖腺（卵巢或睪丸）。

足內側：鼻、副甲狀腺、膀胱、髖關節、腹部淋巴腺、腹股溝、子宮或前列腺、尿道、陰莖或陰道、肛門、直腸、頸椎、胸椎、腰椎、骶椎、內尾骨、肋骨。

足背面：胸以上淋巴腺、腹部淋巴腺、胸部淋巴腺。

足外側：三叉神經、肩、膝、生殖腺、月經不調、髖關節、胸以上淋巴腺、平衡器官（內耳迷路）、胸、橫膈膜、尾骨外側、肩胛、肘關節、肋骨、扁桃腺、下齶、上齶、咽喉、聲帶、氣管、腹股溝、肋骨。

足浴療法適應症極廣，如遺尿、膀胱炎、輸尿管炎、關節炎、風濕病、痤瘡、脫髮、濕疹、厭食、胃腸神經官能症、牙齦炎、胃脘痛、疲勞、糖尿病、慢性闌尾炎、神經性腹瀉、結腸炎、便祕、痔瘡、心絞痛、動脈硬化、高血壓、低血壓、淋巴腺炎、神經痛、偏頭痛、失眠、腰腿痛、月經不調、陽痿、咽喉痛、感冒、耳鳴、肩背痛等等慢性疾患。

足浴治療前應根據病情選用適當的藥浴處方，洗浴時應摩擦足部反射區域相應點，治療開始應由輕到重，以患者耐受能力為準：在一側相應點上刺激以3～5分鐘為宜，進餐後1小時不宜施行治療，治療後30分鐘內，應飲用500cc左右溫開水，心臟與腎病患者只宜飲三分之一量，以免增加心、腎負擔。出汗時應用毛巾擦乾，禁用冷水或冷濕毛巾擦身。

值得注意的是，足浴療法的100餘種方法都是根據以上中醫經絡理論、神經反射原理等發展而來的，在本書中我們將予以介紹。

二、足浴前的診斷

足部是人體足三陰三陽經脈的必經之路，因此足部在一定程度上反映了人體三陰三陽疾病的變化，實驗證明，對人體足部十趾的一些穴位的壓痛敏感度和色彩變化可以診斷人體的五臟六腑疾病，這些都是我們進行足浴之前應注意的。

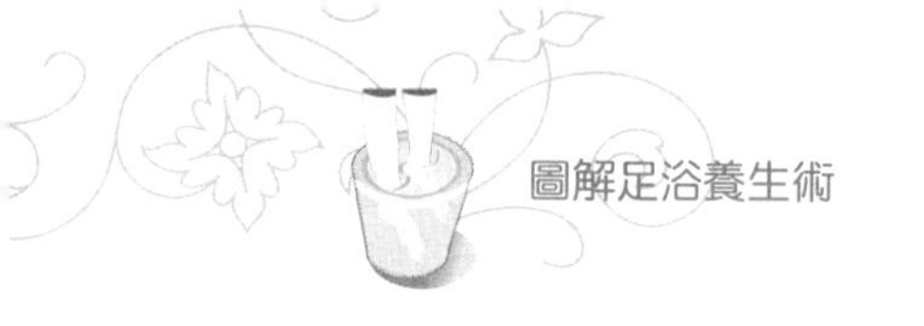

（一）足厥陰肝經和足少陽膽經

足厥陰肝經（圖1）行於足背內側，井穴位於拇趾甲根外側，稱為大敦。足少陽膽經（圖2）行於足背外側，井穴位於第四足趾甲根外側，稱為足竅陰。當大敦穴及足竅陰穴出現壓痛或紫暗點時，說明人體肝膽系統出現疾病，這是因為肝與膽為表裡關係，而兩條經的位置均在足背，肝經在內側，膽經在外側。肝經有病，症狀為胸脅痛、易怒、腰腹痛、皮膚粗糙有黑斑、足痛、性功能低下、月經痛等。膽經有病，則常出現胃腸不適、膝腿痠痛等症狀。

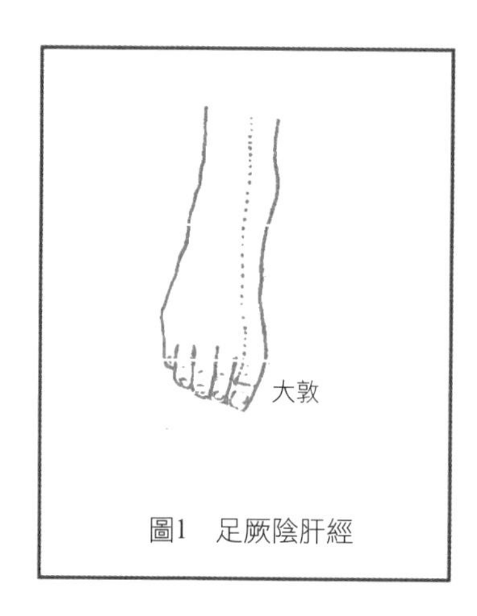

圖1　足厥陰肝經

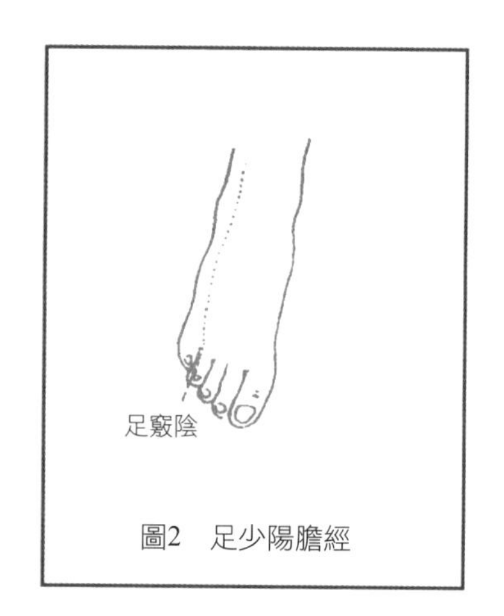

圖2　足少陽膽經

（二）足太陰脾經和足陽明胃經

足太陰脾經（圖3）走行於足內側，起於足拇趾甲根內側的井穴，叫隱白。足陽明胃經（圖4）走行於足背中央，井穴位於第2趾甲根外側，叫厲兌。當隱白穴及厲兌穴出現壓痛及紫暗點時，說明人體消化系統有疾病出現，這是因脾與胃成表裡關係。脾經異常可能出現消化不良、噯氣、腹瀉、腹脹、排氣、足部發涼等症狀。胃經有病則出現便祕、下痢、頭痛、鼻塞、腿部痠痛等症狀。

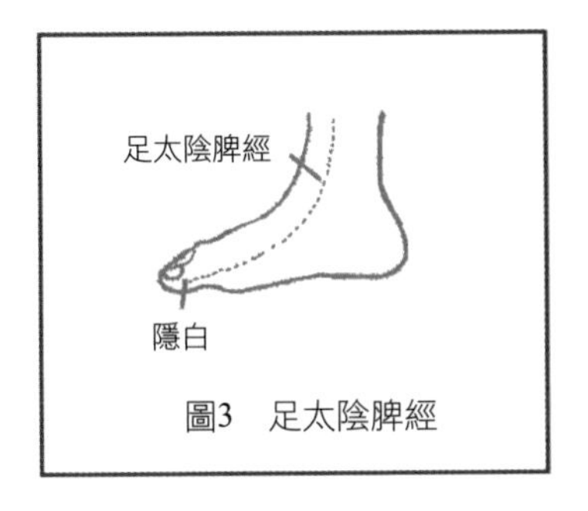

圖3　足太陰脾經

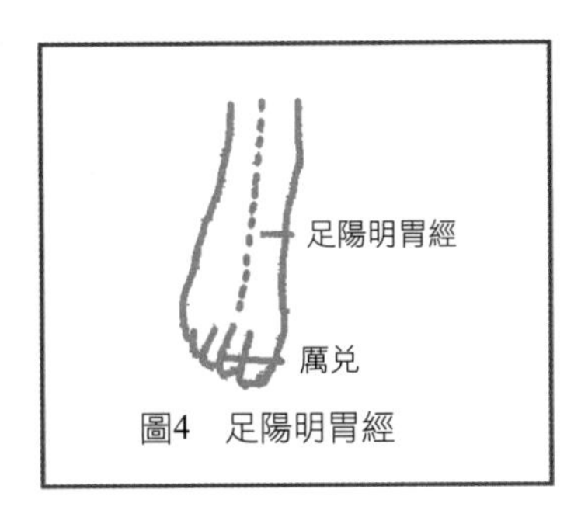

圖4　足陽明胃經

（三）足少陰腎經和足太陽膀胱經

足少陰腎經（圖5）起源於足底的「湧泉」，其位置在足底中央稍前處。足太陽膀胱經（圖6）走行於足內側，井穴位於小趾甲根外側，叫至陰。當湧泉穴及至陰穴出現壓痛及紫暗點時，說明人體腎及膀胱經有病。膀胱經與所有內臟相關。當其發生異常時，不但頭、頸、背、腰等痠痛不適，且有發涼及疲勞感，且可能引起許多內臟的病症。腎經有異常時，可見面色發黑、四肢腫脹、頭暈、食欲不佳、全身無力、泌尿生殖系統疾患及失眠等。

手經與足經之間也有聯繫。位於第2足趾的胃經與手的食指相關；位於第4足趾的膽經與手的無名指相關；位於第5趾的膀胱經與小腸經相關，起源於足底的腎經則與手小指的心經有關；肝經和脾經與手的中指和拇指相關。

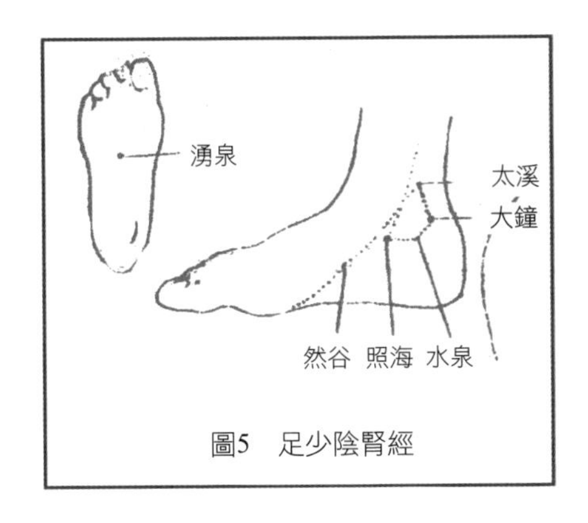

圖5　足少陰腎經

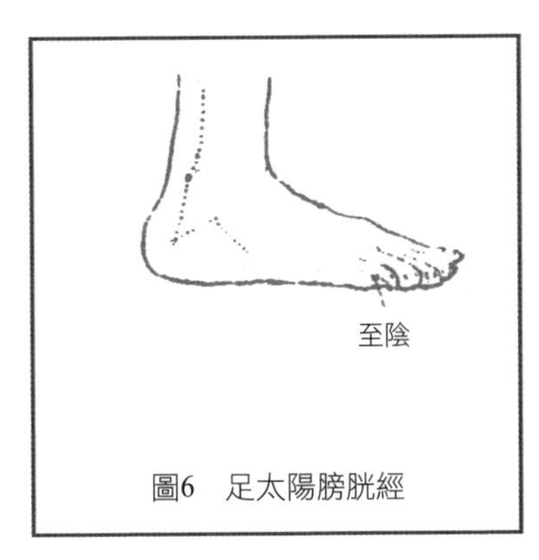

圖6　足太陽膀胱經

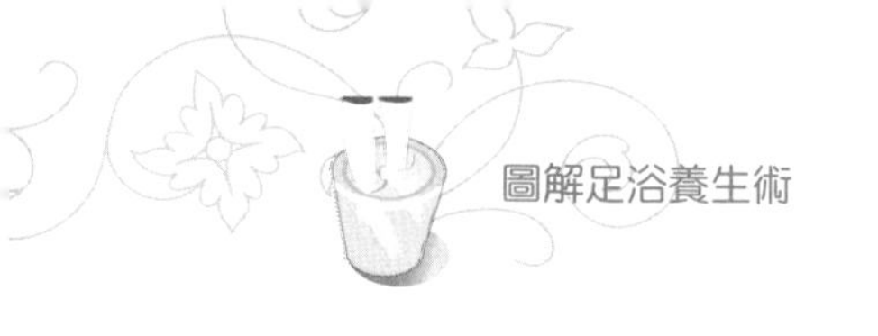

三、足浴療法的基本穴位

（一）定位依據

1. 足跟後緣中點與二、三趾間連線折10寸，此線定為正中線。
2. 足底各趾間與足跟後緣連線平行於正中線，其間隔各為1寸。
3. 足背以表面解剖定位取穴。
4. 內外踝頂點與足底內外緣垂直線各折為3寸。

（二）足浴基礎穴位

1. 頭穴

〔位置〕：在足跟下赤白肉際中點處前1寸。

〔作用〕：鎮痛。

〔主治〕：頭痛、牙痛。

2. 鼻穴

〔位置〕：在頭區前1寸，與足跟頭區對直。

〔作用〕：消炎。

〔主治〕：急、慢性鼻炎。

3. 目穴

〔位置〕：在鼻穴外0.6寸，略後於鼻穴0.1寸處，共2穴。

〔作用〕：消炎、止痛。

〔主治〕：急、慢性眼部病症。

4. 耳穴

〔位置〕：在鼻穴外1.2寸處，略後於鼻穴0.1寸處，共2穴。

〔作用〕：鎮痛、消炎。

〔主治〕：耳鳴、耳聾。

5. 口穴

〔位置〕：在鼻穴前1寸，與鼻穴對直。

〔作用〕：消炎、鎮痛。

〔主治〕：牙痛、咽炎、扁桃腺炎。

6. 喉穴

〔位置〕：口穴前0.6寸，與口穴對直。

〔作用〕：退熱、鎮痛、消炎。

〔主治〕：發熱、咽痛、扁桃腺炎、上呼吸道感染等症。

7. 再生

〔位置〕：喉穴前0.6寸，與喉穴對直。

〔作用〕：鎮靜、鎮痛。

〔主治〕：適用於顱內、脊髓腫瘤，有鎮靜和改善症狀的效果。刺激時透向跟腱兩側。

8. 心穴

〔位置〕：在再生穴前0.5寸，與再生穴對直。

〔作用〕：降壓、強心、安神。

〔主治〕：高血壓、心力衰竭、喉炎、舌炎和失眠多夢等症。

9. 肺穴

〔位置〕：在心穴旁開1寸，稍後0.1寸。

〔作用〕：止咳、定喘、鎮痛。

〔主治〕：咳嗽、氣喘、胸痛。

10. 安眠

〔位置〕：在心穴前0.6寸，與心穴對直。

〔作用〕：鎮靜、鎮痛。

〔主治〕：胃痛、嘔吐、消化不良等症。

11. 肝穴

〔位置〕：在胃穴內側1.2寸。

〔作用〕：清熱、鎮痛、消炎。

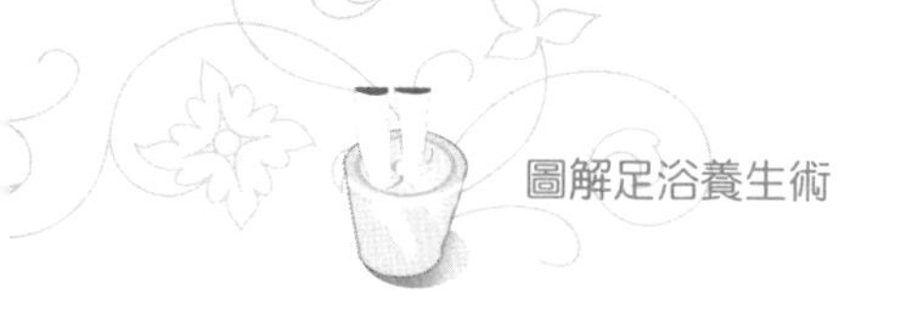

〔主治〕：慢性肝炎、膽囊炎、目疾、肋間神經痛等症。

12. 脾穴

〔位置〕：在胃穴外側1.2寸。

〔作用〕：健脾、促進消化和利尿。

〔主治〕：消化不良、尿閉、血液方面的病症等。

13. 膽穴

〔位置〕：在肝穴後0.3寸，對肝穴對直。

〔作用〕：鎮痛、消炎。

〔主治〕：膽囊炎、脅肋痛。

14. 小腸穴

〔位置〕：胃穴旁開1寸，向前0.3寸處，與肺穴對直，共2穴。

〔作用〕：鎮痛、理氣。

〔主治〕：腸鳴、腹痛。

15. 前後隱珠穴

〔位置〕：前隱珠在湧泉穴前0.4寸，後隱珠在湧泉穴後0.6寸，與湧泉穴對直。

〔作用〕：鎮靜、鎮痛、退熱。

〔主治〕：高血壓、精神分裂症、癲癇、高熱昏迷等症。

16. 湧泉穴

〔位置〕：足底中，足趾彎屈時呈凹陷中。

〔作用〕：鎮痛、鎮驚、降壓。

〔主治〕：高血壓、頭頂痛、小兒抽搐、休克、癲癇等症。

17. 腎穴

〔位置〕：湧泉穴旁開1寸，與小腸穴對直，共2穴。

〔作用〕：降壓、鎮痛、止痛、利尿。

〔主治〕：高血壓、精神分裂症、急性與慢性腰痛、尿瀦留等症。

18. 癌根1穴

〔位置〕：肝穴前1寸，與肝穴對直。

〔作用〕：鎮痛、鎮靜、解痙。

〔主治〕：對胃、賁門、食道下段惡性腫瘤，有鎮痛和改善症狀的效果。按摩刺激時，宜透向湧泉、然谷、公孫、安眠等穴。

19. 大腸穴

〔位置〕：共2穴，左大腸穴位於後隱珠穴向內1.2寸、向後0.2寸，右大腸穴位於後隱珠穴外側2寸、向後0.2寸。

〔作用〕：清熱、止瀉、鎮痛。

〔主治〕：腹痛、腹瀉、腸功能紊亂、慢性結腸炎等症。

20. 公孫穴

〔位置〕：第1蹠骨小頭前緣，赤白肉際處。

〔作用〕：鎮痛、止嘔。

〔主治〕：胃痛、嘔吐、腹脹、消化不良。

21. 膀胱穴

〔位置〕：湧泉穴前1寸。

〔作用〕：疏通水液代謝。

〔主治〕：尿瀦留、遺尿、尿失禁等。

22. 生殖器穴

〔位置〕：膀胱穴前0.3寸。

〔作用〕：調經、消炎、利尿。

〔主治〕：月經不調、白帶、睪丸炎、尿瀦留。

23. 癌根2穴

〔位置〕：膀胱穴內側2寸、向前0.1寸。

〔作用〕：鎮痛、鎮靜、解痙。

〔主治〕：對臍部以下的內臟腫瘤及淋巴轉移癌，有鎮痛和

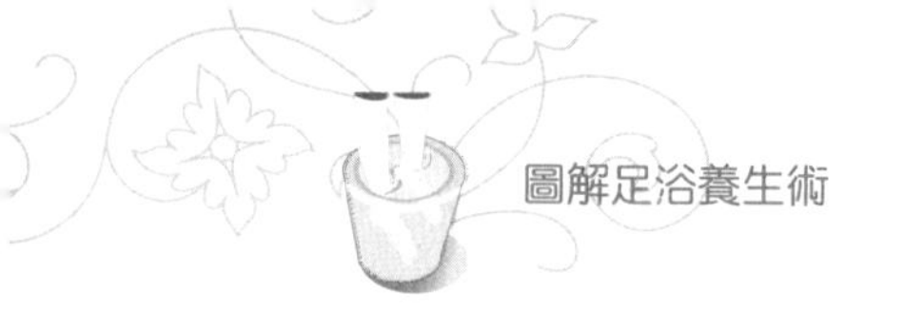

改善症狀的效果。刺激時宜透向公孫、湧泉、癌根1穴。

24. 內臨泣

〔位置〕：臨泣穴掌側面對應點。

〔作用〕：鎮驚、消炎。

〔主治〕：偏頭痛、肋痛、目疾、耳鳴、耳聾、發熱等症。

25. 內俠溪

〔位置〕：俠溪穴掌側面對應點。

〔作用〕：鎮痛、退熱。

〔主治〕：偏頭痛、脅肋痛、目疾、耳鳴、耳聾、發熱等症。

26. 里陷谷

〔位置〕：陷谷穴掌側面對應點。

〔作用〕：鎮靜、鎮痛、止嘔。

〔主治〕；急性胃痛、消化不良、精神分裂症。

27. 肛門穴

〔位置〕：里陷谷穴前0.6寸。

〔作用〕：理氣、清熱、通便。

〔主治〕：腹瀉、便祕。

28. 內太沖

〔位置〕：太沖穴掌側面對應點。

〔作用〕：消炎、止痛、鎮靜、調經。

〔主治〕：睾丸炎、疝痛、功能性子宮出血、月經不調、白帶、痛經、脅肋痛、精神分裂症、肝炎、高血壓、目疾等症。

29. 里內庭

〔位置〕：內庭穴掌側面對應點。

〔作用〕：清熱、鎮靜。

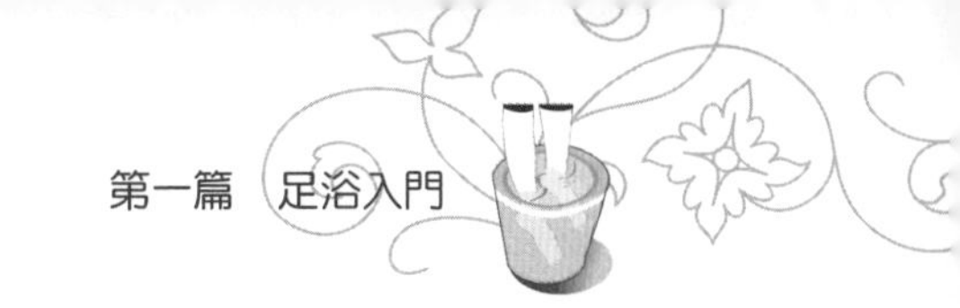

〔主治〕：小兒抽搐。

30. **獨陰穴**

〔位置〕：在足第二趾下橫紋中點處取穴。

〔作用〕：理氣調經、鎮痛止癢。

〔主治〕：疝氣、月經不調、胎盤滯留等症。

31. **拇指里橫紋**

〔位置〕：在大拇指下橫紋中點處取穴。

〔作用〕：清熱、鎮痛。

〔主治〕：睾丸炎、疝痛等症。

32. **癌根3穴**

〔位置〕：肺穴前0.6寸。

〔作用〕：鎮痛、解痙。

〔主治〕：對食道上、中段與肺、頸、鼻、咽部等處腫瘤，有鎮痛、解痙和改善症狀的效果。

33. **氣端穴**

〔位置〕：在足趾尖端。

〔作用〕：活血、散瘀、祛風、利濕。

〔主治〕：腳氣、足趾麻木、閉塞性脈管炎。

34. **足心穴**

〔位置〕：足心。

〔作用〕：鎮靜、安神、降壓。

〔主治〕：神經衰弱、精神分裂症、高血壓等症。

（三）足部新穴足針療法

近幾年足部足針療法又有了一些新穴位（見圖7、圖8、圖9）。

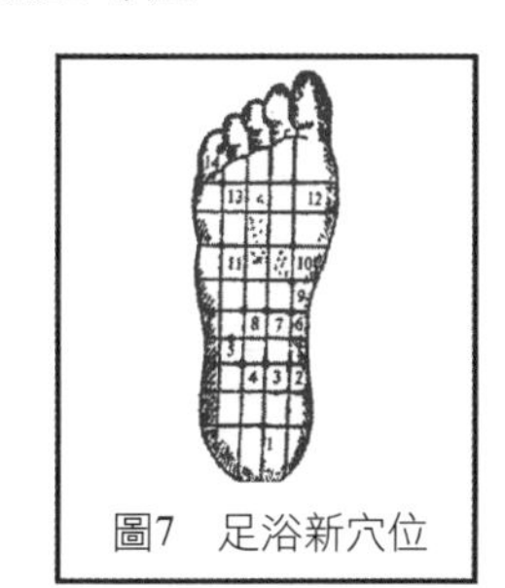

圖7　足浴新穴位

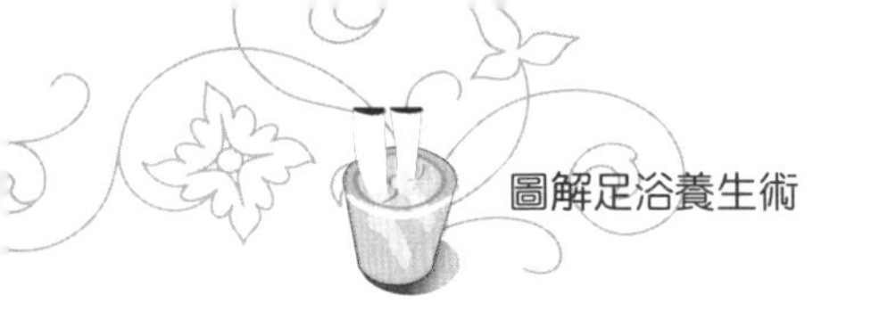

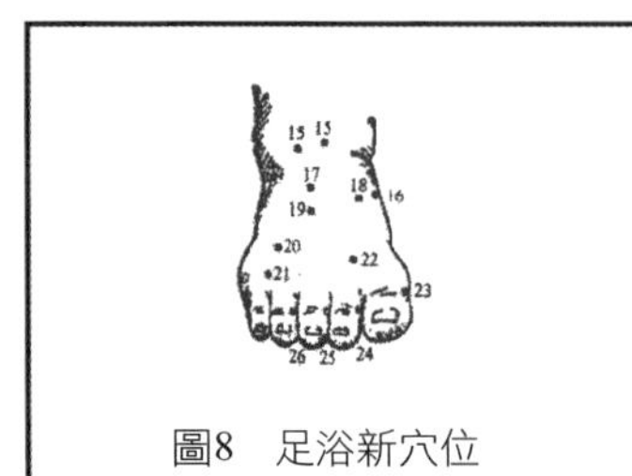

圖8　足浴新穴位

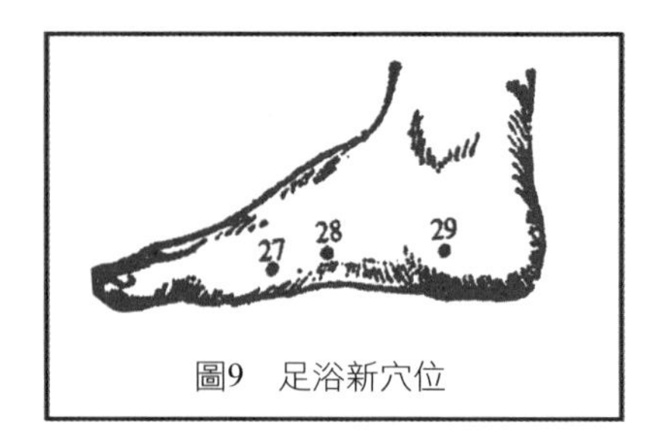

圖9　足浴新穴位

1號穴

〔位置〕：足底後緣中點直上1寸。

〔主治〕：感冒、頭痛、上頜竇炎、鼻炎。

2號穴

〔位置〕：足底後緣中點直上3寸，內旁1寸。

〔主治〕：三叉神經痛。

3號穴

〔位置〕：足底後緣中點直上3寸（外踝與內踝連線於足底之中點）。

〔主治〕：神經衰弱、癔病、失眠、低血壓、昏迷。

4號穴

〔位置〕：足底後緣的正中點直上3寸、向外旁開1寸。

〔主治〕：肋間神經痛、胸悶、胸痛。

5號穴

〔位置〕：足底後緣的中點直上4寸，向外旁開1.5寸。

〔主治〕：坐骨神經痛、闌尾炎、胸痛。

6號穴

〔位置〕：足底後緣的中點直上5寸，向內旁開1寸。

〔主治〕：痢疾、腹瀉、十二指腸潰瘍。

7號穴

〔位置〕：足底後緣的中點直上5寸。

〔主治〕：哮喘、大腦發育不全。

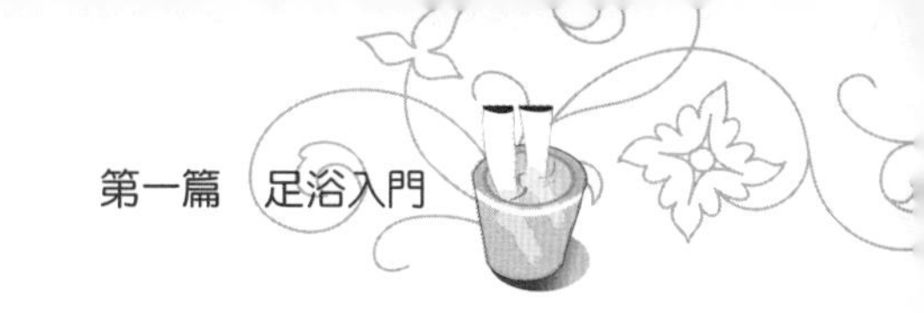

8號穴

〔位置〕：7號穴外旁開1寸。

〔主治〕：神經衰弱、癲癇、神經官能症。

9號穴

〔位置〕：拇趾與第2趾間後4寸。

〔主治〕：痢疾、腹瀉、子宮炎。

10號穴

〔位置〕：湧泉穴內旁開1寸。

〔主治〕：慢性胃腸炎、胃痙攣。

11號穴

〔位置〕：湧泉穴外旁開2寸。

〔主治〕：肩痛、蕁麻疹。

12號穴

〔位置〕：足底拇趾與第二趾間後1寸。

〔主治〕：牙痛。

13號穴

〔位置〕：足底小趾橫紋中點後1寸。

〔主治〕：牙痛。

14號穴

〔位置〕：小趾橫紋中點。

〔主治〕：遺尿、尿頻。

15號穴

〔位置〕：踝關節橫紋中點（解溪穴）下0.5寸兩旁的凹陷中。

〔主治〕：腰腿痛、腓腸肌痙攣。

16號穴

〔位置〕：足內側舟骨突起上凹陷中。

〔主治〕：高血壓、腮腺炎、急性扁桃腺炎。

17號穴

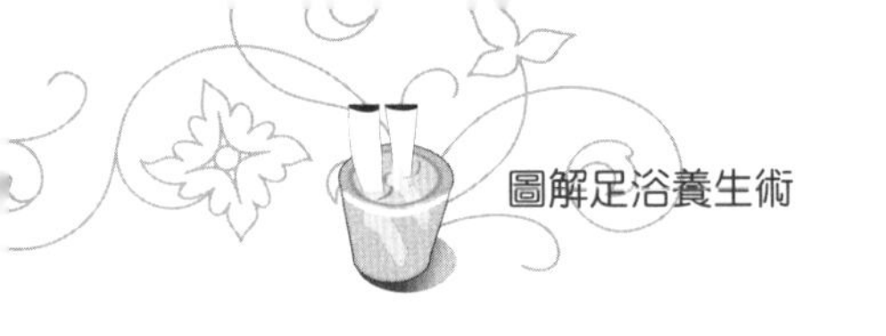

〔位置〕：踝關節橫紋中點（解溪穴）下2.5寸。

〔主治〕：心絞痛、哮喘、感冒。

18號穴

〔位置〕：足背第1蹠骨內前凹陷中。

〔主治〕：胸痛、胸悶、急性腰扭傷。

19號穴

〔位置〕：足背二、三趾間後3寸。

〔主治〕：頭痛、中耳炎、急性與慢性胃腸炎、胃及十二指腸潰瘍。

20號穴

〔位置〕：足背三、四趾間後2寸。

〔主治〕：落枕。

21號穴

〔位置〕：足背四、五趾間後0.5寸。

〔主治〕：坐骨神經痛、腮腺炎、扁桃腺炎。

22號穴

〔位置〕：足背一、二趾間後1寸。

〔主治〕：急性扁桃腺炎、流行性腮腺炎、高血壓。

23號穴

〔位置〕：拇長伸肌腱內側蹠趾關節處。

〔主治〕：急性扁桃腺炎、流行性腮腺炎、高血壓、縮節性癢症、濕疹、蕁麻疹。

24號穴

〔位置〕：第二趾的第2關節內側赤白肉際處。

〔主治〕：頭痛、中耳炎。

25號穴

〔位置〕：第三趾的第2關節內側赤白肉際處。

〔主治〕：頭痛。

26號穴

〔位置〕：第四趾的第2關節內側赤白肉際處。

〔主治〕：頭痛、低血壓。

27號穴

〔位置〕：太白穴與公孫穴連線的中點。

〔主治〕：癲癇、癔病、腹痛。

28號穴

〔位置〕：足內側舟狀骨突起下凹陷中。

〔主治〕：痛經、子宮功能性出血、附件炎。

29號穴

〔位置〕：內踝正中直下2寸處。

〔主治〕：子宮功能性出血、氣管炎、哮喘。

30號穴

〔位置〕：足外踝後上方1.5寸。

〔主治〕：坐骨神經痛、腰痛、頭痛。

（四）配穴方法

1. 依據疾病的相應部位取穴。如肺病取肺穴、腹瀉取大腸穴、頭痛取頭穴、眼疾取眼穴。
2. 依據中醫理論。根據中醫臟腑經絡理論辨證取穴，治療局部和全身病症。如目疾除選目穴外，還須選肝穴，因「肝開竅於目」；腰痛選腰穴外，還須配合腎穴治療，因「腰為腎之府」。
3. 依據經驗配穴：

（1）頭痛：點按頭穴。

（2）偏頭痛：取內臨泣、內俠溪點按。

（3）頭頂痛：點按內太沖、湧泉穴。

（4）目赤腫痛；點按眼、肝腎、內太沖、內臨泣諸穴。

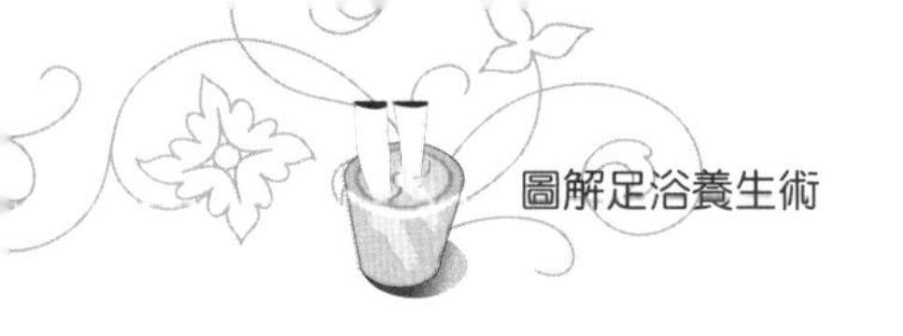

（5）鼻疾（急、慢性鼻炎）：點按鼻、肺穴。

（6）牙痛：取口穴、里內庭點按。

（7）咽痛（慢性咽炎，喉炎、扁桃腺炎）：取咽、口、里內庭諸穴點按。

（8）耳鳴、耳聾：取耳、內俠溪、足臨泣、腎諸穴點按。

（9）梅核氣：取咽穴、內太沖，里內庭點按。

（10）咳喘：取肺、脾、腎穴點按。

（11）胸痛、胸悶：取肺、心穴點按。

（12）胃痛、嘔吐：取胃穴、里內庭、里陷谷、公孫點按。

（13）腹痛、泄瀉；取大腸穴、小腸穴、里陷谷點按。

（14）月經不調：取內太沖、生殖器、獨陰點按。

（15）痛經：取內太沖、獨陰點按。

（16）白帶：取生殖器穴、內太沖、內臨泣點按。

（17）乳腺炎：取內臨泣、胃穴、內太沖點按。

（18）疝氣（包括睾丸炎）：生殖器、內太沖、拇趾里橫紋諸穴點按。

（19）高血壓：足心、湧泉、心、腎穴點按。

（20）尿瀦留：取生殖器、膀胱、腎穴點按。

（21）脅痛：取肝穴、膽穴、內太沖、內俠溪點按。

（22）肺膽疾患（包括肝炎、膽囊炎）：取肝、膽、內臨泣、內太沖諸穴點按。

（23）癲癇：前後陷珠、湧泉、心穴點按。

（24）神經衰弱（包括失眠、夢多）：取足心、安眠、心、腎穴點按。

（25）小兒驚風：取湧泉、內太沖、心穴點按。

（26）癲狂（精神分裂症）：取足心、湧泉、心、肝、內太沖、前後陷珠諸穴點按。

（27）遺尿：取膀胱、生殖器、心、腎穴點按。

（28）高熱昏迷：取前後隱珠、湧泉、內太沖點按。

（29）胎盤滯留：取獨陰點按。

（30）腳氣、足趾麻木：取氣端點按。

（31）閉塞性脈管炎：取氣端、八風點按。

（五）適應症

足部浴法適應症廣泛，可用於多種疾病的治療。對於鼻塞、鼻衄、目赤腫痛、風火牙痛、咳嗽氣喘、耳鳴、胃痛嘔吐、尿閉、遺精、中風不語、高熱昏迷、疝痛有較好的療效。

（六）操作方法與注意事項

1. 操作方法：

（1）患者體位：一般患者採用平臥位，兩足伸指點按。也可採用伏臥位，將足舉起放平點按。

（2）手法及深淺：一般用強刺激手法（瀉法），採取離心方向，每隔5～10分鐘另換一穴。弱刺激手法（補法）則採用向心方向，每15分鐘另換一穴。

2. 注意事項：

（1）注意辨證施治，實症宜瀉，虛症宜補。

（2）足浴刺激較強時，應向患者說明，以防暈倒。

（3）久病體虛或形體消瘦者、大汗、出血、孕婦、月經期貧血、低血壓患者，須慎用或不用。

（4）消毒必須嚴格執行。

四、足浴的方法

（一）浴法

足浴要有科學正確的方法，才能夠達到很好的效果。水必須有

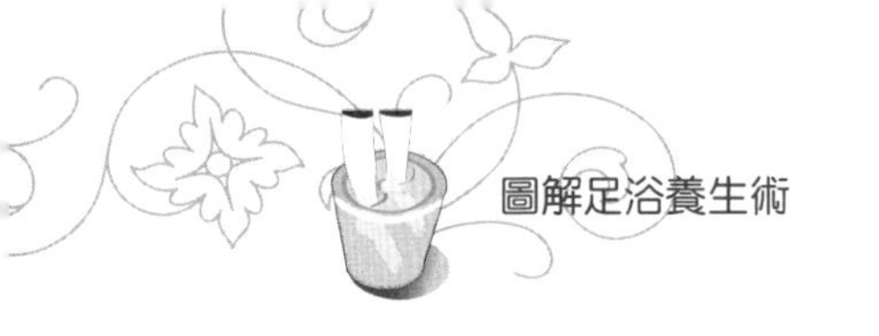

足夠的熱度，才能產生刺激穴位的療效，收到與針灸同工之妙。

1. **普通水浴法**

睡前用熱水足浴，是宋代詩人陸游的養生之道，有詩為證：「老人不復事農桑，點數雞豚亦未忘，洗腳上床真一快，稚孫漸長解燒湯」。水溫宜保持在39℃～50℃，水量通常以淹過踝部為準。雙腳放入熱水中浸泡5～10分鐘，洗腳的同時，儘可能多活動腳趾，用手按摩揉搓腳趾、腳心2～3分鐘。這對推動經脈運行、促進血液循環、調理臟腑機能，具有重要的醫療保健效果。

2. **足部涼浴法**

涼水足浴可以擴張四肢靜脈，不僅能預防感冒和各種疾病，而且能透過對血管的刺激預防或延緩下肢關節的衰老性變化。將涼水浸入盆中及踝骨，作原地踏步狀，洗後用力揉搓雙腳，直至腳的皮膚發紅呈現暖感。水深要逐漸提高，水溫要逐漸降低，時間要逐漸延長。（圖10）

3. **足部暖浴法**

足宜保暖，在冬、春季要特別注意保暖，這對預防感冒、鼻炎、哮喘、小腿抽筋、心痛、腹痛都有益處。按摩腳掌心能防治局部及全身的諸多疾病，不僅可以疏肝健脾、增進食欲，還能防治便祕、肋痛及某些婦科疾病。做法是臨睡前用30℃～39℃的溫水泡腳，邊洗邊摩擦雙腳，每次大約20分鐘。《瑣碎錄》講道：「腳是人之底，一夜一次洗。」認為用熱水洗腳後，睡覺特別痛快舒服。（見圖11）

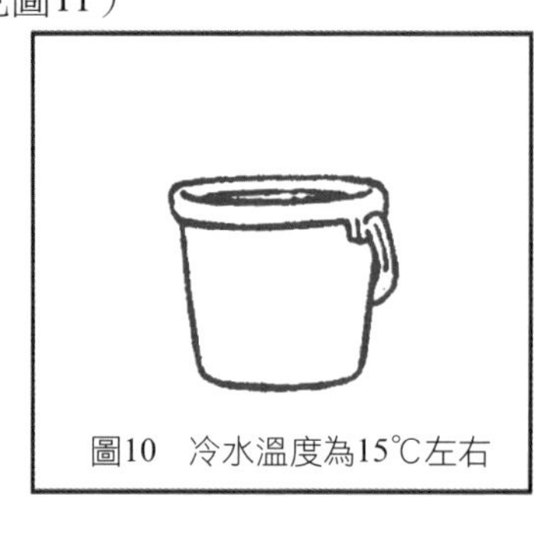

圖10　冷水溫度為15℃左右

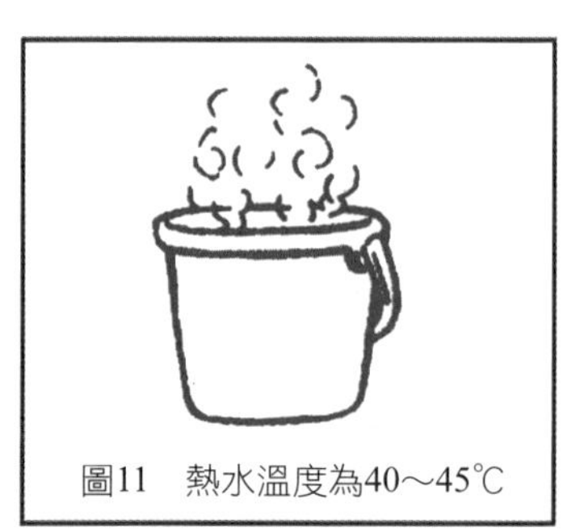

圖11　熱水溫度為40～45℃

4. 低位足浴

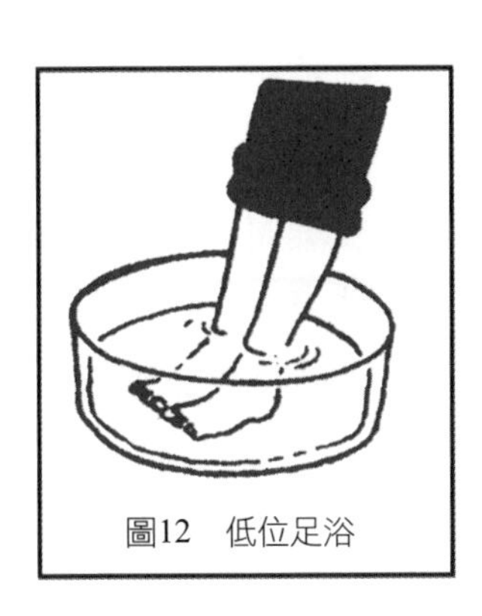
圖12　低位足浴

足浴又分為低位足浴和高位足浴。藥液浸至踝關節附近為低位足浴；低位足浴用洗臉盆即可，將煎煮好的藥液倒入洗臉盆，待溫度合適時，把雙足或單足浸泡在藥液中。在浸洗時，雙足可互相揉搓擦洗，或用毛巾按擦某些穴位。足浴方法一般是每次浸泡20～30分鐘，每日一次。（見圖12）

低位足浴適用於足部疾病，如足癬、足汗、足部的扭挫傷、凍瘡、跟骨骨刺等。除了足部的局部疾病外，足浴還治療頭面部和其他組織器官疾病，如：頭面部充血、頭痛、眼病、急性鼻炎、急性喉炎、感冒、高血壓、慢性結腸炎、精囊炎等等。因足部是足三陰經的起始點，又是足三陽經的終止點，人體的五臟六腑在足底都有相應的反射區。近來興起的足底按摩治療就是基於這一理論。所以，藥液浸浴擦洗足部，可以產生調節五臟六腑功能的作用。足三陽經從頭至足循行，故藥液浸浴足部可循經治療頭面部疾病。這也就是中醫所說的「上病下治」。

低位足浴的代表方有：麻黃、制川烏、制草烏、制沒藥、地龍、赤芍、白芍、延胡索各10克，桂枝、紫丹參各15克，紅藤30克。

上藥加水3000cc，濃煎至約1500cc，先把一半藥液倒入臉盆內。待藥液溫度稍降後，即將患足放入臉盆中，同時用藥渣擦洗患部。浸泡數分鐘後，再把另一半藥液分次倒入臉盆繼續浸泡。使藥液保持一定溫度，在藥液略有餘溫時結束浸泡。用毛巾擦乾患足後，立即穿上鞋襪。每天浸洗2次，1劑藥用2天（夏季每天1劑）。10天為1個療程，療程長短因患者而異。

5. 高位足浴

藥液浸至膝關節以下者為高位足浴。高位足浴要選用高至膝蓋的水桶，將藥液倒入桶內（見圖13），加水至膝關節以下浸泡或擦

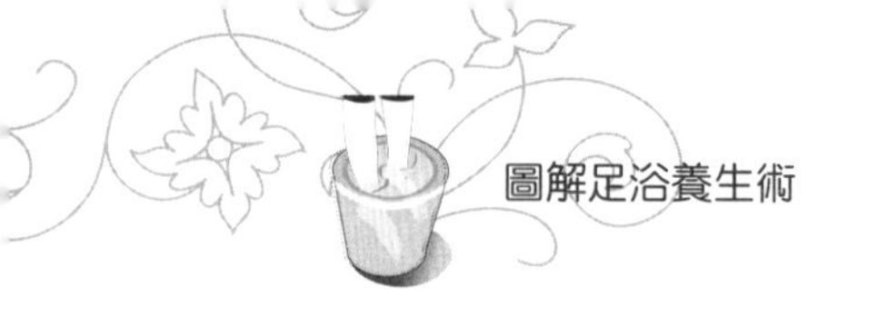

洗下肢小腿等處。

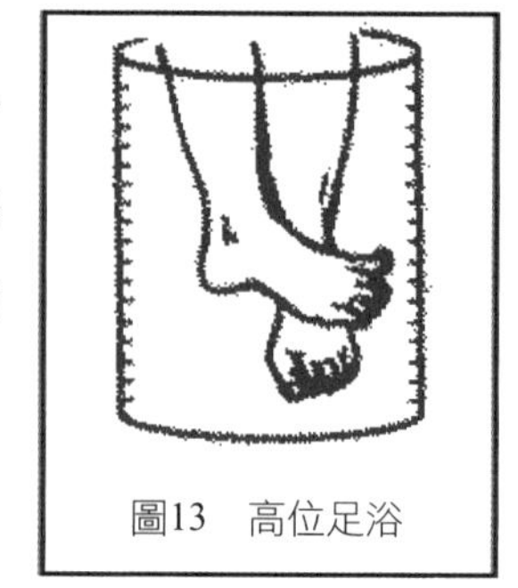
圖13　高位足浴

高位足浴適用於雙下肢的疾病，如雙下肢的風濕痛、麻木、神經性末梢炎、小腿腓腸肌的拉傷、痙攣、血管閉塞性脈管炎、下肢潰瘍、下肢皮膚病等等。

6. **足底沐浴法**

（1）熱水浴後足底按摩

每晚先用熱水浸洗雙足，擦乾，坐於床邊。將腿屈膝抬起，放在另一條腿上，腳心歪向內側，按摩左足用右手，按摩右足用左手。先按摩全腳掌、同時做趾頭屈伸動作，直到足底發熱。再以食、中指轉圈按摩湧泉穴（足底，足趾蹠屈時呈凹陷處）2分鐘。按摩時動作宜緩和、連貫、輕重適宜。開始時速度宜慢，適應後則加快速度。

（2）乾浴足底按摩

湧泉是前足心（腳底前三分之一處）的穴位，古人認為常擦湧泉穴能固腎暖足、交通心腎、增進睡眠。其方法是：赤足或穿薄襪，用左手抓住左足趾，突出前腳心，以右手掌心的勞宮穴，緩緩旋轉50～100次，然後換擦右腳湧泉。

（3）足底部心腎反射區按摩

疲勞或突感心前區不適、臉色蒼白出冷汗，可採用足底部心腎反射區按摩法，該法可自己操作，也可透過家屬操作。足底反射區就在左腳腳底第4蹠骨和第5蹠骨之間，治療方法是先用溫水洗腳，同時點按心臟、腎臟反射區，採取一重一輕手法點壓5分鐘。足底沐浴時，患者還可自備有數塊足穴治療板，患者可以隨時踩板，借助自身體重刺激足底穴位，以達到理想療效。

7. **藥物薰浴法**

（1）〔**準備**〕：製作簡易溫筒，將鐵皮罐頭盒1個（或其他類似的金屬圓筒亦可）在四周鑽孔數10個，以利通風，去掉頂蓋，上置一木板，留孔如足跟大；腐木曬乾，用木銼銼成木屑；將艾葉搓碎，木屑與艾葉以3：1比例混合均勻，防潮備用；並準備木炭數塊。

（2）〔**操作方法**〕：點燃木炭，置於溫筒中，將混合的腐木屑與艾葉撒於木炭上，待冒出濃煙時，將患病的足跟放於木板孔中薰灸，足跟離木炭火需5公分以上，以防燒傷，且以足跟能耐受為準，待艾屑燃盡，再及時添加，持續薰灸。

（3）〔**治療時間與療程**〕：每次持續薰灸30分鐘，1日1次，10天為1療程，連續治療3個療程觀察療效。

（4）〔**主治**〕：足跟痛、風濕性關節炎、胃寒、經脈不通、各種疼痛病症等。

8. 盆洗足浴法

（1）〔**準備**〕：家用臉盆一個，溫、熱水兩壺。

（2）〔**操作方法**〕：脫去鞋襪，像日常洗腳一樣，只是浸泡的時間稍長。若水溫稍降，即以熱水續之，直至兩壺熱水用完為止。

（3）〔**治療時間與療程**〕：不拘時間，睡前起後隨意。

（4）〔**主治**〕：防治各種外感病症，尤其是冬天，由於地面溫度較低，腳掌離心臟遠，血流緩慢，雙腳容易受寒，腳下受寒能反射引起上呼吸道和腹腔的溫度下降，使人體抵抗力減弱，造成呼吸道感染、胃寒痛等疾病發生，若能持續每天足浴，則可達到雙腳溫暖、防病保健的目的。

9. 乾搓足浴法

（1）〔**準備**〕：小木凳兩張，乾毛巾一條。

（2）〔**操作方法**〕：脫去鞋襪，兩張小木凳坐一張，腳蹬一張，以兩手各執乾毛巾兩頭，置於足底來回搓動，以足

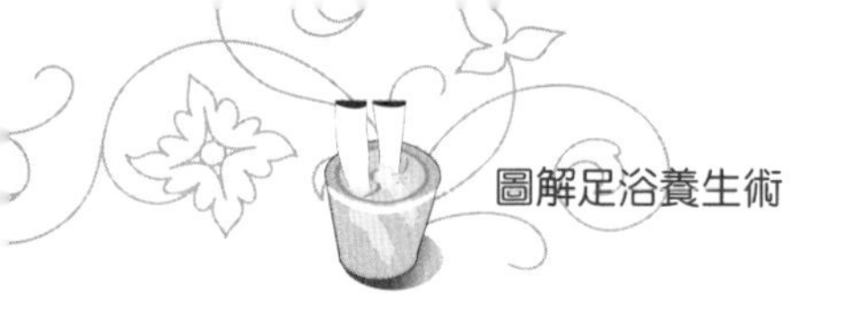

心發熱為準。

（3）〔**治療時間和療程**〕：不拘時間，每次洗腳後均可練之。

（4）〔**主治**〕：強壯五臟六腑，有補虛強身的效果。

10. **辨經絡足浴法**

人體的五臟六腑在腳上都有相應的穴位，現代醫學認為，熱水可刺激腳上豐富的神經末梢，反射到大腦皮層，達到促進全身血液循環、調節組織器官功能、加強新陳代謝，從而產生強身健體的作用。

（二）點按法

1. **揉髕骨法**

〔**操作方法**〕：患者仰臥，挽起褲腿，按摩者以掌心在髕骨部旋轉按揉30次。

〔**主治**〕：膝關節黏連及各種風濕痺症。

〔**功效**〕：祛風利濕、消炎。

〔**注意事項**〕：按摩時應平揉髕骨，順時針進行按摩，並以局部發熱為準。

〔**說明**〕：經驗方。

2. **臂滾法**

〔**操作方法**〕：患者俯臥，按摩時一手固定腳部，另一手則沉肩、屈肘，用前臂著力做內外旋轉滾動於臂根部，這種臂滾法應反覆滾動30至45次。

〔**主治**〕：坐骨神經痛、腰椎勞損。

〔**功效**〕：祛風勝濕、止痛。

〔**注意事項**〕：滾動時應向下加重力道。

〔**說明**〕：經驗方。

3. **切委中法**

〔**操作方法**〕：患者俯臥，按摩者立於其旁，以兩手拇指切

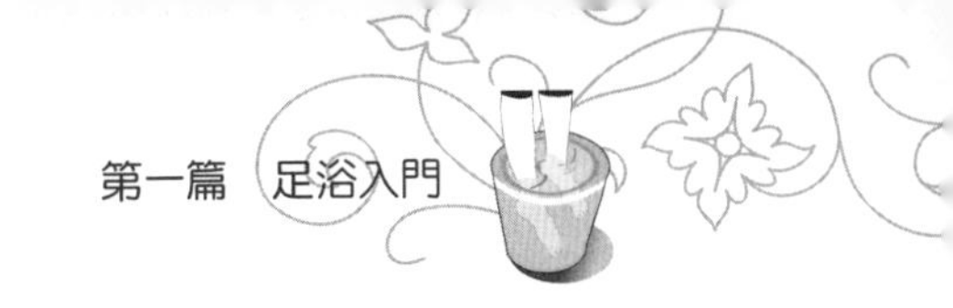

入患者膕窩部的委中穴，切30次。

〔主治〕：各種原因的下肢偏癱病症。

〔功效〕：行氣活血、止痛。

〔注意事項〕：力量宜適中，以局部有麻脹感放射至遠端為準。

〔說明〕：經驗方。

4. 點委中法

〔操作方法〕：患者俯臥，按摩者在患側下肢點委中穴10至20次。

〔主治〕：腰部疼痛病症。

〔功效〕：祛風通絡、止痛。

〔注意事項〕：雙側穴位同時進行刺激時療效最好，雙側穴位的按摩力道應基本相同。

〔說明〕：此穴為以下治上經驗方的代表。

5. 滾腿法

〔操作方法〕：沿大腿前側，經膝關節，再沿小腿前外側滾向足背，上下往返3～5遍，約5分鐘，一側操作完畢，用同樣的方法操作另一側。

〔主治〕：各種腿部風濕病症。

〔功效〕：通經活絡、祛風勝濕。

〔注意事項〕：注意按摩方向及路線，由輕漸重進行。

〔說明〕：此為祛三陰經之邪的按摩法，可運用於一切下肢病症的防治。

6. 揉膝眼法

〔操作方法〕：患者仰臥，按摩者以拇指或其餘4指面緊貼患者膝部膝眼穴位，做連續的反覆迴旋揉動30次。

〔主治〕：膝關節炎、膝部勞損。

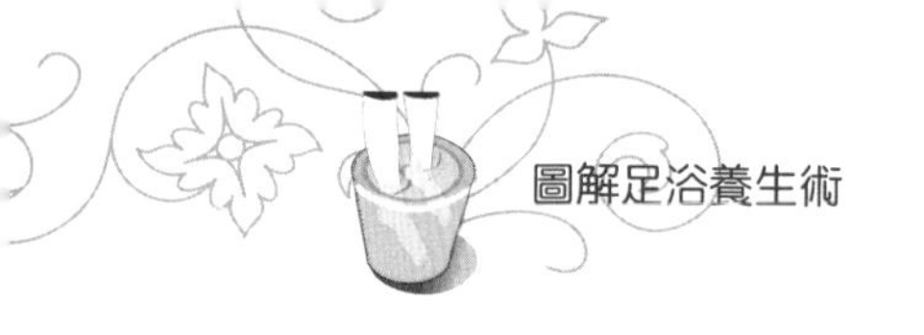

〔功效〕：健腰壯膝、袪風勝濕。

〔注意事項〕：按摩時宜由輕漸重。

〔說明〕：經驗方。

7. 按神經點法

〔操作方法〕：患者採坐位或臥位，醫者一手以拇指及其餘4指固定足背，另一手以拇指切按雙腳拇趾末節外側上中段三叉神經點60次。

〔主治〕：三叉神經痛、偏頭痛。

〔功效〕：活血止痛。

〔注意事項〕：掐切操作時以局部痠脹感向上部放射為準。

〔說明〕：經驗方。

8. 掐足三里法

〔操作方法〕：患者仰臥，兩腳平伸，按摩者以兩手拇指點按雙側足三里穴60次。

〔主治〕：男子疝氣，女子子宮脫垂。

〔功效〕：補氣和血、止痛。

〔注意事項〕：無。

〔說明〕：經驗方。

9. 運拉法

〔操作方法〕：被按摩者肢體放鬆。按摩者一手握關節近端肢體，另一手握關節遠端肢體，根據關節活動的範圍做屈、伸、內收、伸展、內旋、外旋和繞環活動。

〔主治〕：腰椎關節病症。

〔功效〕：袪風除濕、通利關節。

〔注意事項〕：

①按摩者的指甲應修短，以免損傷被按摩者的皮膚。

②應順著淋巴流動的方向進行，淋巴結所在的部位不宜進行

按摩。

③發燒和皮膚病變部位、傷口出血處、急性損傷血腫處、骨折未癒合處，均不宜做按摩。

〔說明〕：經驗方。此方法能夠加強關節的靈活性及肌肉、韌帶的彈性和柔韌性。常用於四肢以及各處關節按摩結合時。

10. **抖動法**

〔操作方法〕：被按摩者肌肉要放鬆。按摩者用掌、指輕輕抓住肌肉，進行短時而快速的振動，或雙手拉住被按摩者的肢體末端，進行上下快速抖動60次。

〔主治〕：關節痠痛、關節炎。

〔功效〕：通利關節、舒經活絡。

〔注意事項〕：速度由慢而快，再由快而慢，用力不要過大。

說明：此為鬆解經驗方。目的在使肌肉、關節放鬆。多用於肌肉肥厚的部位和四肢關節。

11. **搖動法**

〔操作方法〕：令患者髖、膝屈曲，兩手抱住膝關節。按摩者一手托住患者背部，另一手扶住膝關節，囑病人來回搖動30次。

〔主治〕：腰肌勞損。

〔功效〕：健腰止痛、活血通絡。

〔注意事項〕：搖動幅度不宜過大，以患者能忍受為準。

12. **根擦法**

〔操作方法〕：患者俯臥，按摩者一手托患者下肢，另一手腕關節稍背伸，將手掌掌根放於按摩的小腿上進行往返重複的摩擦60次。

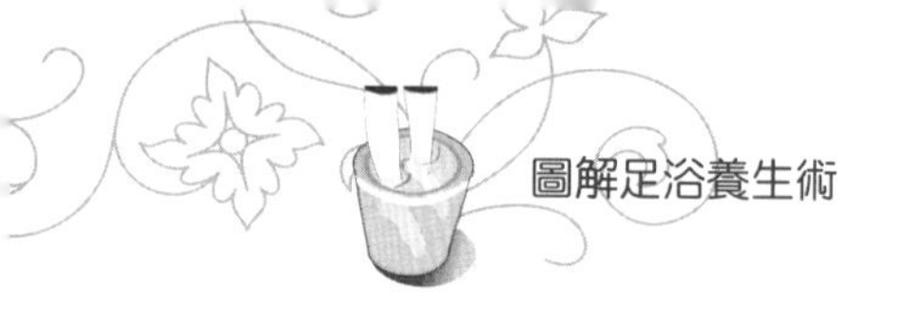

〔主治〕：腓腸肌痙攣，小兒咳喘病。

〔功效〕：運脾胃、瀉虛火。

〔注意事項〕：不可用力過度，以免搓傷皮膚。

〔說明〕：經驗方。

13. 推淋巴法

〔操作方法〕：患者平臥，按摩者四指併攏，拇指分開，拿握下肢，操作時手接觸皮膚，沿著淋巴流動的方向輕輕向前推動。對神經系統有鎮靜作用，多用於按摩開始和結束時。

〔主治〕：各種神經衰弱引起的失眠煩躁病症。

〔功效〕：鎮靜安神。

〔注意事項〕：由輕漸重，沿淋巴流動方向由下向上按摩。

〔說明〕：經驗方。

14. 推血脈法

〔操作方法〕：患者平臥，按摩者拿握下肢與推摩手法與前法基本相同，但用力較重。要求掌根用力，虎口稍抬起，以免引起疼痛。

〔主治〕：各種水腫、下肢疼痛症。

〔功效〕：利水消腫。

〔注意事項〕：注意按摩方向為由下向上按摩。

〔說明〕：經驗方，本方能加速靜脈血及淋巴液的回流。常用於按摩程序中，多與揉捏、按壓等手法交替使用。

15. 揉肌法

〔操作方法〕：患者仰臥，按摩者擦摩膝關節時，可以先用兩手將膝部或膕窩托住，然後再用拇指指腹和大魚際擦摩60次。

〔主治〕：四肢肌肉萎縮、行走無力。

〔功效〕：健肝腎、益氣血。

〔注意事項〕：不宜摩擦過快，過於用力，以免擦傷皮膚。

〔說明〕：經驗方。

16. 鉗形法

〔操作方法〕：患者採臥位，按摩者以一手固定患者一腿，以另一手拇指和4指相對成鉗形，鉗住下肢相應部位，以拇指為支點，其他4指進行擦摩，或以4指為支點，用拇指進行摩擦。

〔主治〕：下肢疼痛、活動受限。

〔功效〕：祛風止痛、消腫。

〔注意事項〕：按摩力量不宜過猛、過重。

〔說明〕：經驗方。

17. 對搓法

〔操作方法〕：兩掌相對置於被搓的下肢兩側，相對用力，方向相反，來回搓動肌肉。動作要輕快協調，雙手力量要均勻、連續。頻率一般較快，但搓的速度要由慢而快，又由快而慢地結束。

〔主治〕：下肢痿弱無力。

〔功效〕：益脾生血。

〔注意事項〕：操作手法輕重視情況而宜，可達皮下組織、肌肉，甚至深達骨面。

〔說明〕：此法使皮膚、肌肉、筋膜鬆弛，血液暢流，有促進組織代謝、消除肌肉疲脹、消除疲勞、提高肌群工作能力等作用。常用於四肢的肌肉及肩膝關節症，與按摩的最後階段。

18. 揉捏法

〔操作方法〕：患者俯伏，按摩者4指併攏，拇指分開，手

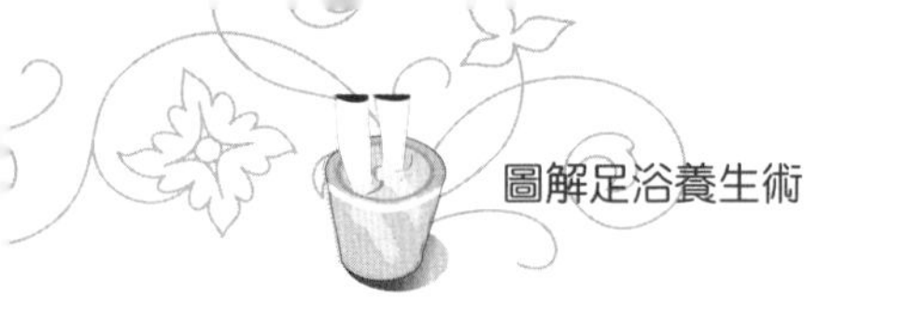

成鉗形，將掌心及各指緊貼於皮膚上，拇指與4指相對用力將肌肉略往上提，沿向心方向做旋轉式移動。在移動過程中，掌指不應該離開被按摩的皮膚，指頭不要彎曲，用力要均勻，避免僅指尖用力。

〔主治〕：肌肉緊縮、下肢關節炎症。

〔功效〕：祛風止痛。

〔注意事項〕：操作有捏、有揉，同時進行，作用力達肌肉組織。根據需要，可以單手或雙手進行。用雙手揉捏時，兩手並排，向同一方向進行。

〔說明〕：此法能促進肌肉的血液循環和新陳代謝，是消除肌肉疲勞、痠痛、瘀血腫脹、鬆解肌肉黏連、防止肌肉萎縮的主要手法。常用於四肢肌肉及肩胛部等處。

19. 環轉法

〔操作方法〕：患者仰臥，按摩者立其身邊，一手托住足跟，一手握住足蹠部拔伸，同時將踝關節盡量背伸，做蹠屈環轉運動。

〔主治〕：踝關節扭傷病症。

〔功效〕：清利關節、通經止痛。

〔注意事項〕：按摩時宜注意按要求進行緩慢旋轉，不可過快過猛。

〔說明〕：經驗方。

20. 下肢切髂法

〔操作方法〕：患者仰臥，按摩者以兩手指按切於雙側髂窩中央的沖門穴各30次。

〔主治〕：各種原因導致的腰腿病症。

〔功效〕：行氣活血、止痛。

〔**注意事項**〕：力量宜適中，以局部有麻脹感放射至遠端為準。

〔**說明**〕：經驗方。

五、足浴的保健範圍

1. 治療內、外、婦、兒、骨傷科等方面疾病。
2. 由於長時間體力，腦力勞動而致的疲勞等症的日常生活保健治療。
3. 適用於青壯年人的肌膚健美。
4. 各種閉合性軟組織損傷，如腰椎間盤突出症、腰肌扭傷等。
5. 各種肌肉、韌帶的慢性勞損，如頸肌勞損、背肌勞損、腰肌勞損等。
6. 患骨關節結核、腫瘤者不宜採用足浴療法。
7. 骨折、脫臼要用相應的整復手法進行復位並加以固定，未處理之前不宜採用足浴療法。
8. 各關節部位創傷性骨膜炎急性期禁止使用足浴手法。
9. 嚴重骨質疏鬆者禁止使用足浴手法。
10. 關節韌帶的撕裂傷、斷裂傷，不能用足浴手法，應手術治療。
11. 一般來說，下列情況也應視為足浴的禁忌：
    （1）各種開放性軟組織損傷。
    （2）皮膚局部病變，如濕疹、癬、瘡瘍、膿腫、皰疹、疤痕等。
    （3）各種局部腫瘤。
    （4）胃、十二指腸急性穿孔；有出血性體質的人或傾向者。
    （5）急性傳染病、淋巴結腫大、燒傷的局部、孕婦的腹部，其他部位操作手法也應輕柔。

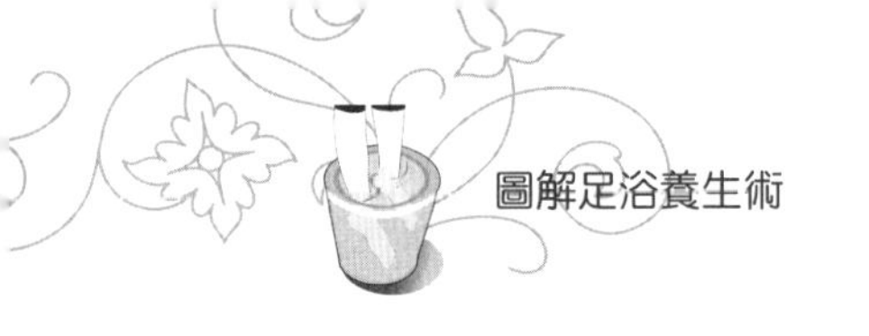

（6）足部有皮膚破損及燒、燙傷者。

（7）各種感染性疾患：如丹毒、膿腫、骨髓炎、蜂窩性組織炎等。

（8）嚴重心臟病、肝病患者及精神病患者。

（9）饑餓、極度疲勞或酒醉後。

六、足浴操作注意事項

1. 飯後1小時內及空腹時，均不宜進行足浴按摩。
2. 在足浴後半小時內，必須喝開水500cc以上。嚴重腎臟病患者，喝水不能超過150cc。
3. 在操作前應洗淨雙手，把指甲剪短，勿戴戒指，以免損傷皮膚。手法進行完後，還要將手沖洗乾淨，以免傳染皮膚病。
4. 要心平氣和、肌肉放鬆，體位要舒適和便於操作。善施巧勁，經常變換手法和力道，以免引起自身疲勞，從而影響治療。
5. 足浴過程中，應隨時詢問和觀察患者的反應，施力時應由輕到重，逐漸增加力道，如發現患者情緒緊張或臉色蒼白，說明力道已超過其忍受能力，這時，應先讓其稍休息一下，待精神狀態好轉、情緒穩定後，再開始按摩。
6. 人體是一個有機整體，組織、器官之間都有密切聯繫，當某一個器官或組織發生病變時，往往會影響到其他的組織或器官。因此，在足浴按摩時，應根據疾病的病因及預後情形，確定治療的反射區或反應點，並有順序的進行操作。
7. 足浴按摩均應在飯後1小時後進行，否則，將容易打亂人體血液的流向，減弱胃腸的消化功能，產生胃部不適、噁心嘔吐等不良反應。飯前足浴，由於腸胃空虛，體能下降，洗浴時大量出汗，易造成虛脫。尤其應注意的是，飽餐後不宜立即洗足，因飽食之後，人的胃腸工作量增加，體內的血液相對集中在胃和腸道中，如果進行足浴，受熱水刺激，會造成皮膚血管擴張，血液被下引至足部，不僅腸胃消化不良，更會導致大腦血流量相對減少的現象。同時，由於浴室內水蒸氣較多，氧氣含量較少，人體含氧量也會隨之減少；因此，飽餐後立即洗足，會使人頭昏、頭痛，重則昏迷。老年人，尤其是心血管疾病患者，更不應該在飯後立即洗足。

8. 治療時呼吸自然，精神、肌肉放鬆。
9. 足浴按摩開始用力宜緩，並以病情與身體耐受度為準，逐漸加大力道，結束前緩慢減弱強度。
10. 足浴洗浴手法頻率宜因人而異，一般40～80次/分，心血管疾病患者或體弱者注意頻率不要太快，頻率可與心跳頻率同步。
11. 足浴時應避開骨骼突起部位，以免損傷骨膜。老年人的骨骼變脆，關節僵硬，兒童皮薄肉嫩，在按摩時不可用力過大。
12. 淋巴、脊椎、尾骨外側反射區，一定要朝心臟方向按摩，以利於推動血液和淋巴循環。
13. 按摩結束後，施術者不能用涼水洗手，一定要用溫水將手洗淨；被按摩者的雙腳要注意保暖。
14. 婦女月經和妊娠期間，一般不宜做足部反射區的按摩。
15. 足浴後應慢慢從浴盆中起身。如浴後猛然從浴盆中站起，易引起體位性低血壓而致眼前發黑、眩暈。
16. 足浴時間不可太長，尤其是全身熱水足浴時，由於大量出汗，體液流失很多；皮膚血管充分擴張，體表血流量增多，易造成頭部缺血，導致暈厥。如患者發生暈厥，應及時扶出浴盆，平躺在床上休息片刻。此時可給予病人白開水或糖水，以補充水分。或用冷水給患者洗腳，使下肢血管收縮，令頭部供血充足。

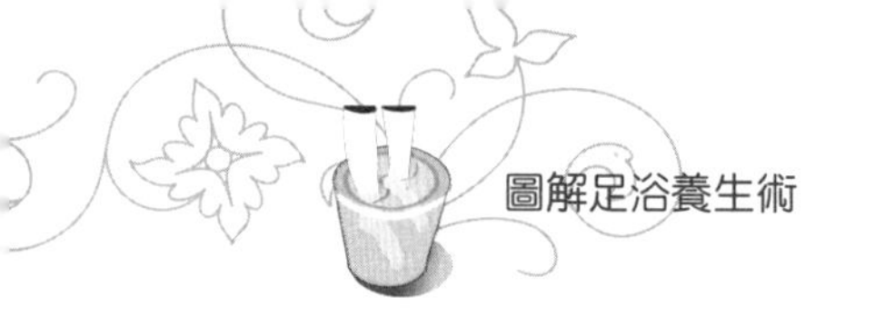

17. 足浴的水溫要適度，不可太燙，以免燙傷皮膚。可先用手試一下溫度，在家進行局部足浴時尤其要注意這點。
18. 足浴時，冬天應注意保暖，浴室的溫度不宜低於20℃，局部足浴時，注意不進行足浴部位的保暖；夏季要避風涼，防止因感冒而導致疾病加重。
19. 外洗足浴液不可內服，但內服的藥物可使用第二、三煎水或藥渣帶水外洗。足浴液洗浴一次後還可再次加熱使用，一劑藥可洗數次，加強藥物的利用率。冬季一般一劑藥可用5～7日，夏季可用2～3日。

七、足浴十大禁忌

洗澡是良好的衛生習慣，洗澡能夠清潔皮膚，沖洗掉灰塵、細菌，還能促進血液循環，加速身體的新陳代謝，有解除疲勞的作用；但是，中老年人進行足浴時，應注意如下幾點：

一、忌空腹時足浴：因為在足浴過程中身體消耗很多熱量，中老年人糖分貯量較青年時少，容易因血糖過低導致低血糖性休克。

二、忌餐後立即足浴：如果飯後立即足浴，易因體溫的升高、熱量的刺激，使皮膚血管膨脹，消化器官中的血液相對減少，從而妨礙了食物的消化和吸收。

三、忌水溫過高：如果水溫在40℃以上，因為超過了人的體溫，會使熱量不容易散發，容易發生虛脫。因此洗足水溫度切忌過高，最好相等或略低於體溫，以35℃～37℃為宜。對老年人來說，如果在過熱的水中浸泡或淋浴過久，可能因身體及四肢的血管大幅度擴張，大量血液流向周圍血管，導致短暫性腦缺血，產生頭暈、眼花、噁心等症狀，甚至發生昏迷和猝死。

四、忌用力搓擦皮膚：有人足浴喜歡拚命搓擦皮膚，造成表皮細胞損傷，甚至出血，這會使皮膚這一人體自然防線的免疫力下降，在皮膚微血管破損處細菌或病毒會乘虛而入。

五、忌在水中久泡：如果在水中久泡，皮膚的微血管擴張，容易引起大腦暫時性缺血，嚴重時可能暈倒。患有高血壓、動脈硬化的老年人，在熱水中久泡，有誘發中風的危險性。

六、忌用鹼性強的肥皂或各種沐浴乳進行足浴：這些鹼性化學物質容易刺激髮膚，引起瘙癢和炎症。老年人宜用含脂肪較多的羊毛脂皂或香皂，足浴後多用些清水沖洗乾淨。

七、忌在非流動水的大浴池足浴：這種洗浴方式不僅不衛生，而且是傳染皮膚病的媒介，應該避免。

八、忌足浴過勤：老年人皮膚皮脂腺油脂分泌減少，滋潤能力較差。浴足過度摩擦皮膚對人體無益，因為皮膚是人體的第一道防線，它能阻止致病菌侵入人體。如果過度摩擦，容易損傷皮膚，減弱其防衛作用。

如果足浴過勤，會使皮膚因缺乏油脂而變得粗糙、乾燥、皮屑過多，甚至發生皮膚裂紋或損傷。四季浴足的頻率應有別，洗足的次數，一般每天一次，因治療需要也可以每天兩次，但老年人應以每天一次為宜。若因活動汗出很多時，需隨時足浴。一般人，在冬季可一日一次，夏季可每日兩次。

九、忌過度使用肥皂：足浴時不要過度用肥皂。因過度使用肥皂，容易過多地洗掉皮脂腺分泌的油脂，使足部肌膚乾燥，特別是老年人更應注意。通常老年人洗澡不宜過勤，即使是沐浴乳也應少用為宜。

十、忌足浴當風：許多老年人喜歡用熱水洗腳，甚至用熱水燙腳，認為全身出過汗後十分舒服，但這時必須注意避風，全身出大汗的時候避風是很重要的，否則不僅會引起感冒，還會引起腰腿疼痛，成為長年不癒的慢性病。

第二篇

四季浴腳法

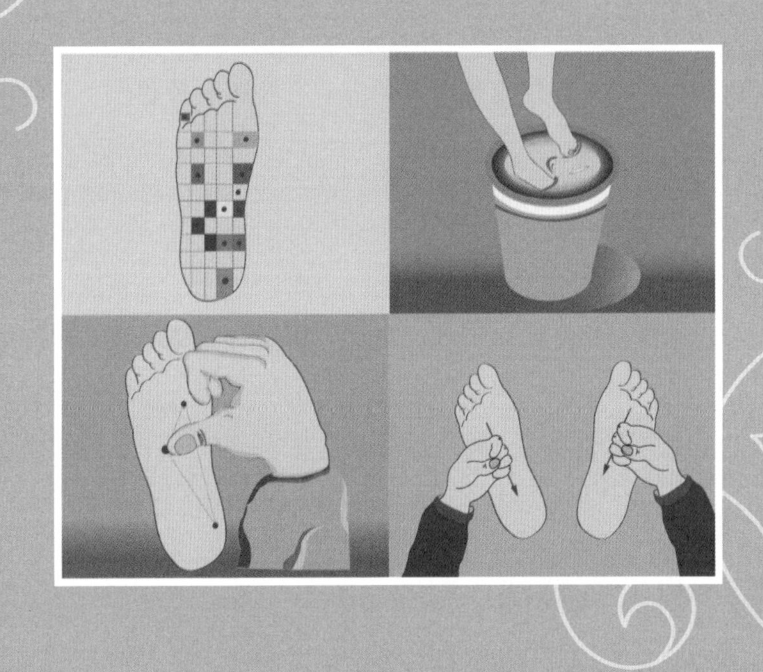

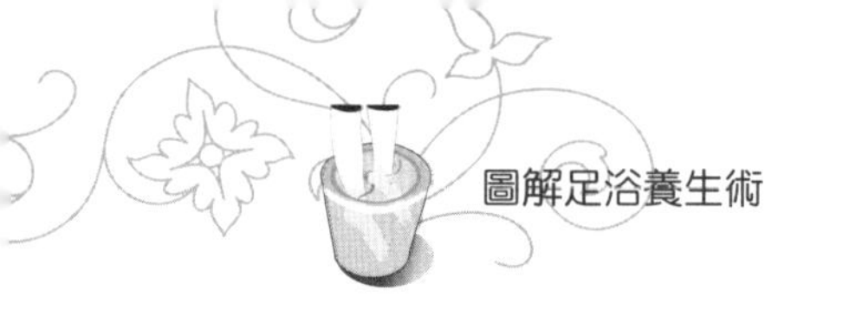

一、春天洗腳法

腳是人體離心臟最遠的部位，即使心臟搏動有力，讓血液在體內循環到腳，也是比較困難的。因此，距離心臟越遠的組織，越會出現供血不足的症狀。長此以往，不僅影響血液的正常回流，還會影響其他器官的功能。這時如欲增加「搏動」，「促進」血液回流，在人體中完成「第二次起動」，最好的辦法就是對腳進行按摩。透過對足部的按摩刺激，可增加血液的回流速度，使血液循環暢通，相關臟器的功能就能得到改善，使疾病得以痊癒。

人人都有這樣的感受：數九寒冬，腳手寒冷，燙腳後入睡，可感到全身舒適，醫學上謂之「腳浴」。民間有歌謠云：「春天洗腳，升陽固脫；夏天洗腳，濕邪乃除；秋天洗腳，肺腑潤育；冬天洗腳，丹田暖和。」冬末春初，由於地面溫度低，腳掌離心臟遠，血流緩慢，雙腳容易受寒，腳下受寒能反射引起上呼吸道和腹腔的溫度下降，使人體抵抗力減弱，造成呼吸道感染、胃寒痛等疾病發生，若能在春天時持續每天進行足浴，可提升人體陽氣，使肝氣上升順達，將對胃下垂、脫肛、腎下垂有明顯療效，也可以達到雙腳溫暖、防病保健的目的。春天足浴時，應於洗浴後擦乾雙腳，再用雙手交替按摩湧泉、承山、足三里等穴位，可增強足浴的效果。

二、夏天洗腳法

睡前用熱水洗腳，是中國養生之道又一法，以下介紹幾種常見的夏天洗腳保健法。

1. 蘇打水足浴活氣血

用濃度1%的蘇打水洗腳，水溫在40℃～50℃之間，每天洗一次。這樣可以增進人體的新陳代謝與皮膚的血液循環，但患有動脈硬化或心臟病的人，不宜進行這種足浴療法。

2. 中藥足浴除熱毒

洗浴中藥裡常見的包括苦參、土槿皮、蛇床子、地膚子、白蘚皮、百部、川椒、防風等，其中不少藥物能祛風、殺蟲、止癢、有較強的抑制真菌生長與殺菌的作用；丁香不但有抗真菌作用，對金黃色葡萄球菌也有抑制作用。食醋中亦含有醋酸、乳酸、氨基酸、甘油和醛類等化合物，可使微血管擴張，增加肌膚血液循環，並能殺死皮膚上的真菌、細菌，使皮膚光潤；枯礬具收斂、燥濕、止癢等作用，藥效迅速且藥源豐富，臨床未發現有皮膚過敏及副作用，頗受大眾歡迎。

3. 乾浴壯腎補氣

中醫認為，春夏養陽，秋冬養陰，人體老化從腳部開始，所以足部乾浴可以防止身體老化，養陰壯陽，培補腎氣。

夏季足部乾浴主要刺激人體足三里到腳踝之間的部位，因為在此處直線並排著許多可保持年輕的重要經絡和穴位，又含有促進內分泌的穴位，若摩擦此處可增強性欲，對於性冷感的人也很有效。在工作告一段落或中午休息時坐在椅子上即可進行。

其方法為用一腳之腳後根上下摩擦另一隻腳的腳脛外側，並持續36回，然後換腳再做。用手摩擦腳脛也可以，但是在足與足之間摩擦時刺激脛部之穴道更合適，然後用足部內側上下摩擦腳脛內側，使足部內側的湧泉穴也同時受到刺激；如此效果將更加顯著。

三、秋天洗腳法

秋天多濕多暑，秋天洗足可以除濕健胃，可治療泄瀉。將葛根30克、白扁豆90克、車前草150克，共煎水3000cc，去渣取藥液，待冷卻至30℃左右時，把藥液放入盆中，然後把腳泡在藥液中，時刻加進熱藥液，浸泡45～60分鐘。此方對治療濕熱型泄瀉效果特別

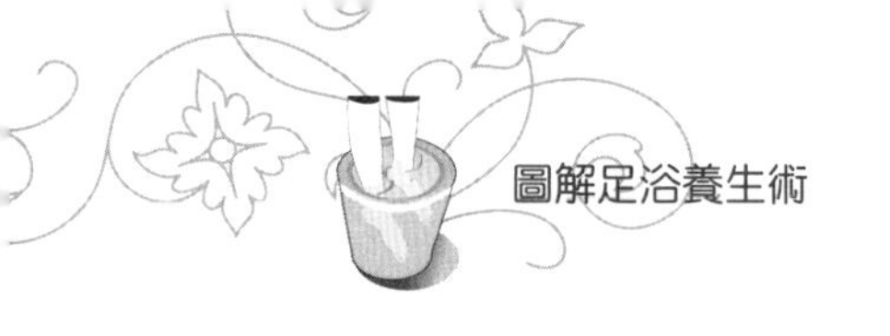

好。如是傷食泄瀉，則在此方中加萊菔子20克；脾虛型泄瀉則加桂枝50克，就能收到預期的治療效果。

在秋天，於睡前用溫水洗腳是一個很好的衛生習慣，又是一項很好的保健措施。有些老年人因心功能下降，或長期在辦公室坐著工作，而導致下肢有不同程度的靜脈瘀血，有的甚至呈現輕微浮腫。身體產生的一些代謝廢物聚積在下肢肌肉內，因而，常出現下肢脹痛、沉重等疲勞的感覺。繁重的體力勞動後，下肢沉重也十分常見。溫水洗腳不僅可以清洗皮膚，產生預防皮膚感染的作用，讓下肢浸泡在溫水裡，還會使局部的血管擴張，從而改善血液循環，促進廢物的代謝。這對於減輕下肢浮腫、消除疲勞、防治下肢痠痛都是有益的。晚上睡前的溫水洗腳，還將使身體產生輕鬆的舒適感，有利於入睡。不論是繁忙勞碌的中年人或是清閒退休的老年人，晚上睡前以溫水洗腳可謂是一種簡易的保健方法。

四、冬天洗腳法

俗話說：「人老腳先老，寒從腳上起。」人的雙腳遠離心臟，血液循環較差，加上腳的皮下脂肪薄、保溫能力差，所以冬季特別容易感到腳冷。雙腳一旦受涼，會反射性地引起上呼吸道黏膜內的微血管收縮，於是潛伏在鼻咽部的病菌、病毒就會乘虛而入，使人感冒和罹患其他疾病。另外，人體生理各個器官系統在腳掌上都有相應的穴位。常練「腳勁」和保護腳是健康長壽的有效辦法。因此，在冬季要勤洗勤泡腳，經常按摩腳掌心，常使鞋乾燥與使足保暖。

睡前洗腳，對高血壓、動脈硬化等慢性疾病有良好的防治作用。大拇趾是肝、脾兩經的通路，按摩之，可疏肝健脾，增進食欲，治療肝脾腫大；第四趾屬膽經，能防治便祕、脅痛；小趾屬膀胱經，能治療小兒遺尿，矯正婦女子宮位置；足心為腎經湧泉穴所在，能防治腎虛體虧。

冬天洗足最好用熱水，因熱水洗足是一種良性刺激，可以促進血液循環，使足部血脈通暢、活躍末梢神經、調節植物神經和內分泌系統功能、改善睡眠、增強記憶力，並有助於消除疲勞，令人輕快舒適。此外，熱水洗足亦對心臟、腎臟都有好處，因而，堅持臨睡前以熱水洗足，不失為一種強身保元、養生抗老的妙法。

〔具體做法〕：每天晚上臨睡前用40℃左右的溫水，連洗帶泡，邊洗邊用手不斷地摩擦雙腳，每次大約20分鐘。洗後擦乾。根據個人的實際情況，可用某些中藥煎湯洗腳，防病效果更好。據報導，用甘草、芫花煎湯泡洗雙腳可防治凍瘡；用茄子枝葉熬水洗腳可控制凍瘡發展。

五、腳是經絡之根

人體的經絡如果像一棵樹，腳就是經絡之根。我們知道，臟腑是化生氣血，通調經絡，維持人體生命活動的主要器官。不論是陰虛還是陰盛、陽虛還是陽亢，也不論是虛症或實症、熱症或寒症，只要選用相應的浴足方法，均可得到不同程度的適當調整。臨床實驗證明，洗浴手法對身體的不同狀態，可發揮雙向的良性調整作用。如滾壓按摩足三里穴區能使分泌過多的胃液減少，也可使分泌不足的胃液增多。按摩對臟腑的調節作用是透過手法刺激穴位直接影響臟腑功能，並透過經絡與臟腑的聯繫，經由疏通經絡來實現。

腳是人體的縮影，是整個人體狀況的探測鏡，腳上的變化可以反映全身的健康狀況，任何器官有病都可在相應的反射區有所反應，因此洗浴可以使足上的經穴區對全身進行治療或保健。按摩反射區可以透過反射原理改善血液循環，增強整體的免疫功能。

1. 大腿部反射區

〔位置〕：前起自腹股溝下方，向下至膝關節上方；後起自臀

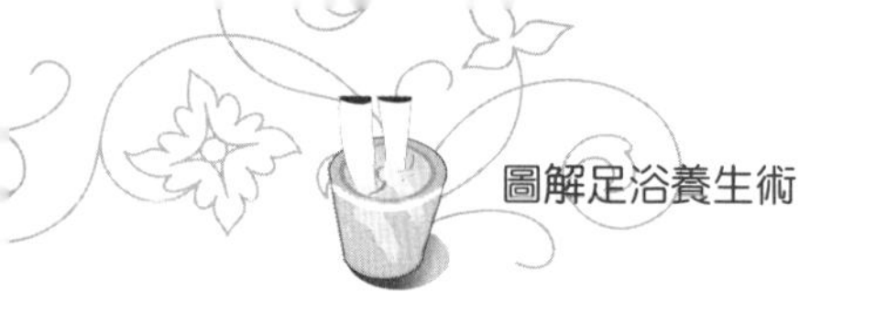

部下方，下至膕窩外側；外側起自髖關節，向下至膝關節外側；內側起自外陰部的下方，沿大腿內側至膝內側。

〔**神經分布**〕：大腿前有脊神經的腰神經第2～3對分布；大腿後有骶神經第1～3對分布；大腿外側有腰神經2～3對分布；大腿內側有骶神經2～4對分布。大腿的前外側為交感神經效應區；大腿的後內側為副交感神經效應區。透過足浴操作上述區域可以舒筋、活血、鎮痛、鎮痙，治療下肢癱瘓、神經痛、關節炎、下肢損傷、肌炎、神經炎。

2. **小腿部反射區**

〔**位置**〕：前起自膝關節下方，下至踝關節上方，沿脛骨前嵴外側刺激；後起自膕窩，向下至跟腱，從小腿後面刺激；外側面起自膝關節外側向下至踝關節上方；內側面起自膝關節內側向下至踝關節內側。膝關節於髕骨周圍呈環形刺激。

〔**神經分布**〕：小腿前內側有脊神經的腰神經第2～4對分布；小腿後外側有骶神經第1～2對分布，小腿前內側為交感神經效應區，後外側為副交感神經效應區。透過足浴操作上述區域可以舒筋、活血、鎮痛、解痙、增強肌力，治療下肢癱瘓、神經痛、關節炎、肌炎、肌腱炎、神經炎、跌打損傷。

3. **足部反射區**

〔**位置**〕：足背部沿骨間隙和足邊緣刺激；足蹠部於足弓刺激；在足的內、外踝部呈半圓形刺激。

〔**神經分布**〕：足外側有脊神經的骶神經第1～2對分布；足的內側有腰神經第4～5對分布。足外側為副交感神經效應區，足內側為交感神經效應區。透過足浴操作上述區域可以舒筋、活血、安神、鎮痙、鎮痛，主治足關節炎、足的跌打損傷，及各種癱瘓、癲癇抽搐、肌炎、肌腱炎、神經炎。

六、浴足的現代科學依據

據現代研究證明，一些病人存在著不同程度的甲皺微循環障礙，尤其是冠心病、痛經、雷諾氏症、動脈硬化閉塞症等氣滯血瘀患者，微循環障礙比較顯著，主要表現為畸形管袢數增多、管袢瘀血擴張、血流速度減慢、紅血球聚集等。根據不同病種，選擇有關經穴進行足浴操作20分鐘後，再做甲皺微循環檢查，大多數患者的微循環障礙均得到改善，可見管袢血流速度明顯加快、紅血球聚集與袢頂瘀血程度減輕等。而健康人在足浴前雖無明顯的微循環異常，但足浴操作20分鐘後，也可見到甲皺管袢血流速度加快、口徑增大、充盈度增加等微循環功能增強的表現，這充分證明，足浴保健具有其一定的科學基礎。

現代研究還證明，足浴保健法可以透過下列途徑調整人體的功能狀態，提高免疫能力。

1. 能增加血管的數量，特別是側支微血管數的增加，能促進血液做更好、更有效的循環。
2. 可軟化血管、增加血管的彈性，從而減少因受壓而遭致破壞的危險性。
3. 使身體內的很多肌肉，尤其是大腿肌能夠做連續的收縮和放鬆，促使肌肉中的大量血管也跟著連續收縮和放鬆，繼而增進肌肉與血液循環的運動效率，增加氧的吸收率和有效的運用。
4. 強化心臟的效率，使心臟跳動的頻率減低而能抽送更多的血液，以便能應付突發的緊急事態。
5. 可以增加體力與耐力，解除緊張和壓力，使人在應付各種挑戰的壓力下不易感染疾病。
6. 能減少血液凝結，保持心臟和血管中的血液流動順暢，不使

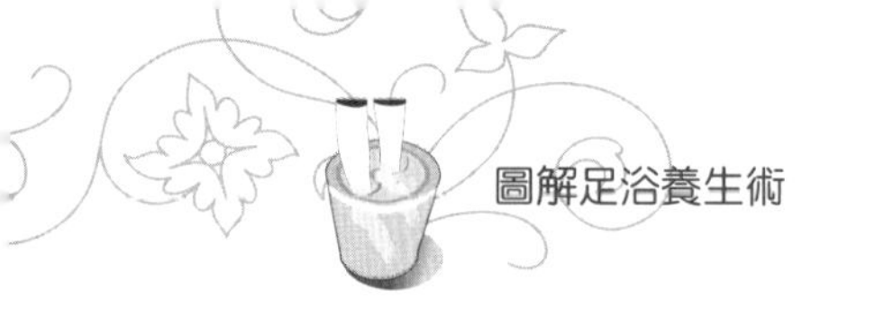

流入心肌的血液受到阻塞，有利於心肌梗塞的預防。

7. 可以調節荷爾蒙的分泌，這對循環系統是一種好現象，因為太多的副腎上腺激素會導致對動脈的諸多不利影響。
8. 可以控制體重與降低血壓，這也是很好的影響，因大多數肥胖而有高血壓的人，易罹患心臟病和糖尿病。
9. 可以讓內臟受到氣血的滋養，加強新陳代謝，促使全身各系統的生理機能自然而然地強盛起來，達到身心整體性的健康。
10. 足浴是一種解除緊張和憂慮的有效方法。一個人如果心煩意亂或是因有什麼不能解決的問題而感到憂慮不安，最好能進行足浴，如此一來，頭腦就會清醒起來，情緒就能平靜下來，憂煩就可拋到一邊，解決的方法也能想得出來。

七、浴足法的四大特點

綜觀古今浴足保健法的發展，我們可以看出它是一種十分適合個人或家庭成員自用的養生保健方法。它的主要特點是：

1. 操作簡便

足浴按摩，其操作方法簡便，很容易易理解和掌握。一般人只要學習一點生理常識，了解一下人體各器官的位置和功能，並熟悉手足部各個反射區、反應點的部位和作用，掌握一些常用的按摩手法，就可以進行操作，給他人治病或自我保健均可，不需要任何醫療設備和藥物。而且，不受時間地點的限制，隨時隨地都可進行，非常方便。如果病情需要，還可借助火柴、鋼筆桿等代替手指按壓穴位。

2. 適應症廣

由於足浴操作立足於局部，調整於全身，具有預防、治療、保健的多種作用，所以在臨床上其適應範圍相當廣泛。可以用於內科、外科、婦科、五官科、骨科等不同類型的疾患。

3. 效果顯著

浴足按摩是透過刺激手足部的特定部位來發揮功效的。既可消除患部的病症，又可使全身的症狀得到改善，增強人體的自然抗病能力，從而收到良好的治療效果。對某些病症如頭痛、牙痛、腹瀉等，往往只需按摩一二次，就可立即奏效。對某些目前尚無特效療法的慢性病，只要持之以恆地持續按摩，也會收到比較良好的效果。

4. 經濟安全

進行足浴按摩，並沒有涉及到重要器官，操作安全，有病治病，無病強身。可避免由於藥物服用欠妥、劑量過大、療程過長等原因引起的藥源性疾病，避免藥物的副作用，也可消除由於手術、針刺等帶來的痛苦。只要認症準確，手法適當，就不會發生任何不良反應和醫療事故。此外，手足按摩還不需任何器械，操作時，可以請家人進行，或自己給自己治病，無需花錢，經濟實用。

第三篇

足浴操作法

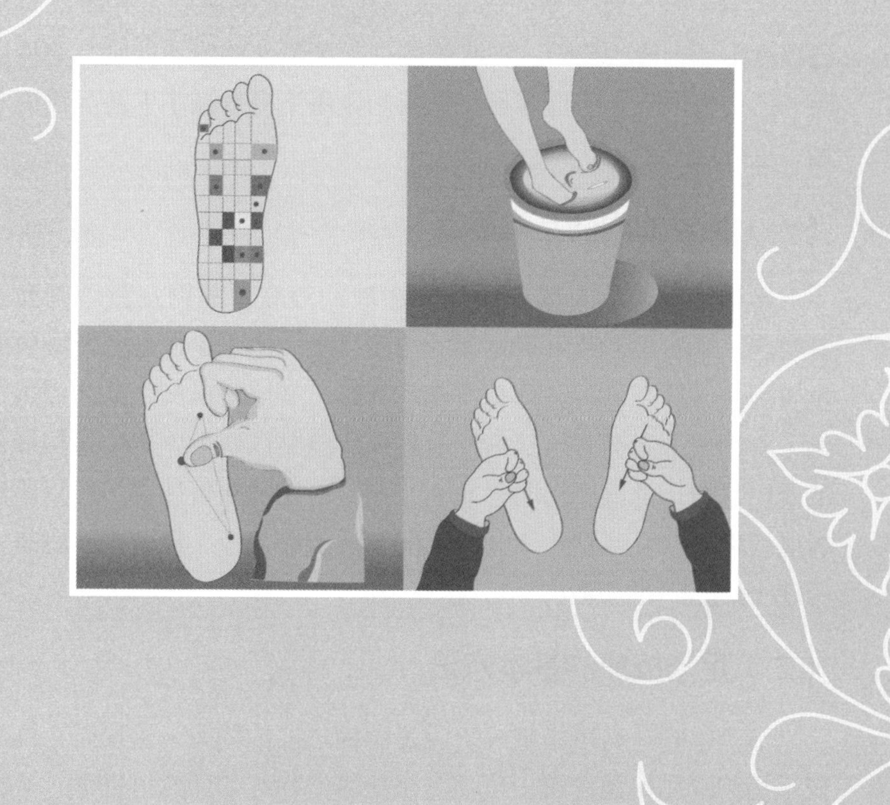

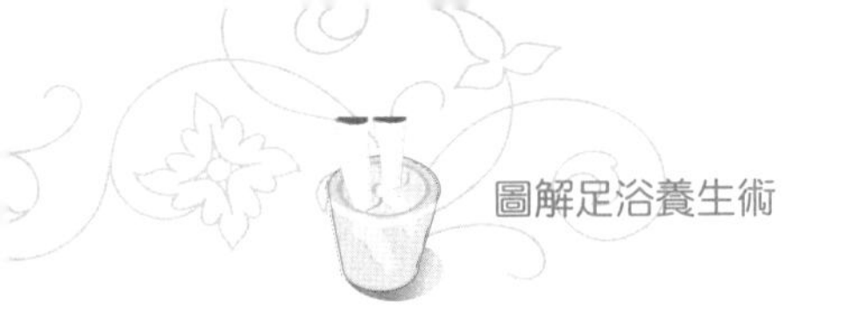

一、簡便可行的浴足法

足浴雖然作用於足部，但其治療方法卻依賴手法才得以實現。常見的足浴指法有補瀉之法，其中男左女右，順時針為補，逆時針為瀉。向心方向為補，離心方向為瀉。輕重不同，補瀉程度不同，輕為輕補輕瀉，重為重補重瀉。此指法之輕重，依自己對疼痛的忍受度不同而自己掌握。一般來說，足浴刺激疼痛以自己能夠忍受為準，而尤以帶有痠、麻、脹等之放射感為最佳。按中醫理論認識，足浴以痛、麻、痠、脹、放射感為經絡得氣的感應，它說明足浴已經產生了相應的療效，在身體內引起了氣血的流通反應及傳導感應。這種情況下，病灶容易在正氣的作用下得到減小，甚至消失，病痛也得以減輕。

（一）足浴的兩個基本要素

足浴治療疾病有兩個奧祕。浴液的溫度、藥物及質地刺激是其中之一，而足浴時手對足部的按摩手法，也是足浴是否能顯效的重要因素。按摩的手法也有自身的特點，其治療疾病主要是運用拇指、食指或中指刺激足部的反射區或反應點以取得療效。這樣操作的優點是拇、食或中指屈伸靈活、剛柔自如、觸覺敏感，可以體察各個反射區或反應點的不同反應而靈活調節力道，患者本身也有安全感，樂於接受治療。

（二）足浴按摩的基本方法

清潔手腳、剪短指甲，可說是準備之前的問題。治療時，為了使手指潤滑和保護皮膚，可預先擦塗潤滑物，如天然植物油、凡士林、椰子油、橄欖油和乳液等較適當。

1. 一般順序

按壓時，依腳的部位使用指腹、指甲、握拳等方式按摩。腳的柔軟部分以指腹，腳跟等較厚實的部分用握拳，中間堅硬部分皆使用一根指甲為宜。

力量增加的標準為3～6公斤左右（開始時以體重計確認為宜），柔軟處比此弱，腳跟等較強，這些手勁斟酌皆為必需（也有腳跟不使用手的派別）。

2. 轉法（圖14）

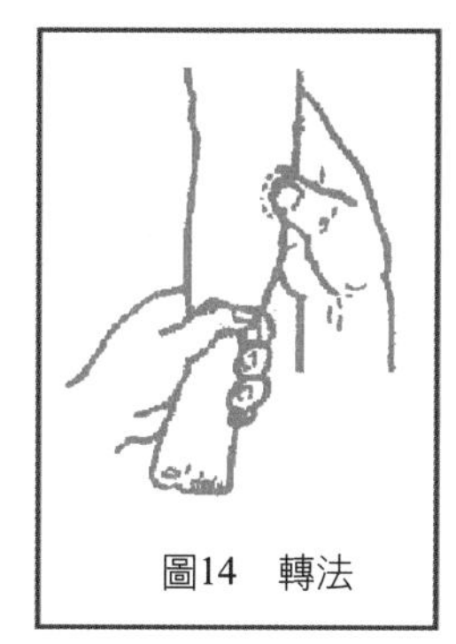
圖14　轉法

揉動手指不停地回轉，這並不是說隨意任何一處皆可回轉。依照一般原則，向右回轉，能量易進入；向左回轉，則能量易減少。

因此，體力充沛時向左回轉，易消除充滿能量的狀況；相反地，體力衰弱時則向右回轉，能量即能注入治療。

3. 敲、扎法（圖15）

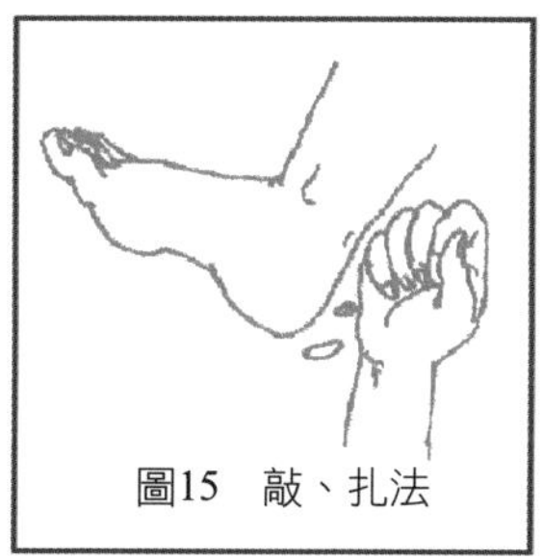
圖15　敲、扎法

為腳底和腳脛處所使用的技巧。敲的效用，尤其是對消化系統器官，輕輕地敲就可以獲得和扎相同的效果。詳細地說，快而弱的敲，則形成接近搖的刺激。

輕而短的敲則為使肌肉收縮的活動；也有使神經興奮的功能。

若是短時間的敲則能促進神經機能，對於神經麻痺有益；相對地，強而長時間施行會使肌肉弛緩、神經鎮靜化，完全是相反的作用，對痙攣性疾病較有效。

4. 搖法（圖16）

握著腳脖子和腳的兩側使其振動、搖動的治療法，對消化系統有良好效果，再者，搖動可提高關節的活動性，具有使肌腱和韌帶易動的作用。

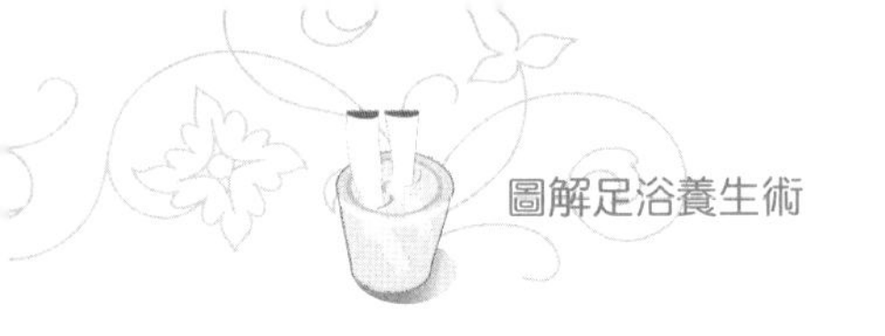

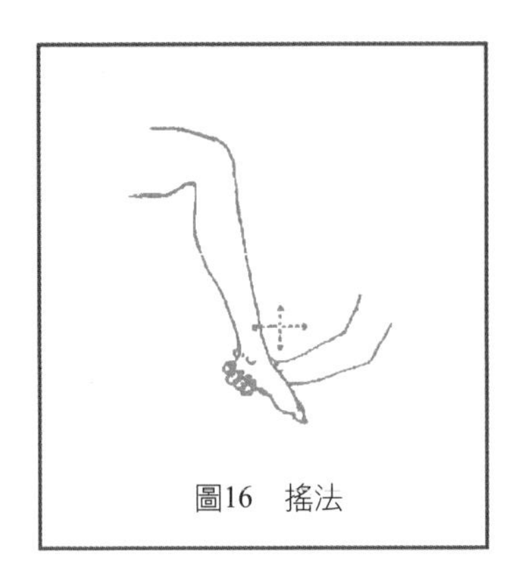
圖16　搖法

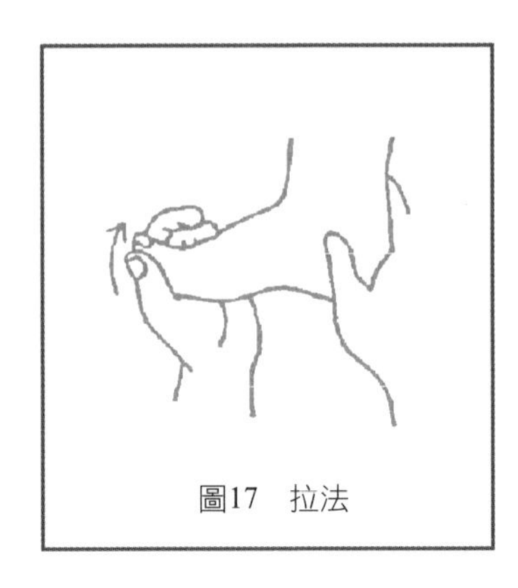
圖17　拉法

5. 拉法（圖17）

此法使用於各腳趾部。拉是於腳趾呈水平時向上方拉回，主要是於腳趾頭向上時實施。對提高關節的活動性、緩和收縮有顯著效果。可消除神經緊繃，促進血液循環。

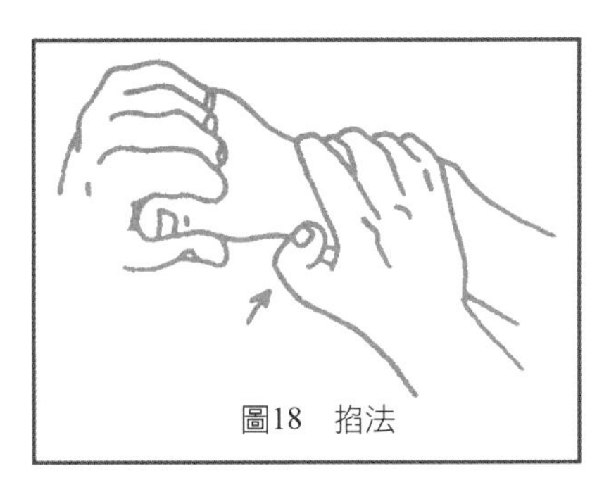
圖18　掐法

6. 掐法（圖18）

由於有抑制機能方面的功能，故能鎮定神經和筋骨的興奮。此外，亦可使靜脈和淋巴液正常回流，是對浮腫、畏寒症有成效的治療方法。

7. 推法（圖19）

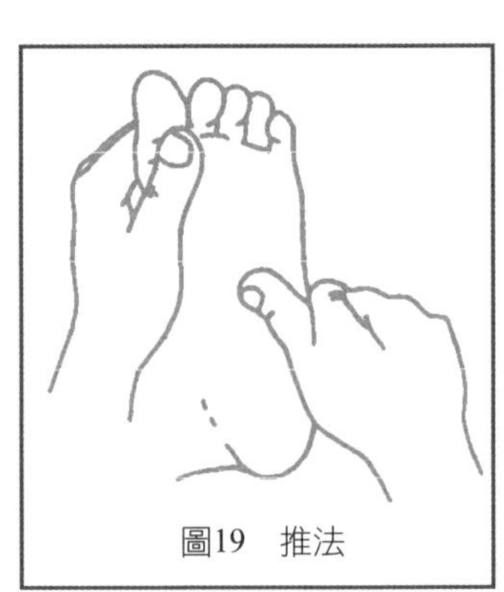
圖19　推法

用指、掌等著力於體表穴位，做單方向推動，稱為推法。推時速度要緩慢均勻，用力要穩。推法能加強局部血液循環，產生舒筋活絡作用。操作時要注意，左手拇、食二指用力向後下方推壓踝關節，左手將患足用力背伸。此法適合用於外傷及關節病。

8. 提法（圖20）

蹠屈足部，同時左手拇、食二指在用力捏壓下，向前上側提位，背伸踝關節，此法適用於氣虛、血虛、慢性寒病、熱病等症。

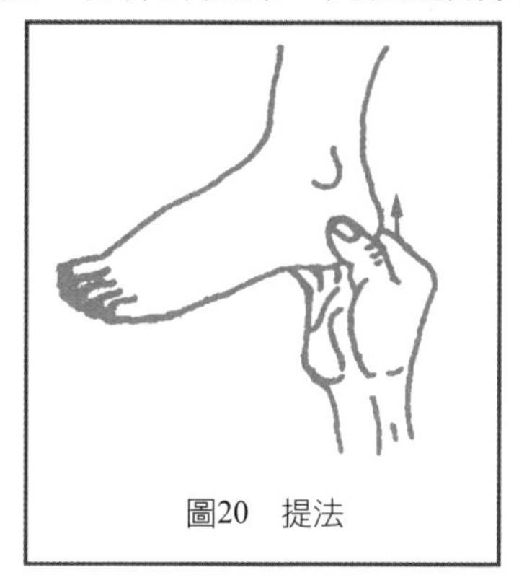

圖20　提法

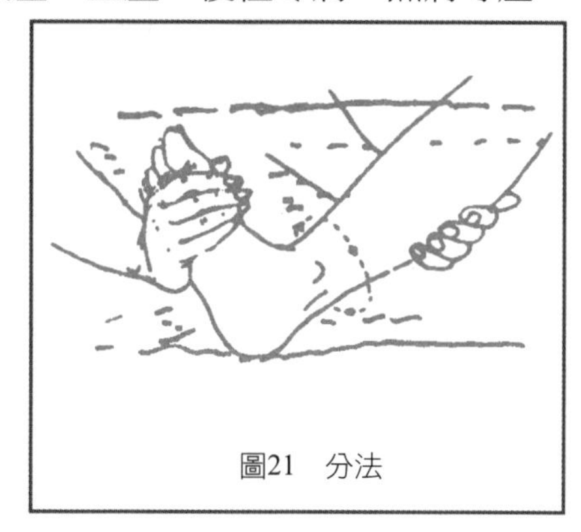

圖21　分法

9. 分法（圖21）

蹠屈踝關節，擴大關節間隙。適用於痰飲、肥胖、熱症。

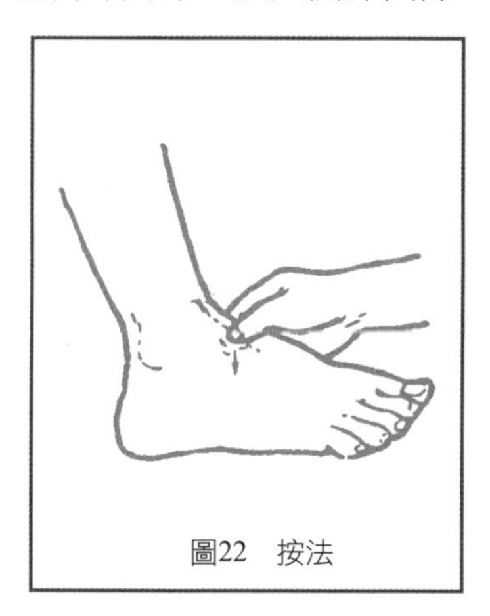

圖22　按法

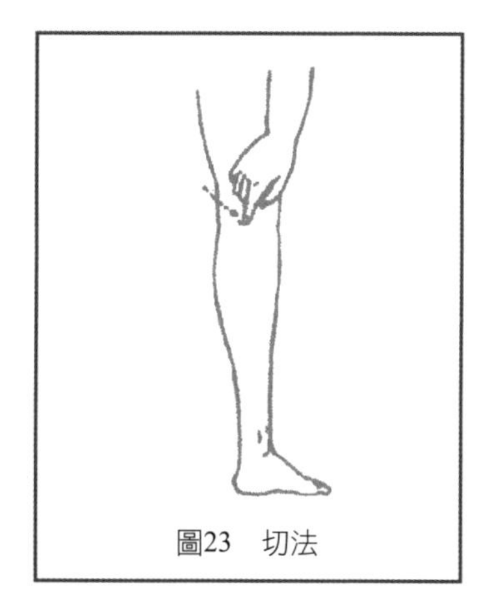

圖23　切法

10. 按法（圖22）

左手拇指置於踝關節前側，相當於脛前肌與趾總伸肌之間，其他四指放於內踝後側，用力按壓踝關節前側間隙，患者感覺拇趾麻木，此法適用於急性疼痛與閉症。

11. 切法（圖23）

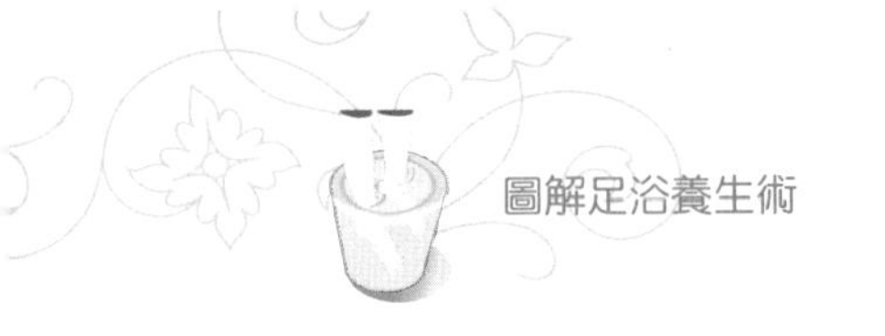

用手指甲（一般用拇指甲）切壓穴位，稱為切法。切法的特點是接觸面小，刺激量大。

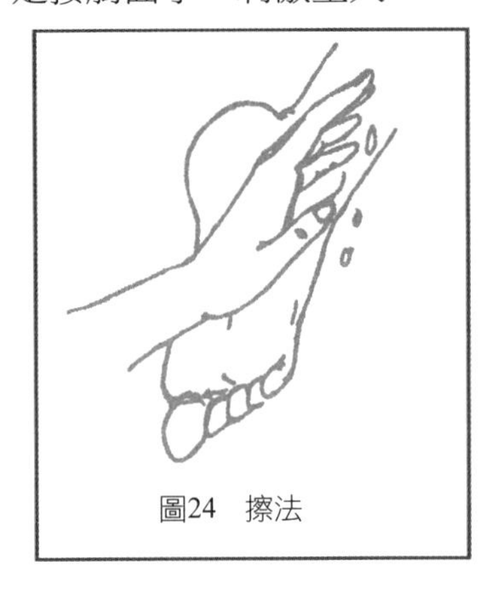

圖24　擦法

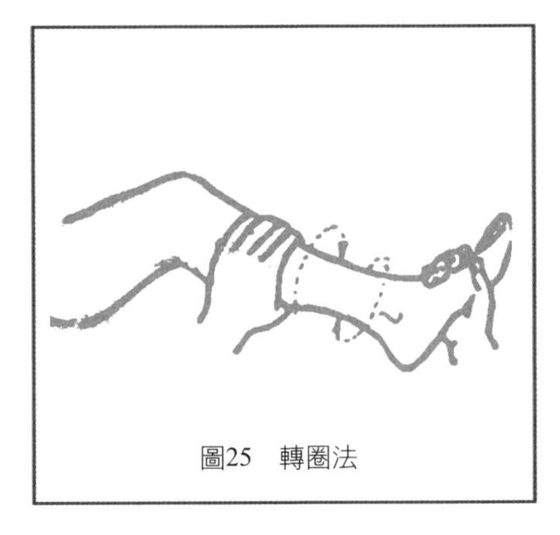

圖25　轉圈法

12. 擦法（圖24）

用手掌或魚際著力於施術部位，進行直線來回摩擦，稱為擦法。擦法著力部分要緊貼皮膚，動作要均勻連續、一般速度為每分鐘100次左右。擦法刺激柔和、溫熱。

13. 轉圈法（圖25）

轉圈法又稱環繞法，是對足趾進行洗浴刺激的方法。例如首先以手指抓住第一趾趾甲附近，輕輕轉動第一趾。開始時小幅度轉動，再逐漸轉大圈。不要慌張，要慢慢地、毫不勉強地進行。照同樣的要領轉動其他腳趾。待關節放鬆後，單腳腳趾併攏，腳趾往上彎曲，暫時伸直腳底。

這個方法只要一次進行5分鐘，就能消除肩膀痠痛，整個人也會輕鬆起來。

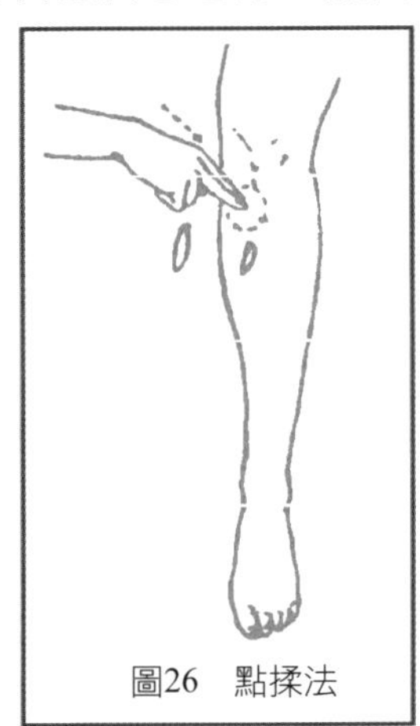

圖26　點揉法

14. 點揉法（圖26）

拇、食二指分別捏壓在兩個對應的穴位和反射區上壓揉，或者拇指在一個反射區和穴位上點壓，而食指在另一面產生固定作用。手法強度可輕可重。

15. 揉捏法（圖27）

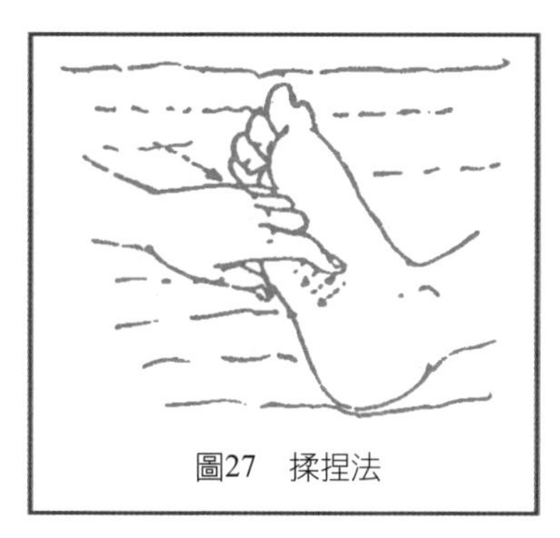
圖27　揉捏法

揉捏法多刺激於足心部，腳底心是與大腸關係密切的地方，對這裡的刺激少時容易引起慢性便祕。當腳踩到地面時，腳底心具有緩衝的作用，能減少衝擊，但若運動不足，尤其是步行太少時，腳底心會衰弱，稍微走一下路就會感到累。在這種狀態下，大腸的功能也會變差。所謂的扁平足，大多是腳底心鬆弛無力的人。扁平足的人，因腳不能發揮緩衝的功能，所以無法長時間跑步或走路，對胃腸的刺激也就減少，容易形成下垂。

要刺激腳底心，就要用腳底心經常走路，洗浴時，用浴巾包著手的拇指揉捏腳底心，或踩盆中橫架的青竹等。腳跟下方是與肛門有關的部位，刺激此處能產生便意。刺激方法是用腳跟走路。足腰較弱時就無法用腳跟走路，洗浴時可用足跟敲擊盆底以增加刺激強度。要刺激腳底心，必須從小腿肚到腳底心充分地揉捏。然後腳趾併攏往上彎曲，腳底伸直。

二、諸病可治的浴足法

足浴治療的適應症範圍很廣泛，它既可以用於某些骨傷科疾病的治療，又可用於某些外科疾病及內科、婦科、五官科等方面的很多疾病。而且，隨著臨床實驗的不斷深入，治療的病種也在逐漸增多，適應症範圍也在不斷擴大。其常見的適應症，如骨傷科的頸椎病、肩關節周圍炎、腰肌勞損、坐骨神經痛等；內科的感冒、肺炎、冠心病、顏面神經麻痺、貧血，消化性潰瘍、胃下垂、慢性腎炎、糖尿病、神經衰弱、頭痛、眩暈等；外科的腸梗阻、膽結石、前列腺炎、慢性闌尾炎、痔瘡等；婦科的月經失調、痛經、閉經、

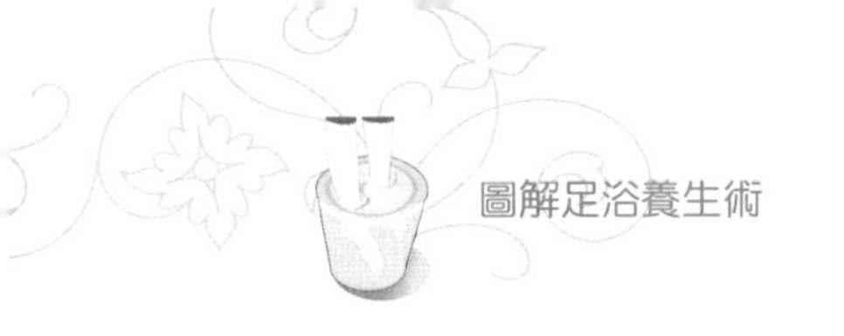

子宮脫垂，骨盆腔炎，更年期綜合症等及五官科的近視、慢性鼻炎、咽炎、牙痛、口瘡等。

研究證明，足浴保健能增強人體抗病能力，具有扶正祛邪的作用。例如浴擦足三里等穴區後能增強人體細胞的免疫功能。洗浴手法之所以能增強人體抗病能力：一是透過刺激經絡，直接激發增強身體的抗病能力；二是透過疏通經絡，調和氣血，有利於正氣發揮其固定的作用；三是透過調整臟腑功能，使身體處於最佳的身心狀態，有利於調動所有的抗病手段和積極因素，一致對抗邪氣。此外，洗浴可改善肌肉的代謝率、解除肌肉痙攣、促進炎症介質分解，促進水腫、血腫吸收和局部損傷性炎症的消褪。

用力按壓洗浴時，亦可使血管擴張，血流加快。血流量的改善將使得攜帶氧和養料的血紅蛋白數量增加、單位時間內白血球總數及噬菌力提高20%，免疫力也大大提高。

洗浴還可促使慢性膽囊炎患者排空膽囊，抑制膽道平滑肌痙攣，及調節膀胱張力和括約肌功能。對損傷性刺激引起的定位明確的體表疼痛，和定位不明確的某些內臟疾患引起的疼痛，有一定療效。

洗浴加速血液流速，改善血液循環，會使某些酶活性增強，降低致炎物質濃度，改善病理過程，具消炎作用。

洗浴還對植物神經系統有一定影響，可使動脈血壓下降、呼吸頻率顯著減少、止瀉、平喘、止咳。

除此之外，洗浴時透過敲打足部穴位可興奮肌肉、舒展筋骨、鬆解黏連、解痙止痛、消除疲乏。由於足浴時以上諸多因素的協同作用，因而在養生保健及臨床治療中被廣泛用於治療八大系統近百種疾病，將在以下各篇章中有詳盡的介紹。

三、臨睡洗腳，安枕無憂

（一）重視對足的養護

在停經期或者是步入老年時，我們大部分人已經用自己的雙腳站立許多年了。為了追求人生的快樂或是為了應付工作，我們常常拒絕坐下來讓雙腳休息，更把雙腳裝進時髦卻壓迫腳趾的尖頭鞋裡，偶爾還用腳跳舞直到天明。可見在多數情況下，我們對雙腳不怎麼愛惜。

因此一旦到了我們老年時，我們的雙腳就造反了。疼痛、創傷，感染甚至麻木，都可能出現。曾經毫不費力的步行變成了舉步維艱，每走一步都會直痛到大腿。我們只好放棄追求漂亮時髦，而改換上舒適的鞋子。可惜太遲了。

據統計，三分之一的老年人都有嚴重的腳病。許多病都可以透過採取簡單的措施而好轉；另一些病則需要內科醫生、矯正外科醫生給予特殊治療，而這一切可能都是由於我們沒有及早重視足部養生保健作用的結果。

1. 腳的生理結構

雙腳負載著來自上半身的重荷（平均有140磅），並且為整個身體帶來緩衝保護，使它免受由於經常走在堅硬地面上造成的衝擊。腳跟下的皮膚墊、蹠球和腳趾，發揮著汽車避震器的作用；儘管地面高低不平，坐在汽車裡還是平平穩穩。

雙腳的減震能力來自下列協同著發揮作用的幾種因素：皮膚和腳底組織的彈性、血管系統在組織迅速地受到擠壓而產生熱和機械能時（例如當你跳躍時），能保護組織、足部的拱形骨結構使腳吸收壓力而不是排斥壓力。

2. 腳的病理變化

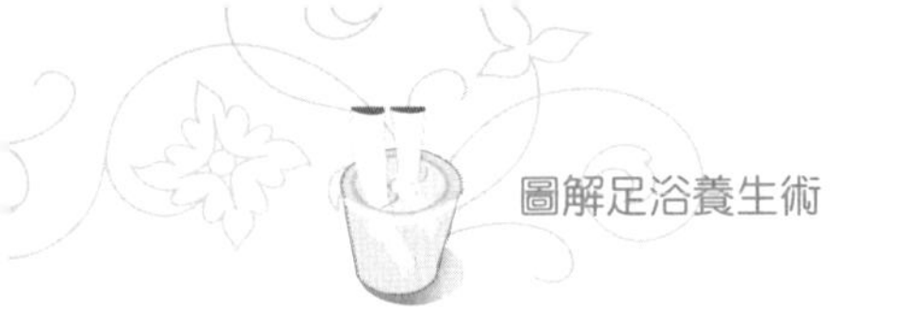

一個普通人在其一生中走過的道路，等於環繞地球4圈。因此，當你50歲時，你的雙腳至少已環繞地球兩圈了，同時你也會感覺到它們已經老化和磨損。隨著雙腳的老化，皮膚和支援它的組織彈性就會減退，正如它們在人體其他部分那樣；同時足弓的強度和高度都降低了。在足部26根骨頭中的某幾根上，可能已形成了骨刺，使組織受到損害。靜脈凸出（它引起皮膚腫脹）和動脈循環不良都證明血液流通不暢，從而使足部組織對炎症或疼痛的反應能力喪失。最後，由於一生中穿著不合適的鞋子，可能使腳出現畸形。

所有這些變化的結果是，老化的腳對壓力和傷害的抵抗力降低了。

3. 腳的常見病因

成人腳痛的共同原因是急性的或慢性的腳勞損、對腳組織的過度壓迫，甚至對腳畸形部分的輕微壓迫，都會導致炎症和疼痛。

（二）浴足時的保健經穴刺激法

臨睡洗腳，是許多人日常生活中的重要習慣，但是這種習慣並沒有被主動用來提高自身的免疫力和防治疾病。閱讀了本書之後，你就可以利用下列簡單的方法達成自己的這一願望。

這一方法幫助浴足者，在不經意中刺激自身的重要保健穴位，使氣血暢通，臟腑機能得到調整，其方法是：

1. 點按足三里穴：以中指點壓足三里穴（位於膝蓋骨下三寸，脛骨前外側一橫指處），每次3～5秒，兩側交替進行，共做30～40次。此法能夠補益脾胃，調理氣機。

2. 擦湧泉穴：雙手手掌用力擦足心前湧泉穴，先左後右，以足心發熱為準，各做30～40次。此法能夠補腎益精、健腦、養神。

3. 揉內踝尖（又名呂細）穴：本穴在內踝尖上（左右共二穴）。操作時兩手點揉內踝尖穴30～40次。此法能夠理肝氣、疏經絡、祛風濕。

（三）浴足時的足部清潔保養法

腳掌部分平常包在鞋襪裡，最容易藏污納垢，如果不注意清潔，去除污垢，該部位的皮膚就會角質化而變硬、變黑，所以在清潔和保養上必須多留心。

腳跟——容易角質化，一旦有污垢，就會皸裂。所以，入浴時，可用浮石或刷子沾香皂清洗，或包上熱毛巾，等皮膚變軟再按摩。按摩時可使用去角質的乳液，再用刷子刷洗。最好連續按摩3天。

趾尖——趾縫不易清洗，容易藏污納垢。可用刷子或舊牙刷沾香皂，由趾尖向腳掌旋轉刷洗。趾縫易積存污物和汗水，造成腳臭，應特別仔細刷洗。

繭——因為穿鞋子長繭，會使腳底粗糙不堪，變得很難看。這時，可將紗布裁成邊長2公分大小，放入熱水中，摩擦厚繭，等繭變軟後再抹乳液。

膝蓋——膝蓋可說是腳部的臉孔。在穿迷你裙或短褲的季節，更需要保養。入浴時，以刷子沾香皂輕洗膝蓋，洗完澡後，再抹些營養霜按摩。

四、愛我養足，益我健康

（一）浴足美足的準備

浴足通常是全身保健與全身美容的開始。從某個角度來說，入浴也是一種全身美容。所以，人們常將足浴和沐浴同時進行。當人們浸泡在溫水中時，全身毛孔張開，加速新陳代謝，約等於耗費了做30分鐘體操的體力，也有發汗作用。

請注意，入浴前應先喝一杯水，以促進發汗。因為入浴時，微血管擴張，毛孔打開，將促進汗水和皮脂的分泌。因此，入浴前喝水，可使體內的廢物和汗水一起排出，維持體內水分的暢通。洗澡時，水稍微溫熱，浸泡的時間也稍久一點。可使用沐浴巾或海綿充分抹上香皂，由距離心臟較遠的部位，即從手、腳朝心臟方向，畫螺旋狀刷洗。

首先洗去身體表面的污垢，再浸泡於浴缸中。接著，仔細清洗身體各部位，同時進行按摩。臀部、側腹部往往容易被忽略，須特別注意，仔細洗乾淨。再抹些香皂或乳液，以浮石摩擦腳跟部分。肘、膝蓋等部位，最好也用菜瓜布或刷子洗一洗。

現在，可以開始浴足美足的準備了：

1. 手要清潔且溫暖。
2. 指甲長度或手上配戴的珠寶，以不會刮傷別人的皮膚為宜。
3. 房間要溫暖且無濕氣。
4. 不是在饑餓或剛吃飽的狀態下進行。
5. 在洗足的一個小時之內，不會分心到別的事物上。
6. 讓洗浴者躺在柔軟、乾淨的棉質床單上（毛料沾上油，會使皮膚感覺不舒服）。
7. 請確定你的足浴姿勢，一般來說，在洗浴前，要確定你坐得很舒適，頸部及肩部都很放鬆。

如果覺得足浴姿勢不自然，可試試以下的姿勢：

1. 緊靠在墊子的邊緣坐下，把雙腿分開，腳掌向前。
2. 屁股坐在墊子上，雙膝彎曲。

如果感覺肢體僵硬，可隨時調整，保持舒適的姿勢，或者每隔一兩分鐘，伸展一下腿。同時，保持雙手的鬆弛，經常甩一甩，並揉捏一下手指。

最後，在享受足浴的輕鬆和愜意的同時，請注意調整你的呼吸，保持放鬆，檢查你呼吸的節奏，因為呼吸可反映出你放鬆的程度。如果你收小腹，只用胸部呼吸，你是屏住呼吸，處於壓力與焦慮的狀態。要減輕這種狀況，可輕輕收縮腹部，把空氣吐出來，再放鬆肚子，讓空氣吸入胸腔，這是自然的呼吸節奏。胸腔與腹部協調合作，將可花最少的力氣，吸取到最大量的氧。

只要你記得，多加練習腹式呼吸，慢慢就會變成自發式的呼吸法。這能有效降低焦慮的程度，以及壓力對病人造成的不良影響。

（二）做個赤足美容師

夏天是展露雙足的時候，想要擁有一雙性感的美足嗎？請在我們的帶領下，為你的雙足做一次全面美容！

去除死皮：由於足部每天均要承受頗大的壓力，因此容易在腳掌、腳後跟處形成厚皮，給人帶來粗糙的感覺。修護前可以先將雙腳浸入足浴水中令硬皮軟化，再用足部浴石輕輕將硬皮磨去。清除的程度不宜太深，以免破壞厚皮下的嬌嫩肌膚。

修護：去除腳底的硬皮後，可以選擇指甲銼將每根趾甲邊的硬皮輕輕磨平，並將趾甲邊緣仔細打磨平滑。

滋潤：別以為只有臉部才值得每天仔細護理，雙足的修護及滋潤同樣重要。每晚洗澡後，可以給雙足塗上軟化厚皮組織的滋潤霜，令足部肌膚保持潤滑、細緻的質感。

全身的去角質工作大約是每週一次，不要過於頻繁而使表皮粗大、毛孔受傷、肌膚受損。尤其不要忽略手肘、膝蓋、腳後跟等角質層較厚的部位，要加倍給予清潔和保養。

擁有白嫩的美足是每個人都夢寐以求的，要達到美足的要求，具體的方法是入浴前用蜂蜜保養。即在沐浴前，用蜂蜜遍塗足部，尤其是腳底、膝蓋、足踝等部分要多一點。熱水浴足十分鐘之後，進入腳盆中浸泡。浸泡後，再用肥皂清洗，洗完澡後，你就會覺得全身滑膩如凝脂。古時，埃及豔后克麗奧佩托拉便是以蜂蜜與牛奶浴洗身體的。

注意，足浴前後要喝一杯水，是因足浴必多出汗，體內水分將

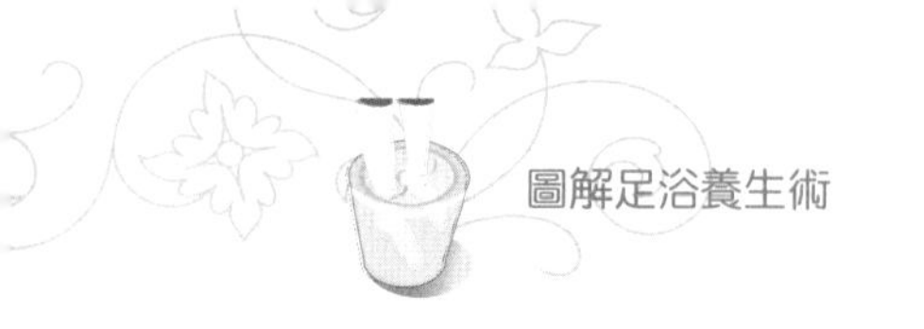

隨之減少，足浴前後各喝一杯水可以補充流失的水分，且足浴時將因毛孔張開並出汗而收到特別好的效果。

足浴時，還可採用自我點穴浴足之法，通氣活血，使你的雙足永遠保持年輕。具體方法是：

1. 單勾法

將雙足浸入水中，食指彎曲，拇指輕靠於食指末節，保持食指指骨同手掌、前臂、上臂成一條直線，以固定著力點，壓1次提起1次，解除壓力。或先用力壓下，待患者感到疼痛後，慢慢移動。注意，用力要均勻、滲透，使刺激持久，患者能耐受。

2. 掐法

將雙足浸入水中，用手指頂端甲緣重刺激穴位，一般多用拇指頂端及橈側甲緣施力，亦可用拇指與其餘各指頂端甲緣，或雙手拇指頂端相對夾持穴位和反射區施力。

掐時力道要逐漸加重，至引起強烈反應後停止，一般為半分鐘。注意不要掐破皮膚，切忌滑動。

拇、食二指分別捏在兩個對應的穴位和反射區上壓揉，或用拇指在一個反射區和穴位上點壓，而食指在另一面起固定作用。掐足時，可以一面讓腳趾及踝關節做被動均勻的環轉運動。

此外，還應注意動作需和緩、用力穩健，搖動範圍在正常生理活動範圍之內，由小到大，頻率由快而慢，再由大至小，頻率則轉快。操作時不僵不滯，靈活圓轉。切忌突然單向加重力道，以防損傷關節。

如果要拔除足毛，在足浴中進行較易又較好。想使用除毛劑消除腳上汗毛的話，也最好趁此時機去做。

沐浴後趾甲會得到某種程度的軟化，最便於修剪，事半功倍。

（三）美足護膚保養法

要保持一雙秀美的纖足，就要付出更多的心思。長期從事皮膚和足部保健的專家提醒人們：

首先要注意經常修剪趾甲，保持雙足清潔、乾燥，多汗足可用玉米粉防治，但要避免雙足過於乾燥，如果你的腳容易乾燥，可塗擦凡士林，使腳的皮膚得到潤滑。

其次，要注意定時按摩。人們在一天的行走或長時間站立後，要有規律的按摩你的雙腳，消除韌帶的緊張，緩解肌肉的疲勞。

其三，要注意定時洗腳。每天用冷熱水交替洗腳有益健康，熱水36℃～50℃；冷水14℃～18℃，先將雙腳放入熱水中5～8分鐘，然後將雙腳放入冷水中30秒，如此反覆4次，切記，先熱後冷。在日常生活中，每走一步都離不開你的雙腳，因此你必須精心保護好它，只要有一雙優美的雙腳，就會有一個健康的體魄。

（四）怎樣為家人浴足

在家庭成員日常的相處中，浴足可能是較為親密的一種方式。當嬰兒降生到人世，母親正是透過沐浴的方式，來表達她深厚的母愛。正因如此，在閒暇之時，為你的家人做一次輕鬆的浴足按摩，不僅有利於家人的健康，更可以加深家人之間的情感羈絆，使你的家庭和樂融融。

記住，當家人享受浴足的樂趣時，你可以把他的腳放在柔軟的浴巾上，坐在他的旁邊，按照下列方法為他做簡易的操作：

1. 浴足前的操作

（1）讓家人側躺，面向你，你的手抹上按摩油，輕輕地從下肢上部撫揉起，由上而下到足部，一直到腿部，反覆約一分鐘。

（2）讓家人維持原姿勢，你的手掌在其足部，做順時針方向的撫揉動作，慢慢反覆約一分鐘。

（3）按摩家人的臀部至足底，以手掌做順時針方向的撫揉動作，約一分鐘。讓家人換另一個方向側躺，重複步驟1

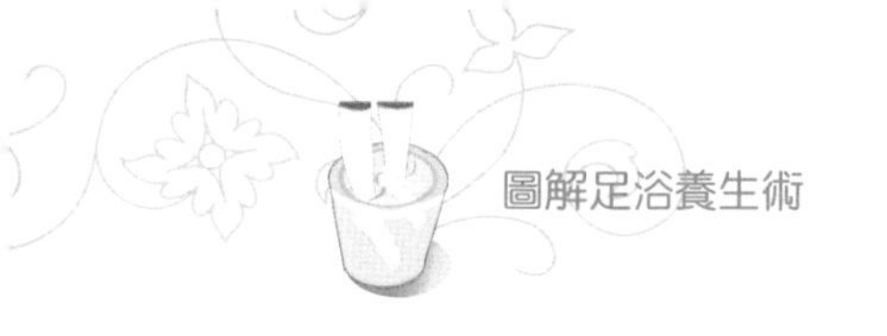

到步驟3的動作，撫揉身體的另一側。

（4）如果家人喜歡仰躺，用手輕輕撫揉其足部的上方，由上而下，撫摸到腳部，約一到兩分鐘。

（5）如果家人喜歡趴在地板上，你可以用雙手在足背部，交替輕輕撫揉，由上而下，做一到兩分鐘。

一旦家人習慣這項10分鐘的簡易按摩後，就可進展到下一階段，接受全套的按摩。

2. 足浴時的刷腳過程

在浸泡足浴液20分鐘後，就進入刷腳的程序，你要記住下列的基本程序：

通常，刷腳的順序是：從腳踝刷向腳趾，由上至下，每次5～10分鐘。（圖28）

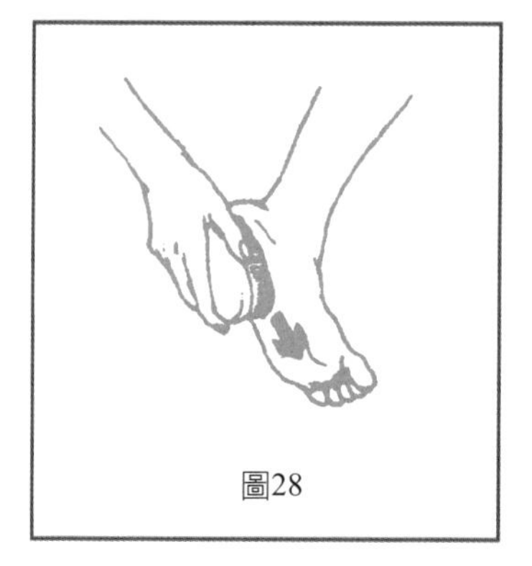
圖28

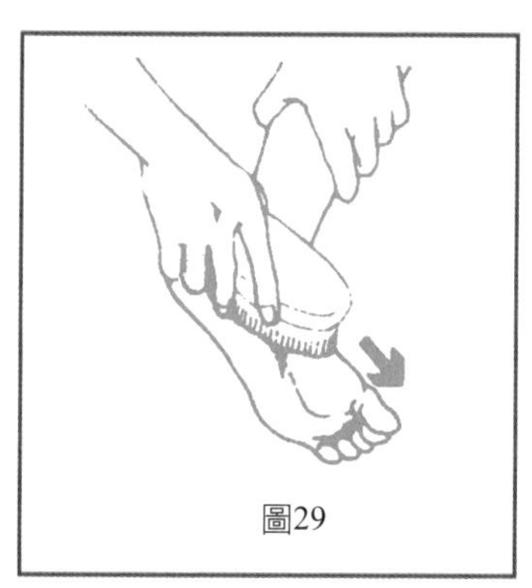
圖29

（1）基本方向是由腳跟至腳趾，一般刷3次。（圖29）

（2）腳側面也是由腳跟向腳尖方向，一般刷二到三次。（圖30）

（3）腳趾要一根一根地刷，由趾根至趾尖，刷二到三次。

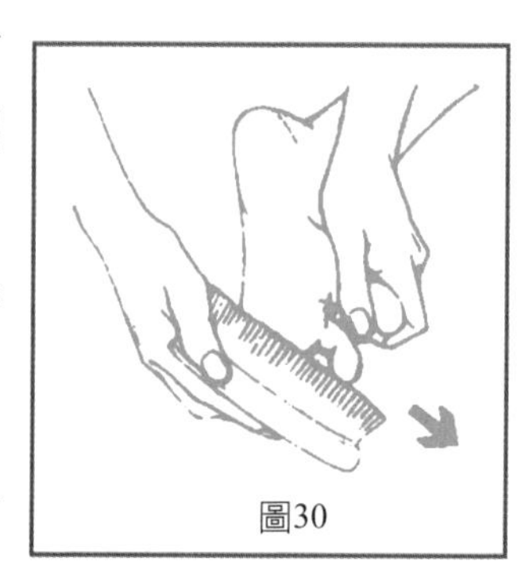
圖30

3. 如果家人對足浴反應不良

你千萬不要氣餒。繼續練習下面介紹

的簡易洗浴操作法，或試著從腳部開始按摩，當家人接受後，才逐漸加重手法洗浴，讓家人適應。一些開始時不喜歡按摩的人，到後來往往是最喜歡享受按摩的那一個。

如果家人拒絕你按摩他足部的某部位，就先放鬆一點，但是不放棄。例如：家人不喜歡你按摩他的小腿，你可以先在他的小腿上搔搔癢，並摩擦一兩下；如果家人拒絕你按摩他的腳，你可以先握著他的雙腳，相互拍掌，或甩一甩，直到情況改善為止。

總之，人體中最容易患血行不暢的部位就是下半身，舉例來說，最具代表性且常見的便是足的浮腫，這種血行不暢逐漸積蓄起來，容易惡化成慢性疲勞、發冷等症狀。現代社會中，人們行走的機會越來越少，長期坐著工作的人越來越多，這種情況將越來越明顯。

下半身氣血不暢，就會導致腰腿虛弱、腰痛、膝痛、坐骨神經痛等不適症狀，且由於伴隨著「頭寒足熱」的顛倒狀態，往往容易引起失眠和精神壓力過大。現代人應該更加注意腳的保養。當然，刷子並非僅侷限於腳上，全身各部位均可以使用，但其中最應該認真保養的還是腳掌。因腳掌會不時散發邪氣、振奮腎氣。

與此同時，洗足後的敲擊法也是足浴保健的一大祕訣，研究證明，有節奏地敲擊腳踝是減輕全身疼痛的重要方法。要盡可能地擊打整個足部，腳掌、腳背、腳內側、腳外側，無一遺漏，對有反應的區域點要重點擊打。擊打時，請脫掉鞋襪；否則，其療效就將大打折扣。

上了年紀的人，多有膝痛的毛病，特別是罹患肥胖症的人，更容易有這種情形。想緩解膝痛，可以先用手摸一下腳外側邊緣，在外腳踝下能感覺到一凹陷處，這就是治療膝痛的有效區域。在足浴時可以這一地帶附近為中心，擊打20～30下即可。節奏大約為每秒二到三下，無需用太大的力氣，掌握好節奏，持續敲擊至這一塊皮膚稍有些粉紅時為止。接下來，從膝蓋下的腿肚開始，向腿肚中側

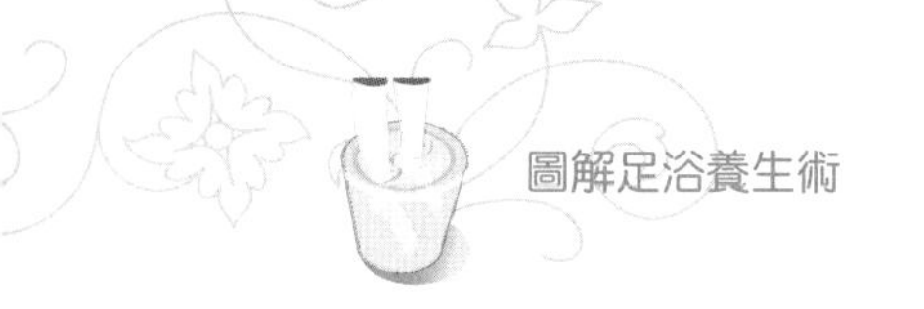

依次擊打一遍。

藉由上述操作，你會發現足浴可以強化心臟的功能，使心臟跳動的頻率減低卻可抽送更多的血液，以便能應付突發的緊急事態。足浴可以增加體力與耐力，解除緊張和壓力，提高應付緊急事態的能力，而且能帶給你更多的生活樂趣，使你在應付各種挑戰的壓力下不易感染疾病。由於足浴能促進血液循環，增強新陳代謝，是一種溫和的全身反應，因此對肥胖、高血壓、心臟血管病變、糖尿病、肺氣腫、哮喘、關節炎、神經衰弱、背痛等病症皆有舒緩的功效。此外，足浴還能活動筋骨、鍛鍊肌肉、強健腿足，促使全身各個系統的生理機能自然而然強盛起來。

（五）足浴後護理法

人們要想行走絕對都離不開雙腳，因此，你應該細心保護好自己的雙腳。此外，能夠向別人展示自己優美的雙腳也是一件樂事。

請用下述方法保養你的雙腳：

1. 每天洗腳之後塗抹潤膚膏，並進行腳部按摩。這樣做可保持足部肌膚平滑柔軟。每週應徹底保養腳一次。
2. 每天換洗襪子並經常換鞋。當鞋子太小，壓迫到腳時就應該換鞋，否則就會使腳出現厚繭、雞眼和無法消除的壓迫點。
3. 在溫水洗浴中，為了更有效地去除污垢，必須選用合適的清潔劑。鹼性大的肥皂，對皮膚有一定刺激，而且過度地洗去皮脂，易致皮膚粗糙、脫屑甚至乾裂，因此須避免用肥皂洗澡。可選用含鹼性較弱的香皂或不含鹼的過脂皂，刺激性較小，又能達到清潔皮膚的作用。罹患有銀屑病等皮膚病之患者，可選用硫磺香皂。
4. 洗足浴時推拿的手法要輕柔，動作自然，按摩的動作必須順著肌理方向，不能用力過猛，也不能過度摩擦。

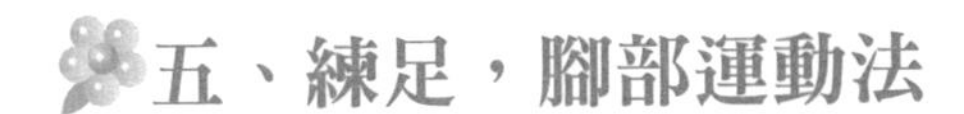

五、練足，腳部運動法

誠然，足浴是對雙腳進行鍛鍊和治療的常見方法。但適當的腳部運動對於練就一雙美麗而靈活健康的腳卻至關重要。因而在日常生活中或在足浴前進行一些足部運動是十分必要的。

（一）隨時可做的足部運動操

1. 疾走

直立，兩腳併攏，雙手扠腰。左右腳的腳跟交替抬起和放下，將身體的重心放在腳跟，使身體的重心在腳跟和前腳掌之間不斷交換。每隻腳按此法練習20次，可鍛鍊腳掌的柔韌性。

2. 分腿直立

雙手高舉過頭。先將身體的重心移至右腿，而後前後擺動左腿，同時右臂隨之相應擺動。注意身體的平衡。接著換右腿做上述練習。每條腿擺動10次。

3. 兩腳交叉站立

雙手扠腰，然後踮起腳，輕快地跳起，兩腳在空中變換交叉的姿勢，即做兩腿的交叉跳躍，重要的是，做此練習時雙肩要用力向後挺起，雙膝在跳躍時要放鬆。做15次。

4. 腿部放鬆練習

坐在柔軟的墊子上，兩腿伸直，雙手向身後撐地，然後兩腿交替曲膝，並使雙腿靠近身體，接著使腳掌向前滑動，將腿伸直。這時要能聽到腳與墊子的摩擦聲。這樣兩腿會得到充分的放鬆。做20次。

5. 俯臥

兩手將肩部撐起。然後兩腿伸直，交替上擺。這時要抬頭並用力繃緊背部的各部肌肉。做10次。

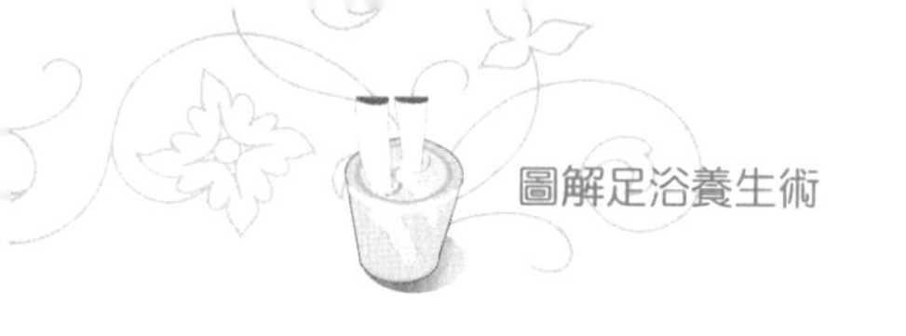

（二）步行，最好的健足法

一般說來，女性比男性壽命長。根據對中國古代婦女壽命的研究發現，裹腳與長壽有顯著關係，裹腳後腳指彎曲在腳底，前腳掌不能著地，走路時只能用腳後跟，如此一來，只要行走就會刺激腳後跟的腎經穴位。正是由於這一特殊現象，腎經穴位常受到強烈刺激，得到鍛鍊，故元氣足，病自無，因而延壽。

中醫學認為，人衰老的主要原因之一是腎氣虛衰。腎藏精。腎精可化為腎氣，即元氣。元氣乃五臟六腑之本，十二經脈之根，是生命活動的原動力。所以古人認為：「腎氣盛則壽延，腎氣衰則壽滅。」故腎為先天之本也。近代有學者提出「腎氣－壽命」說，它實際包含「腎氣－免疫－壽命」、「腎氣－內分泌－壽命」、「腎氣－遺傳－壽命」三層意思。

今日人們仍可借鑑用腳後跟走路之法健身延壽。具體練習如下：

1. 前進和倒走法

身體自然直立，頭端正，下頦內收，目平視，上身微微向前傾，臀部略微提起，兩腳成平夾角90度外展，兩腳腳尖翹起，直膝，左右腳依次向前邁進，或依次左右腳向後倒走，兩臂自由隨之擺動，呼吸自然。

2. 前進後退法

即進三退二。做法、要求和要點與前進倒走法皆相同，向前走三步，後退二步，也可左右走，或前後左右走。此法在室內外均可進行。

3. 下樓梯運動

身體自然直立，頭端正，下頦內收，上身稍稍前傾，臀部略微提起，兩腳成平夾角90度外展，兩腳腳尖翹起，直膝，精神集中，目視梯階，依次左右腳向下邁步。此練習力道大，適用於青壯年人。

4. 腳跟走路與散步相結合運動

腳跟走路與散步交替進行，更能調節情趣，提高鍛鍊效果。

腳跟走路，不僅可以單獨行動，亦可與家人或朋友結伴而行，隨興漫遊，觀看四周景色，談笑風生。時間以早晨和傍晚為佳，地點應選在公園、田野、河邊等樹木較多、空氣新鮮的地方，道路宜平坦，遇下坡可改成一般行走，以避免跌倒或扭傷。在冬天應注意保暖，所穿鞋襪應以舒適、合腳為宜。

在日本，人們常在洗足後，進行走路健身，此時的步伐比平常走路的步伐至少要大10公分以上，即步伐要大而輕。一步的平均距離為70～80公分，慢步時一步平均不到60公分，快走時一步距離為90公分左右為最佳。最好快到有點輕微的呼吸急促。一般慢行時每分鐘60～70步，每小時走3公里：中速行走時每分鐘80～90步，每小時約走5公里：快速行走時每分鐘約100～120步，每小時行走約6公里，每分鐘100步以上，心律可達100次/分。標準須因人而異，不是越快越好。可用以治療體弱等。

無論採用哪種方法，都要注意動作要領，若在室內鍛鍊，一定要在空氣清新、通風良好的地方。鍛鍊時，不能急行或感到氣急，不可進行競爭式鍛鍊，運動量也不宜過大。

5. 赤腳踏河石健足

選河石幾十顆，細砂一小盆，將河石與細砂裝一布袋中，密縫封口，平放地上，赤腳踩踏其上，尋找病理反射區進行踩按。有一位農民曾用此法治癒過白內障。每天至少踩按2小時。

6. 蹬椅腿橫欄

取坐位，前放一張木椅，用雙腳蹬木椅橫欄以刺激腳部穴位，此法適於治療胃腸道疾病、泌尿系統疾病。每次至少蹬按30分鐘。

7. 踩竹竿鍛鍊法

取1公尺長、直徑3公分以上的粗竹竿1根，平放地上，赤腳踩踏

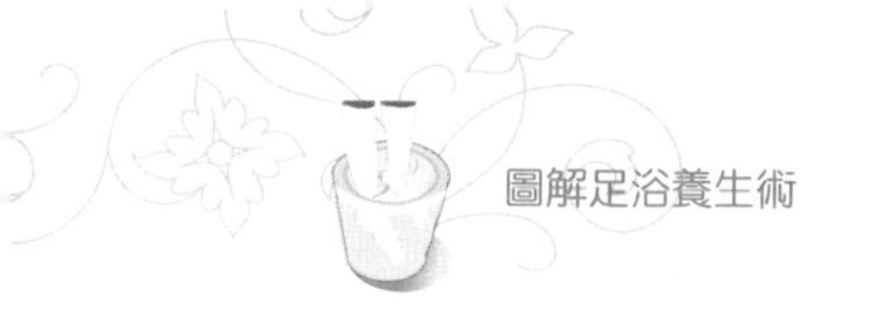

竹竿刺激腳部的病理反射區半小時。此法適於治療腸道疾病和呼吸道疾病，是一種廣泛受到歡迎的方法。

8. 踩玻璃球按摩

取兒童玩耍用的玻璃球5顆，身體站立走動，不斷踩壓腳部有關病理反射區，持續約半小時，有較好的保健效果。

六、香足，足部爽身法

（一）足病是腳臭的來源

一般來說，足的氣味有兩種，一種是生理性的，一種是病理性的。生理性的足臭可以藉由清潔來消除，而病理性的則必須透過治療，所以有人說：「足病是腳臭的來源。」

「足病不除，百病何治」、「治腳則百病除，不治腳則百病生」，因此平時要注意腳部的保養，有病早治，無病早防，這樣才不會產生腳病，也不會因腳病而導致許多全身性的疾病。因為腳無時無刻都有排泄物排出，需要經常洗腳及鞋襪，保持局部清潔，達到消炎滅菌的作用。有腳癬等腳部傳染病的人應用開水燙洗鞋襪。

此外，用溫水洗腳不僅可以促進局部血液循環，還可以讓大腦處於一種放鬆但活躍的狀態，容易靈光一閃，有資料證明許多科學家與詩人在思考問題或進行創作時，就是靠泡在溫水裡而得到靈感的。

愛出腳汗者的鞋內常是潮濕的，如果不保持鞋襪的乾燥，夏天易患腳癬，冬天易患凍瘡；這些人常是腳臭患者。因此，這些人可以在鞋內放上防腳汗鞋墊；或者在鞋子裡灑上鞋粉；或在每天晚上時，往鞋裡放一袋生石灰以吸濕，亦可採用香湯淋浴法來消除異味。

（二）足香浴——一種自古流傳的香足法

香湯沐浴在中國歷史上很早就出現了，有古「浴」詩為證：「自試香湯更怕深」、「濯罷蘭湯雪欲飄」。

古時的香湯是採用具芳香性的中藥煎製而成的。用香樟樹刨花煎的湯洗浴，可治關節炎；用槿樹枝葉煎的湯洗浴，可治皮膚病和脂溢性脫髮。

現在市面上隨處可買得到芳香浴劑，只要在浴盆中滴上幾滴，即可增加皮膚的光潤度。現代社會中，根據生活的需要以及環境的要求，可採用下列一些足香浴法：

1. 足香浴法

香附、廣椿、百菖蒲、白芷、砂仁均是芳香撲鼻的中藥，可以透過煎煮洗浴，使你的足散發出陣陣清香。

2. 奶浴

以前流傳富貴人家的婦女用鮮奶沐浴以保養肌膚的說法，這不是沒有根據的。據美容專家研究，用四到五倍的水將牛奶稀釋，塗抹在足部肌膚上，然後用水沖洗乾淨，可使皮膚增加光澤。

如果將牛奶、蜂蜜、西瓜汁、小蘇打、精鹽按一定比例倒入浴水中，然後在其中浸潤全身肌膚15分鐘，再用清水沖洗乾淨，更能使肌膚晶瑩剔透，顏色潔白如象牙，柔滑如羊脂。此種沐浴方法雖較昂貴，但世界各國許多女士卻樂於採用。

3. 玫瑰油浴

取乾玫瑰半兩（鮮玫瑰花一兩），麻油一碗。將玫瑰花放入麻油中煮約10分鐘，待冷卻後用瓶子貯存。每次沐浴取2茶匙放入浴水中。經常用此法沐浴，除能使皮膚潤滑外，還能收縮毛孔，使肌膚細緻並減少過敏。

此外，薑奶浴、參石浴、麥片浴、海藻浴，對肌膚都有不同的美容與保養作用，也是人們常用的足浴美足之法。

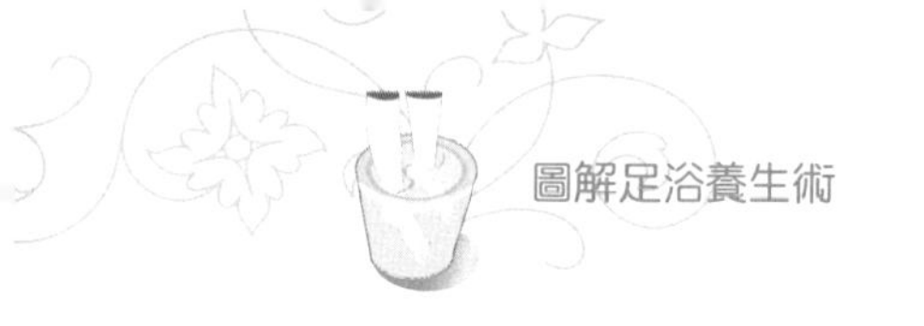

七、你的腳其實可以很美

（一）關心你的腳

無論你是一個白領職員、還是一個戶外工作者，擁有一雙健康而美麗的腳是十分必要的。如果你每天能多花幾分鐘照顧你的腳，你將會站得更直、走得更好。如果你的腳很痛，你臉上便會隱隱透露出相應的情緒，是無法完全掩飾的。這就要求你時刻關注你的腳。例如洗澡時，用刷子清理腳趾、用絲瓜布刷洗腳踝及關節，並用肥皂或沐浴乳清潔腳趾間隙。每次擦乾雙腳時，記得用毛巾擦乾腳周圍的表皮，因為潮濕的環境容易滋生細菌。另外，用乳液按摩腳可去除死皮，防止胼胝。接著還需要塗上止汗粉膏。這一切都是不可或缺的。

（二）一般保養

1. 當感覺雙腿非常疲累時，可用冷熱水交替敷腳，先熱後冷，而後擦乾，再塗上古龍水。
2. 襪子一定要比你的腳大半號，以便讓腳趾有足夠的活動空間。
3. 如果你的腳，特別是大腳趾感覺紅腫時，務必立刻檢查你的鞋子大小。因為腳的尺寸（長及寬）會隨年紀而改變，因此有任何不適時，應立刻停止穿著。
4. 若腳出現雞眼，胼胝或拇囊炎腫現象，應馬上找醫生做專業治療。自己處理是不智之舉，因為這可能延誤就診良機。
5. 保持雙腳清潔和乾燥。如果你的腳多汗，可以使用玉米粉。要經常修剪趾甲。對糖尿病患者或血液循環不佳的婦女來說，這一點極為重要。

6. 有規律地按摩雙腳，在站立和步行一天以後，雙腳肌肉會非常疲勞。輕輕地按摩雙腳會使肌肉放鬆並消除韌帶的緊張。
7. 避免雙腳過於乾燥。如果你的雙腳容易乾燥，應該塗一點凡士林或乳液，使雙腳的皮膚得到潤滑；但是不要在各腳趾之間塗凡士林和乳液。
8. 為防止腳趾變硬及避免趾甲生進肉內，可用專用的藥膏擦抹並靜置一夜。

（三）鞋的選擇

穿的鞋子不合腳不但影響外觀，也會影響情緒。猶如一雙無法與整體打扮搭配的皮鞋會把一套美麗的時裝破壞得體無完膚，不合腳的鞋子，更會大大影響儀態。所以，購買新鞋時，一定要試了舒服才買，千萬別為了貪好看或便宜，而購買了過大或過小的鞋子，把自己的腳糟蹋了，要知道，腳痛時走路一跛一跛的，怎麼可能會好看呢！有研究指出，鞋跟的高度最理想是一寸半，且是真皮製，人造皮製的鞋子不透氣，容易讓腳染上皮膚炎。鞋也不能買得太緊，雖然會越穿越鬆，卻不可為此原因買較緊的新鞋。特別是在家時，最好穿透氣的拖鞋，讓雙腳有透氣的機會。

下列這些建議會使你的雙腳保持良好的形狀而且不會疼痛：

1. 購買合腳的鞋子。因為經過一天的站立、行走或是坐著不動，大多數人的雙腳在傍晚時都會有點腫脹，也就是說，在早上穿起來合適的鞋子，到了晚上可能就會感到不舒服。因此買鞋時應當選在傍晚以後的時間，且左右腳都應試穿鞋子，因為你的兩隻腳也許不是一樣的大小。此外，不要購買會傷害雙腳的鞋子——試穿時不要心存希望，以為穿久後就會把它撐大。也要避免穿用合成材料製成的鞋子，因為這種材質不透氣，會使你的腳引起感染。穿鞋子站立時，鞋尖離腳的大拇趾應有一指的空隙，以使各腳趾有充分的活動空間，並能防止導致拇囊炎的壓力。在一般情況下，慢跑鞋是

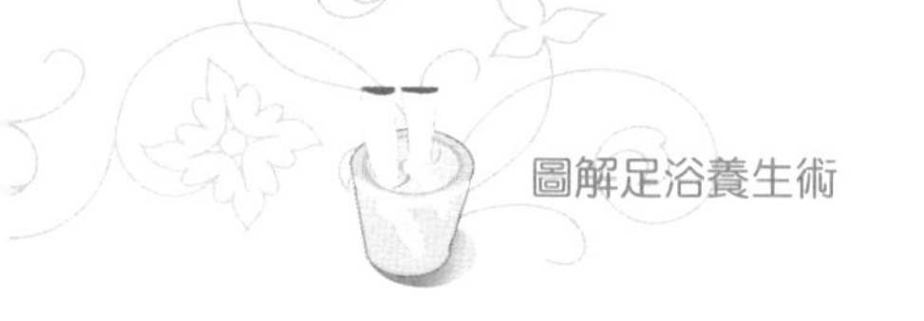

最佳的穿著舒適的步行鞋。

2. 盡可能不要穿高跟鞋。高跟鞋會對蹠球施以很大的壓力。這種壓力會導致胼胝形成，削弱足弓的抗震能力，並產生槌狀趾。

3. 注意鞋的材質，以求對足弓有支持作用。不要全天穿著鞋子，更不要選擇又厚又硬的鞋底。這種鞋底不僅妨礙腳在走路時從腳跟向腳尖的依次滾動著地，還會導致骨盆和脊椎的負荷失當。要盡可能地多在不平的路上赤足行走，並在家中赤足踱步。

4. 要穿有益健康的便鞋。便鞋可以對腳產生按摩的作用，並且可以使腳在行走時以向前滾動的方式正確著地。其構造應該能使腳趾在每次邁步時都能有一個抓地的動作，這樣可使疲勞的腳部和腿部肌肉得到充分活動。穿便鞋時請不要穿著長統襪。

（四）洗腳前的保健操

洗腳前的保健操有兩個目的，一是為了伸展肌肉，以增加足浴效果；二是讓全身得到放鬆，使全身得到調節。

1. 坐在椅子上，雙腳著地，腳趾延伸，此時你應該能夠感覺到你的腳上半部來自腳趾的延伸力。接著將腳朝內彎，同樣會牽動腳外側的肌肉。此時再將腳趾盡量往上朝腿方向拉引。重複10次。
2. 為了拉伸外側的肌肉，將腳趾及腳向外。用大腳趾畫個大圓，順、反時針方向各做20次。
3. 雙腳交叉，位在上方的那一隻腳順時針旋轉20圈，再逆時針旋轉20圈，然後換腳。
4. 把腳放在網球上，來回滑動，每隻腳各做20回。
5. 用腳尖站立，數5下後，再放下腳跟，重複10次。

（五）給腳一副與眾不同的「面孔」

如果你覺得自己的腳長得並不美，可以在初夏的時候修修腳。

方法很簡單，先把雙腳在溫水裡浸泡15分鐘，水中略加一點沐浴乳，這樣能把腳泡得更軟。而後用兩手輪流按摩雙腳，達到消痛解乏的效果。接著把表面的死皮輕輕搓掉，再修剪腳趾甲。

選擇一瓶漂亮的指甲油（以玫瑰紅為最佳），先在腳趾甲上塗一層底色後，再塗一層指甲油。

最後穿上一雙舒適、不磨腳的涼鞋，把剛剛修好的雙足展露一番，你會讓所有人都羨慕的。

洗澡時，用濕海綿輕刷膝蓋與腳後跟這兩個部位，接著用沐浴乳在身體容易產生黑色素的部位仔細地按摩和清洗。

洗完澡後，應使用身體專用或足部專用的乳液，充分塗抹膝蓋和腳跟等部位，讓肌膚得到充分的滋潤與保養。如果腳後跟出現乾裂現象，在此告訴你一個小偏方：在肌膚乾裂處塗抹少許的凡士林，再裹上保鮮膜，經過一個晚上後，腳後跟就會變得細嫩而光滑。

第四篇

足浴診病法

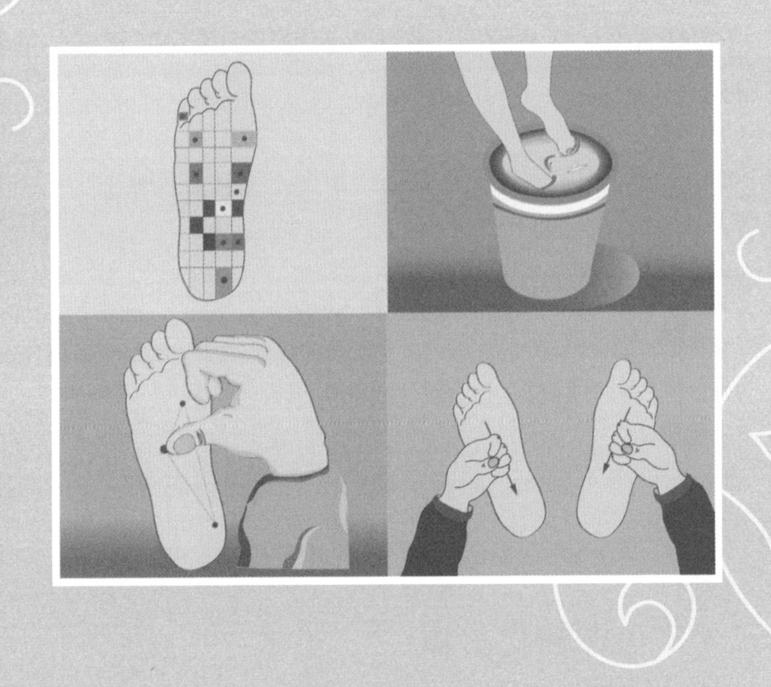

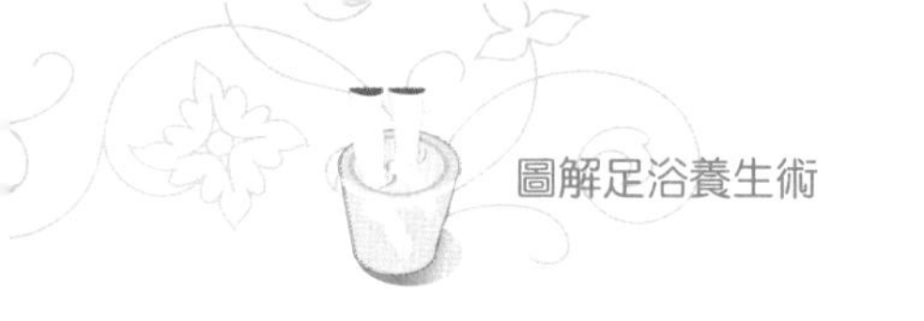

一、感覺自我檢查診病

足部異常包括自我檢查症狀的異常或色澤、形態與外觀上的變化，在對足部進行觸摸時會發現有壓痛點、條索狀物、皮下結節或小硬塊等病理產物，根據不同的症狀和相應部位便可診斷疾病。

1. 發涼

多為陽氣虛、寒邪內侵，輕者引起皮膚、筋膜、肌肉、神經的風濕症，重者產生循環障礙、肌肉萎縮、骨質變形。

2. 麻木

多為氣血虛、營養障礙，輕者為肌腱筋膜炎、脈管炎，重者為中風前兆。

3. 沉重

多為氣滯血瘀，輕者產生腫塊，重者可能是癌症徵兆。

4. 腫脹

輕者為氣鬱，重者為水腫。

5. 跳動

為肌肉痙攣，輕者為神經炎、哮喘，重者為腦瘤、癲癇。

6. 疼痛

輕者為神經、肌肉、脈管炎症，重者為神經傳導阻滯、血瘀、血管硬化、壞死。

二、望色澤變化診療

足部皮膚的色澤變化往往反映了不同的疾病，例如：蒼白者為虛寒症，血病居多；紅赤者為實熱症，炎症居多；黃色者為濕症，脾病居多；黑色者為疼痛、瘀血及腫瘤；青色者為中風先兆或肝風、手足拘攣病。

根據中醫望診理論，我們可以從下列色譯診斷健康狀況：正常的腳掌應為白裡透紅、潤澤。

如腳掌色青，屬肝。多為氣滯、瘀血或外傷、靜脈曲張。

如腳掌色赤，屬心。為多血質體質，發燒時亦可出現。

如腳掌色黃，屬脾。肝炎、濕熱多見。

如腳掌蒼白，屬肺。多見於肺虛的病人。

如腳掌色黑，屬腎。多見於脈管炎，腳掌色黑，起初多為足趾發黑，即足趾之皮膚或深及肌肉的發黑症狀。輕為深紅色，重則為紫黑色，破後成潰瘍，乾者無滲水，濕者滲出污血，疼痛劇烈，奇臭難聞。

除此之外，望診能了解到皮膚的異常狀態有：趾間疣、皸裂、足癬、外傷、雞眼、水泡、燙傷、靜脈瘤、色素沉澱、皮膚發紅、出汗、皮膚剝離、膿瘡、小囊腫、潰瘍、角質化、凹陷、浮腫、瘢痕等，其他還有趾甲變形、變色和皮膚結構的變化等。

在膝與踝之間1/3處的反射區附近有靜脈瘤時，不能按摩；有潰瘍時也不能按摩。

足部的望診非常重要，患者在接受足反射療法治療後，如足部骨骼構造改變、足部皮膚出現病變及發現有黑色素瘤等症狀時，應請專科醫生治療。

三、望足的形態診病

足部的外觀形態與人體的整個系統存在著密切且相互呼應的關係，足部的形態異常往往意味著相應臟腑器官乃至系統的異常，專家研究發現：

1. 足底

足底塌陷者為扁平足；瘦弱者為耳病表現；拇趾關節趾骨突起為頸椎病變；內側緣的骨突畸形、拇趾外側突起為五官科雜症；

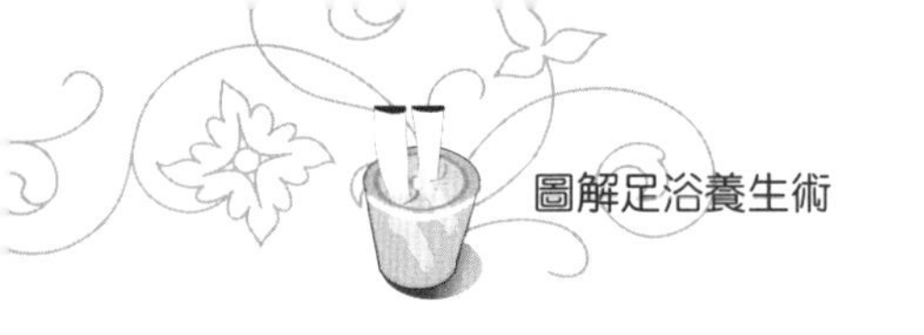

左右拇趾底端並列、高低不平為腦部腫瘤。扁平足對上肢和循環系統有影響，如果將兩足左右分開來看，右扁平足對肝臟和膽囊有影響，左扁平足對心臟有影響。另外，扁平足也常對脊椎造成影響。

2. 足趾

足拇趾偏斜為臟腑失調，腫脹為糖尿病，尖端出現青紫點為腦血管疾病或失眠、神經衰弱。第2、3趾足底浮腫為眼部病變，右足第2、3趾尖有雞眼為右眼視力障礙。第4趾側蒼白、水腫為高血壓、動脈硬化的病症。第5趾的蹠骨關節出現雞眼為肩部出現損傷。足趾外翻症對頸椎和甲狀腺的反射區有影響。拇指和其他足趾變形，則頭部與牙齒的反射區會有異常。

3. 趾甲

患絲狀菌症或其形狀、組織異常，說明頭部反射區有異常。殘脫為靜脈炎的表現；動搖鬆脫為肝部病症；扣嵌入肉為肝氣鬱滯，有白斑或紅白相間斑點為小兒蟲積；青紫透裂，直貫甲頂為中風先兆；凹凸不平、薄軟、剝脫為營養不良等慢性肝腎疾病。

4. 內外踝

踝骨的損傷或充血與骨盆腔和髖關節的異常有關。楔狀骨受損可影響其功能。

5. 足脊

足踝部水腫為腎炎，隆起為泌尿系統結石，凹陷多見於肝硬化、肝癌，內踝出現紫斑點，可見於痛經及子宮疾病。

四、壓痛，氣血不通的徵兆

壓痛，是最重要的異常現象，其次是腫脹、抵抗感或觸摸到條狀物等。另外，如發現足部皮膚發涼，應考慮是否有潛在性的其他疾病。

疼痛表現在足部有兩種：一是患者本身感覺到某部位的痛疼；

二是透過穴位檢查發現到的穴位壓痛資訊。一側壓痛是經絡失衡的外在反映，屬於病理信號表現，而兩側壓痛是屬於患者敏感的表示。

另外，在觀察疼痛時還要注意一些穴位無痛信號：首先是視察穴位處皮膚變異，如：膚色、皮膚粗糙和脫皮等症狀。對無痛資訊反應的檢查要求很高，它全憑檢查者的「手感」發現穴位資訊，如肌張力的改變是增強還是降低、是否出現凹陷、穴位陽性反應物的形態、結節、索條等。

我們知道，足部壓痛診法就是透過足部壓痛、小丘疹、小硬塊來判斷內臟病變的情形，因為內臟疾病可以反射在雙足皮下的許多神經末梢，並與器官和腺體相關聯，透過在足部按摩而使各個器官功能正常化，即「有諸內，必行諸外」。

在健康情況下，對足部進行觸診不會引起疼痛。當人體內臟患病時，相應的足部反射區除出現壓痛外，還會出現丘疹、硬塊等病理產物，這種硬塊稱為積滯物，這些積滯物的產生，有許多原因，大大小小的這類堆積物在血液循環不良的情況下，很自然地就會在與其相關聯的器官或組織出現不同程度的功能障礙，即器官、組織與其相應的反射區間，是相互通達的一個統一的整體，按摩反射區後，與反射區相應的器官、組織之間，就會有良好的血液循環，幫助消除毒素。按摩過程就是身體淨化的過程，它使毒素和累積的廢物釋放，並引流到血液中去，由腎和汗腺代謝排出。故改善血液循環，刺激神經末梢，使神經和內分泌充分發揮自我調節作用，是此療法的重要機理。正是由於人體的整體統一性，所以在足部診壓時常會出現沿著腳的神經反射路線傳播的情況，例如右腳患有腳掌性疾病，會導致左腳踝產生病理改變，進而反射到右膝→左側腰部結腸部（產生便祕等）→右側肝部→左下胸部→右上胸部→右肩→右咽喉（導致扁桃腺炎症等）→左側腦髓（導致左側偏頭痛等），這些都是診查時所需注意者。

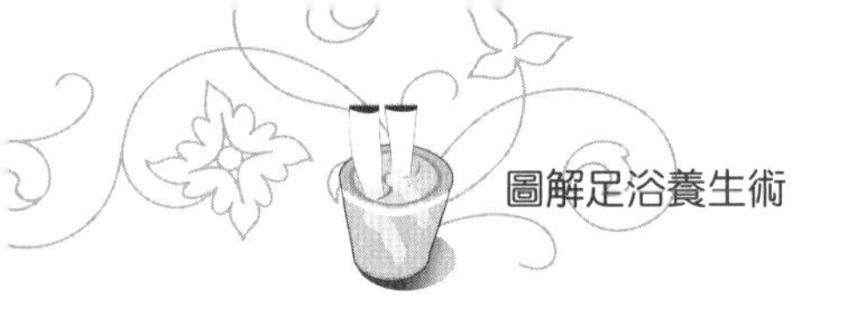

點壓足部診斷疾病時，可用塑膠棍自製一檢查棒，尖端如原子筆尖端即可。用此尖端輕扎以探測一下病理反射區，如患者有針刺樣的疼痛感，即是病理穴點，即可在此著力按摩。被按摩者姿勢採取臥位，躺下後腳趾朝上，「由上向下」即指從腳趾向腳面方向，也指從腳背、腳掌向腳跟方向和從腳跟向小腿方向。總之，多數穴位是由腳趾向心臟方向按摩（個別穴位也有橫按和由下向上按、點壓等方式）。所有穴位按摩完後，最好再從腳踝部向上推按小腿幾分鐘，使患者小腿產生熱感，可以根據色澤明確診斷。點壓足部診斷疾病的常見穴位有：

1. 消炎穴

〔位置〕：足底後緣中點直上1寸。

〔壓痛表示可能患的疾病〕：感冒、頭痛、上頜竇炎、鼻炎。

點按此穴的療效：消炎、鎮痛、抗感染。

2. 升壓穴

〔位置〕：內踝與外踝連線中點的足底部。

〔壓痛表示可能患的疾病〕：失眠多夢、頭痛、頭昏、癔病、低血壓、休克、昏迷。

〔點按此穴的療效〕：鎮靜安神、益氣升壓、抗休克。

3. 解痙穴

〔位置〕：湧泉穴內旁開1寸。

〔壓痛表示可能患的疾病〕：胃腸炎、胃痙攣等。

〔點按此穴的療效〕：消炎、解痙。

4. 過敏穴

〔位置〕：湧泉穴外旁開2寸。

〔壓痛表示可能患的疾病〕：肩周炎、蕁麻疹。

〔點按此穴的療效〕：消炎鎮痛、抗過敏。

5. 降壓穴

〔位置〕：雙足底拇趾近側趾骨處。

〔壓痛表示可能患的疾病〕：高血壓、低血壓、頸椎病。

〔點按此穴的療效〕：調節血壓、擴張血管、抗骨質增生。

6. 風濕穴

〔位置〕：雙足底外緣，呈帶狀區。

〔壓痛表示可能患的疾病〕：股部外傷、風濕病、坐骨神經痛。

〔點按此穴的療效〕：活血鎮痛，消腫抗風濕。

7. 鎮痛穴

〔位置〕：雙足內、外踝下方。

〔壓痛表示可能患的疾病〕：關節炎、外傷、坐骨神經痛。

〔點按此穴的療效〕：消腫鎮痛、祛風濕。

8. 股部反射區

〔位置〕：雙足底外緣。

〔壓痛表示可能患的疾病〕：風濕痛、股部外傷、坐骨神經痛。

〔點按此穴的療效〕：消腫止痛、抗風濕。

9. 生殖區

〔位置〕：雙足跟骨內側，踝骨下方。

〔壓痛表示可能患的疾病〕：前列腺肥大、炎症、子宮頸炎、子宮脫垂、痛經、肌瘤。

〔點按此穴的療效〕：抗炎、消腫、鎮痛、利尿、調經、治肌瘤。

10. 壯陽穴

〔位置〕：雙足底跟骨中央。

〔壓痛表示可能患的疾病〕：性功能低下、痛經、經閉、月經不調、不育。

〔點按此穴的療效〕：補腎、滋陰、壯陽、調經、促生育、

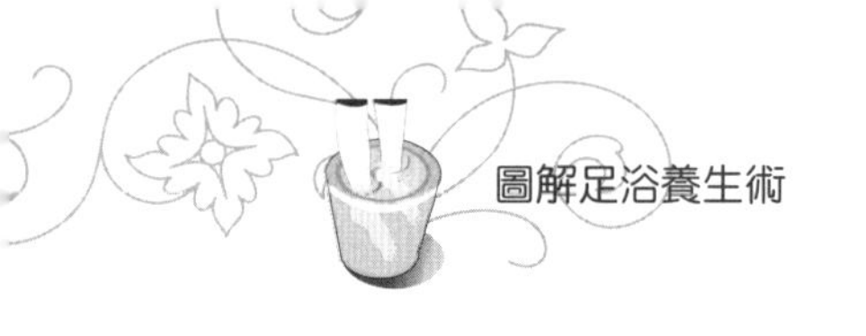

助受孕。

11. **理腸穴**

〔**位置**〕：雙足底中央。

〔**壓痛表示可能患的疾病**〕：結腸炎、腹痛、腹瀉、便祕。

〔**點按此穴的療效**〕：抗炎鎮痛，調整腸功能。

總之，在點壓足部診療區時，如患者說痛或有痛的表情、或將足縮回、扭動身體、手掌及全身出汗等反應時，都說明病變炎症過重，指力應減輕一些。如果患者覺得局部有瘙癢感，說明用力過弱，需適當增強指力。這裡需要指出，給予患者過量的刺激（超越患者所能承受刺激的限度）並不好，應以患者所能耐受的最大指力為佳，如此既能診查疾病，又不至於增加病人的痛苦。

五、腳小乾坤大，一足察上下

眾所周知，足部穴位壓痛點是一種病理反應。由於它容易受到物理壓迫、牽引及曲折等作用的影響，引起生理性障礙而成為壓痛點，所以常在足浴前藉由足部壓痛來確診人體及全身的疾病。

（一）從各種疼痛診斷疾病

1. 皮膚痛：患者主訴有疼痛症狀，並能指出那裡最明顯。一般說來其疼痛範圍較大，多由肌肉纖維組織炎、關節炎或外傷性疾病所引起。
2. 動痛點：患者常主訴其疼痛或不適是在做某動作或姿勢時，其疼痛最明顯。這種「動痛點」多由軟組織損傷所引起。
3. 穴位壓痛：患者沒有主訴疼痛，在檢查穴位時才發現存在著客觀壓痛反應。這種穴位壓痛反應就是內臟病變引起的體表「穴位病理資訊」反應，也是穴位診斷的主要依據。

4. 壓痛並伴梭狀形粗條索陽性反應物的出現，表示為急性病。
5. 壓痛並伴扁圓形和細條索陽性反應物的出現，表示為慢性病。
6. 壓痛並伴穴位處肌張力增強，如關元穴表示「元氣足」，體質好；肌張力低，則表示「元氣不足」體質弱等。
7. 在同一個穴位上出現不同形狀的反應物時，是表示著不同的疾病。在足部不同的反射區中，用力點壓其疼痛明顯者，說明相應的臟器具有炎症。例如上肢的間接反射區在兩足的第五蹠骨的外側。足掌跟部是骨盆腔的反射區，由於該處結締組織非常堅厚，按摩效果多不明顯，故一般不在該處進行治療，而在足跟和踝部之間進行充分的治療。我們還知道，扁桃腺的反射區在足的小趾、第四趾的掌面、大足趾的背面和第二趾側面的根部。除對這些地方要好好地按揉外，還要診壓頸、上部淋巴腺的反射區。上部淋巴腺反射區所處的位置很難給予刺激，因此可用捏的辦法進行診斷。
8. 在診斷疾病過程中，要留意如下情況：

（1）小刺激大反應：這種人對疼痛很敏感，其表現是很多穴位出現壓痛反應。在這種情況下，須認真比較其壓痛程度，判斷出最明顯處，以診斷主病。

（2）大刺激小反應：這種受檢者對疾病不敏感，其表現是出現反應的數量少，程度輕，這種情況以全身而言，可適當降低反應程度，也是以最明顯的穴位診斷主病，因此不影響診斷。

9. 在診壓疾病的過程中，還應注意：

（1）用食指指腹輕輕觸壓，觀察患者肌張力的高低。

（2）用指腹沿經絡線輕輕滑動，便於發現表層的「陽性反應物」。

（3）較滑動法用力稍重，便於發現皮下組織的「陽性反應

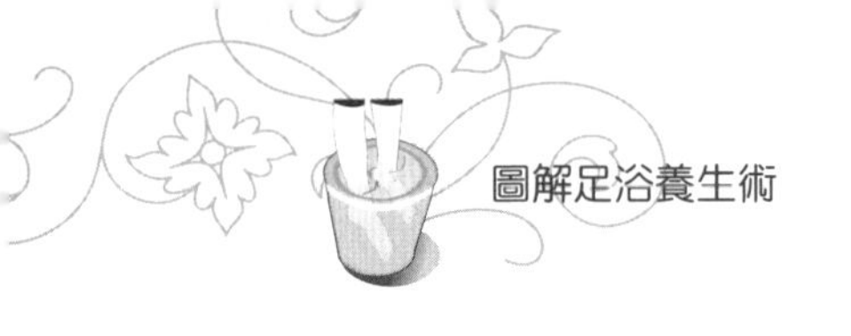

物」。

（4）以拇指側腹沿經絡觸壓滑動，適用於胸、背部、腰部和郄穴的檢查。

10. 足部診壓時還可以結合局部溫度進行判斷，例如頭部的皮膚溫度為33℃、軀幹為32℃、手為30℃、足為27℃。四肢末梢的皮膚溫度最低，越近軀幹，皮膚溫度越高。當足部溫度低時表示有寒症，而足部溫度高時，則表示有熱症。另外，穴位溫度的溫差是由穴位病理狀態決定的，當穴位處於「潛」態時溫度正常，處於「濕」態時，穴位的溫度就會發生變化，根據「病邪」侵入身體的程度，溫差又有所區別。

穴位溫度與皮膚溫度是不一樣的，因為經絡是內臟的反映區，而穴位則是「疾病的反映點」。穴位是通向身體內的門戶，穴位的溫差信號才會反映內臟病變。這是由生物特性決定的。

在正常情況下，生物特性是穴位溫度高於皮膚溫度，採用傳統的取穴位。穴溫代表內臟，而皮溫代表局部血液循環，透過這一點，我們就可以了解體內陰陽氣血的變化情況。

（二）從各種腳姿診斷疾病

1. 健康腳姿

健康人伏臥時，兩腳尖向內側傾，兩腳大小差別不大。走路時，兩足持重一致，跨度相等，方向朝正前方，舉足時先提足跟，落地時足跟先著地，兩腳平正，不歪不斜。仰臥時，兩腳尖向外，呈60°角分開；腳尖直立時，能從垂直向上位進一步向軀幹方向接近10餘度。

2. 腳尖左向姿

伏臥時，雙足尖向左傾斜者，是心臟有病的現象，且為左心有病，有時為左腿有病。左腿有病的人面色發紅。

3. 腳尖右向姿

伏臥時，雙足尖向右側傾斜者，說明右側腎臟有病或心臟功能不好，頸部也易患淋巴結核。這種人面部色澤常顯灰暗。

4. **雙足長度差別過大**

雙足長度不一，一長一短懸殊過大者，易反覆感冒，或患有胃病，女性則易行經時發生痛經。

5. **腳踝運轉困難**

腳踝的粗細不一，甚至腳踝向內、向外轉動時不靈活者，易患腎病。如左腳踝轉動不靈活，有可能左側腎臟不好；若是右腳踝轉動不靈活，有可能右側腎臟不好。

6. **單腳外轉型**

仰臥時，只有一隻腳向外側傾，這種人同側的腋下淋巴腺易患腫脹。

7. **合掌法**

仰臥時，將兩足心對稱合攏，腳足尖對足尖，足跟對足跟，掌心合攏。

國外學者認為，不能合攏的婦女，易患子宮肌瘤、子宮癌、痛經、子宮轉位、難產、不孕、性功能減退及其他子宮、卵巢、輸卵管疾病。

8. **屈膝直立平放足**

有的人喜歡採取仰臥、屈膝，並將腳掌平放在床上的姿勢睡覺，這時床的平面與大、小腿成三角形，這種人可能患有消化系統疾病。

（三）從腳的溫度診斷疾病

正常腳的溫度應略低於體溫（足趾尖的皮膚溫度只有25度），而疾病會使腳的溫度發生變化，因此醫家常利用觸摸足溫的辦法察知疾病。如觸之發燙，多為外感引起，說明病人可能正在發高燒。煩熱甚至雙足如焚，多為陰虛內熱或陰虛火旺（如肺結核等）。若

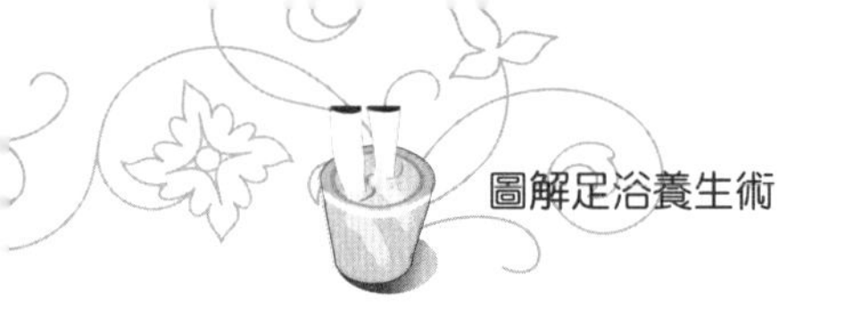

雙足冷如水，多見於嚴冬而足部受寒、心臟功能差而血液循環不良者及垂危病人。若久病臥床，雙足冷如水，而足背動脈（中醫稱為趺陽脈）突然摸不到，此為垂死徵象，應積極搶救。

（四）從腳趾甲的外觀診斷疾病

趾甲的生長受到內外因素的影響。一般來說，新生兒的趾甲比青壯年人長得慢，到老年時生長速度又再次變慢，而老年男性又比老年女性的趾甲長得慢。婦女在月經來潮前幾天和孕期時，趾甲生長速度會加快。一般來說，身體強壯、營養充足的人，趾甲長得比體弱多病者快。人在夏秋季節比冬春季節趾甲長得快些。健康人的趾甲呈粉紅色，表面平滑，有光澤，呈半透明狀，甲根有半月形的甲弧，在陽光照耀下，能閃耀光澤。正常的指甲厚0.03公分，寬1～1.7公分，趾甲則要比指甲厚些寬些。

趾甲蒼白可能表示有貧血，趾甲灰白則可能有甲癬，半紅半白可能有腎病。心血管病人的趾甲常呈青色、黃甲可見於腎病綜合症、甲狀腺機能減退、黃疸型肝炎等。紫甲往往是心肺有病的徵象。藍甲與黑甲多為甲溝炎或服用了某些藥物所造成。

趾甲橫貫白色線條時，務必警惕砷、鉛中毒、糙皮病或慢性腎病。

趾甲呈湯匙狀，醫學上稱為「結核指（趾）甲」。這種人易患結核病，也見於鉤蟲病、甲狀腺機能亢進、甲癬等疾患。

趾甲增厚，可能罹患肺病、心病、銀屑病、痲風、梅毒、外因性瘀血等症。

有些中醫能夠從趾甲上的一些血色彩條，診斷骨竇炎、慢性膽囊炎和頸椎肥大等，準確率相當高，可見從趾甲診病有一定的研究價值和參考價值。

趾甲能夠診斷疾病，趾甲也能產生疾病。因此在平時必須經常清洗趾甲，修剪趾甲。修剪時趾甲應留出1～2公釐，如此既可避免趾甲縫裡藏垢，又可保護足趾皮膚。

（五）從鞋底的變化特徵診斷疾病

1. 足尖內側鞋底磨損明顯者，多有肝脾等消化系統疾病，消化功能較差，如慢性胃腸炎、潰瘍、肝病、痔瘡、便血等，這種人自信心差、心情憂鬱，性格多屬內向。
2. 足尖外側鞋底磨損明顯者，多有心臟功能方面的毛病。一般來說，左小趾側鞋底明顯磨損者，說明左心室有病；右小趾側鞋底磨損明顯者，說明右側心室有病。
3. 腳跟內側鞋底明顯磨損者，多為輸尿管和膀胱有病。
4. 腳跟外側鞋底有明顯磨損者，多為腎臟疾患。

（六）從按摩後的效果診斷疾病

1. 腳踝部出現腫脹：這是一種正常反應，特別是對有淋巴循環障礙的病人來說，更是如此。
2. 曲張的靜脈突然間腫得更明顯：這是因靜脈內的血流增加所致，是個好現象。
3. 腳部出現傷口：這是因腿部的血液循環較差，有必要找個出口的傾向之故。這種反應是完全正常的，表示有毒物質不能在體內被破壞和消除，便採用此種方式排出體外。
4. 排尿量增加，小便變黃且臭，有時還出現絮狀物質。腎臟病嚴重的患者，在短時間內還可能出現黑色或紅色尿液，這說明身體代謝增強，將有毒物質排出體外。
5. 有些背痛的人，會感到背部更痛，但過1天後，疼痛會大減，這是由於按摩後血液流暢、經絡得到疏通的一種現象。

第五篇

足浴調節法

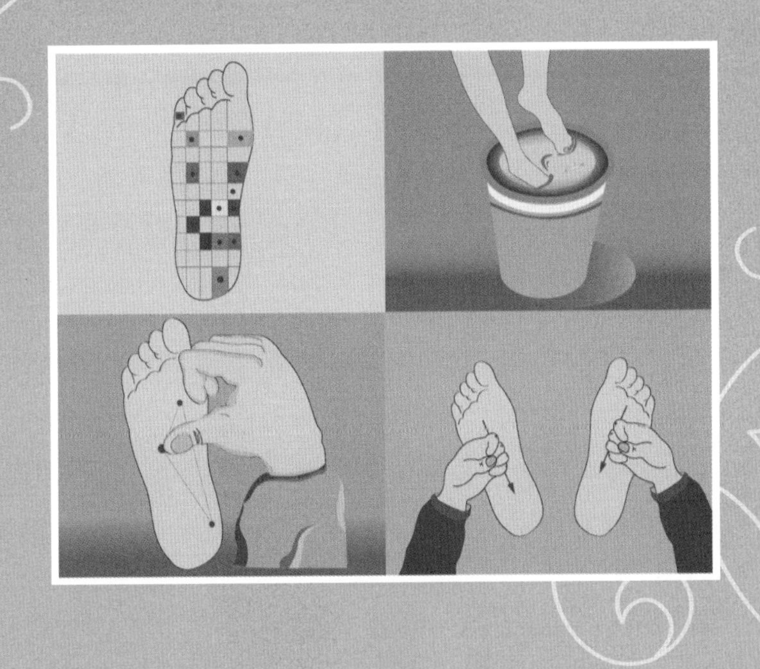

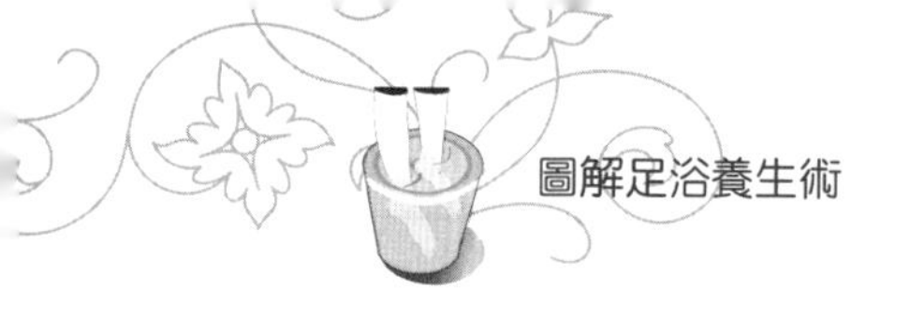

一、寒熱溫涼皆可足浴

涼水即清潔的冷水，足浴時以涼水為介質，有清熱作用；溫水即不涼不熱的水，足浴時以溫水為介質，有配合治療腹痛、手足厥冷等病症的作用；熱水即溫度較高的水，足浴時以熱水為介質，有發汗、止痙等作用。

（一）足部暖熱浴療法

39℃～50℃，稱為熱水足浴，37℃～39℃稱為暖水足浴。

1. 熱水浴

第一種做法是將熱水倒入浴池或浴盆內，測量水溫，根據患者的承受力和病情需要，一般沐浴30～40分鐘即可，也可每沐浴8～10分鐘，起身離開3～5分鐘，再繼續進行。

第二種做法是取熱水注入浴池或浴盆中，根據患者的承受力和病情的需要，使水溫保持在40℃～50℃左右。熱水浴時間一般為30～40分鐘，也可以每浴10分鐘，起身離開3～5分鐘，再進行沐浴。沐浴後務必將身體擦乾，待無汗時再穿衣服，而後休息15分鐘。

熱水浴能擴張血管，促進血液循環，增強新陳代謝，具有消炎、鎮痛、止癢等作用，中醫認為，本療法有疏通經脈、溫運氣血、扶正祛邪等功能。

2. 溫水浴

溫水浴乃相對冷水和熱水而言，使水溫保持在35℃左右，在盛夏時節，可直接在湖泊、江河或池塘內沐浴。溫水浴時間可在40～60分鐘，浴後晾乾或擦乾身體後，即可穿上衣服，休息20分鐘左右。

3. 冷水浴

洗足是件很愜意的事，在炎熱的夏天，冷水洗足可以令你涼快清爽，又有益皮膚，可使皮膚保持緊繃狀態，從而增加皮膚張力，並能提高皮膚的抗病機能。但一旦到了冬季，年紀40歲以上者就要留心，以免影響心臟。冷水浸泡皮膚時，皮下微血管收縮，身體會感到一陣寒意，部分血液就趁此時流回內臟各器官，冷意過後，血管反射性擴張，血液又從內臟器官循環回到皮下血管，這時皮膚反而會感到溫暖，這種交替的循環不斷，能令身體的血液循環活動加強，促進新陳代謝、增加胃腸的蠕動能力、幫助增強皮下組織的養分供應及皮脂腺分泌，令皮膚健康而有彈性，從外觀看來，皮膚會緊實而年輕得多。此外，冷水浴還能減輕由於免疫力下降而引起的氣管炎等疾病和併發症。

將冷水浴運用得最廣泛、最富有經驗的是藏族和壯族等少數民族，冷水浴是回族人民必不可少的生活習慣，千百年來，對回族人民無論在延年益壽，還是防病治病中，都發揮重要作用，其多用於精神病防治，首先是持續為失去生活自理能力的精神病患者洗澡，維持患者的身體衛生，並使其心理得到安撫，此外，透過以熱或涼水刺激頭部、全身皮膚，對神經可產生調節作用，也符合中醫熱能祛寒，寒能退熱的觀點。涼水足浴適用於熱偏盛之瘋病，「熱盛臉眼紅，不眠亂打人，多動少安靜，脈數舌尖紅，涼水大小淨」。中醫診斷狂症或西醫以興奮為主的各類精神病，如躁動、失眠等疾患若常用涼水淋浴，多會收到良好效果。

用塑膠桶裝冷水（15℃左右），底部先鑿約一手指粗的孔洞，用軟木塞住，置於患者膝蓋以上處，室溫保持20℃左右，脫去全身衣服，抽開底軟木塞，水從高處流下，手不斷搓擦全身，洗去污垢，水流完即結束，一日一次，五次為一療程，也可作為預防復發的一個長期輔助療法。另一種方法是，將冷水倒入大木桶或浴池中，浴足時間一般在10分鐘左右，但要根據病人體質或病情而定，如水過冷則2～3分鐘即可，時間不宜過長。務必在沐浴後用乾毛巾

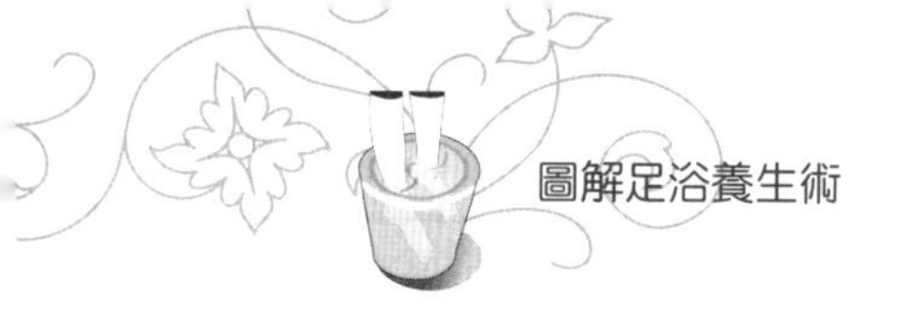

擦乾身體，穿好衣服。

冷水浴能興奮神經、刺激心血管功能、強壯體質、提高對外界環境的適應能力。中醫認為，本療法能緊固皮膚腠理，增強禦邪祛病能力。

冷水洗腳可以擴張四肢的靜脈，不僅能預防感冒和各種疾病，而且能透過對血管的刺激，預防或延緩下肢關節的衰老性變化。將冷水浸入盆中及踝骨，作原地踏步狀，然後用力揉搓雙腳，直至腳的皮膚發紅呈現暖感。水深要逐漸提高，水溫要逐漸降低，時間要逐漸延長。

冷水浴的時間可根據個人的體質和病情而定，如水很冷，一般沐浴2～3分鐘即可。由於各地具體情況不同，冷水浴也可以由簡單到複雜，例如取乾淨的井水、湖水、江河或池塘水，倒入木桶或浴池內浴身，或直接到江河、湖泊中去沐浴。

從中國獨有的民族醫藥保健理論來分析，熱水足浴適於寒偏盛之瘋病，寒偏盛之診斷，據傳曰：「寒盛閉眼睛，面白不願動，痲煩想無長，晝夜要小心，脈細舌淡白，寒盛熱水淋」。以上是民間回醫對寒偏盛之診斷，類似中醫癲症，臨床上我們對這類病症或以淡漠、退縮、焦慮、憂鬱、木僵等精神抑制為主的西醫診斷出的各類精神病常用熱水淋浴。熱水足浴要求水溫應在38℃左右，其他同涼水浴。

（二）足部藥浴療法

足部藥浴療法是將藥物溶解在水中，並利用藥水洗腳這種簡易方式來治療疾病的一種外治方法。

用溫熱藥水浴足可以護養皮膚，防止皮膚老化，美化手足；另一方面可以治療局部病損，如關節炎、足凍瘡等。

足部藥水浴液的配製具有一定的規則，它包括下列兩種做法：

第一種：

（1）根據病情，先選擇藥物，然後加工成藥水，如中草藥煎液、鹽水、蘇打水、硫磺水等。

（2）將藥水稀釋成合適的濃度，並加熱至需要的溫度，一般取水溫為40℃左右。

（3）在藥液中浸泡約15～30分鐘後，用溫清水沖洗，最後用乾毛巾拭乾，穿上衣服，休息15分鐘。

第二種：

（1）將所選的藥劑用水稀釋成合適的濃度後，加熱至需要的溫度，倒入浴盆或浴池內。

（2）浴足的時間一般為15～30分鐘。藥浴完畢後用溫水沖洗。再用乾毛巾擦乾、穿衣。

由於足部藥水浴是藥物治療與物理治療的綜合體，因此在整個沐浴過程中，有水溫刺激、物理刺激、化學刺激、藥物吸收等藥、水的協同作用。藥物經過皮膚黏膜吸收、角質層和表皮深層轉運，其中角質層經水合作用，使藥物易於吸收，直接進入血液循環；另外，藥、水的各種物理、化學因素對皮膚的局部刺激，可以透過經絡系統的調節而產生糾正臟腑功能紊亂、治療疾病的目的。使用足浴治病時需要注意如下幾點：

1. 根據病情選擇不同的藥物。
2. 足浴治療的時間，應根據疾病治療需要，可長可短，一般在10～30分鐘左右，或以手微微出汗為準。
3. 凡使用足浴療法的患者，應在藥浴前用熱水洗淨雙足，以便更好地發揮藥效。

二、足浴，原來有這麼多種

要使足浴達到理想的保健效果，各種特殊足浴液的配製十分重要。根據足浴液的不同，足浴分為以下幾種：

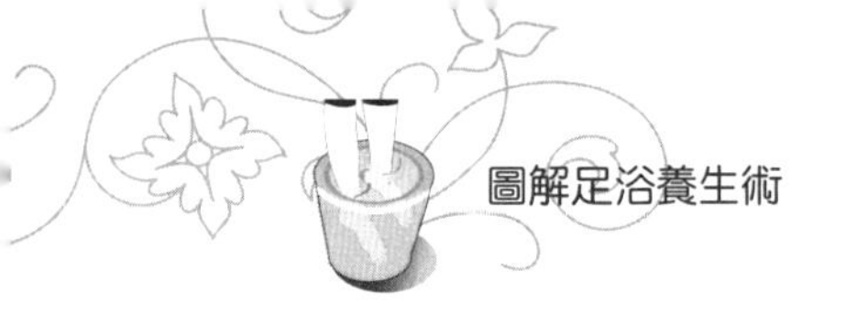

1. 香浴

香浴自古有之。古時的香浴，其浴液是由具芳香性的中藥煎製而成。現在有芳香沐浴劑，在浴盆中滴上幾滴，可以增加足部的經絡循環，並使皮膚更加光潤。

2. 茶浴

茶浴簡便易行，只要在浴盆中沖泡茶水即可，浴後全身散發出茶葉的清香，並具有護膚功效。皮膚乾燥的人，經過茶浴後，足部肌膚即可變得光滑細嫩。

3. 酒浴

酒浴美容法是指每當足浴之前，向浴水裡加入約750克的特效酒，便可使足部肌膚異常暖和，浴後可使皮膚光潔如玉。

足部沐浴用的特效酒是將發酵的酒糟和發酵的米酒混合，再蒸製多次而成的清酒。所謂清酒，即市售的米酒，色淡黃，香醇可口。

酒浴為何能使足部健美呢？我們知道，浴足本身就有促進全身血液循環、清除廢物、增進肌膚新陳代謝的作用。米經過發酵，會生成二百多種有用成分；酒糟中原本即含有大量氨基酸、蛋白質和維生素等營養物質，經發酵，其營養價值又比普通清酒高好幾倍；加之酒精有活血作用，因此可以使人體肌膚滋潤，富有彈性而建美。

4. 菊花蜜浴

把菊花放入鍋中煮開，去渣，加數滴蜂蜜，倒入水中仔細摩抹，叫菊花蜜浴，可使足部熱毒消除，還能降血壓、清利頭目、使皮膚光潔細膩。

5. 玫瑰油浴

用鮮玫瑰花50克（乾玫瑰花半兩）、麻油一碗放入鍋中共煮約10分鐘，冷卻後裝瓶儲存。每次沐浴時取2茶匙放入浴水中。不斷加熱水，讓溫度慢慢地升高至40℃左右。經常用玫瑰油浴，可使足部氣血流貫、皮膚潤滑、毛孔收縮、皮膚細緻並減少過敏。

6. 溫泉浴

溫泉浴具有美容和保健的作用。在身體極度疲勞時，泡溫泉浴可以使皮膚恢復原有彈性；對慢性病人來說，每天泡一次溫泉浴，可使失養的皮膚肌肉恢復原有的生命力，患有骨關節疾病的患者若泡洗溫泉浴，還可以使變形腫脹的關節恢復原有的健康形狀。

7. 鮮花浴

無論是什麼季節都可以在花店買到鮮花，鮮花在家中陳列久了，顏色開始發暗，此時不要把鮮花丟掉，可以用它派上洗浴的用場。在浴盆中放置35℃～36℃的溫水，然後在浴盆中放入一束鮮花，將花瓣揉碎，浸泡在水中，溫水中放些自己喜愛的浴油及香水，然後將你的纖纖細足慢慢沉入水中，你會發現在沐浴中，乾癟的鮮花在水中逐漸變得滋潤而富有光澤了，而你此時的肌膚正像這乾癟的鮮花一樣，正逐漸恢復充滿生機的狀態。

三、形形色色的藥汁浴

藥汁足浴是採用日常中藥煎湯洗足的方法。中藥中的槐花、蘆薈、白芨、白薇、何首烏、玉竹、菊花、金銀花、杜鵑花、夾竹桃葉均有良好的活血去斑效果，這些藥材一方面可以行氣活血，改善皮膚的血液循環狀況，另一方面又可以清熱解毒、殺蟲止癢、改善皮膚的健康狀態，而且這些藥物中所含的大量有機成分更對保養肌膚具有良好效果。具體的操作方法是將以上中藥取2～3味，每味藥取20～30克左右，水煎取汁後將藥渣濾除，將藥汁加水稀釋2倍或置盆中洗腳，塗足部可改善皮膚粗糙、褐雀斑；以鮮汁洗髮可增加頭髮光澤，減少脫髮；以鮮汁加水沐浴，能延緩皮膚衰老，亦治全身性神經痛、風濕病。除了上述一些特定的藥材外，下列幾種常作為基礎的藥浴方得到廣泛運用：

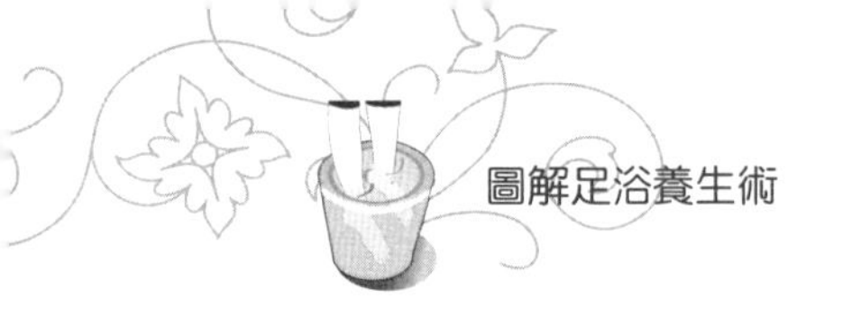

1. 蔥薑汁洗足

蔥薑汁非常潤滑，按摩時使用蔥薑汁，既可保護皮膚免受損傷，又有發散解表的功效，對風寒引起的感冒、頭痛等症，以及因受寒而引起的腹痛等常用之。

2. 燒酒洗足

將較好的燒酒，進行適當加溫後，可塗擦在操作部位上，藉酒的潤滑施行手法，既減少操作時的阻力，又促進局部血液循環。具有活血祛寒、散風除濕、解熱除煩等作用。如無燒酒，可用75%的酒精代替。

3. 爽身粉洗足

有潤滑作用，使用後不易擦破皮膚，一般常可應用。

4. 松花粉洗足

用松花磨成極細的粉末，在按摩時使用，松花粉有吸水、潤滑的作用，夏季手足皮膚容易出汗，用之極宜。

四、你也可以這樣浴足

1. 噴浴

將溫泉水用壓力從遠處噴足，使身體受到衝擊，能形成很好的按摩效果，除消除疼痛外，也可令噴浴部位的皮膚變得柔滑細嫩。

2. 澆浴

是交替地用溫和、普通熱度及熱的溫泉水澆於腳底或踝部的方法，能消除脂肪並改善局部血液循環。

3. 浸浴

水溫一般應保持在35℃～40℃左右，每次足部浸浴20～30分鐘。

4. 淋浴

使用淋浴用的多孔蓮蓬頭從上而下進行足部淋浴，水溫一般在

38℃～42℃左右，每次淋浴15～25分鐘。

5. 點壓沐浴

點壓沐浴是用手拇指、中指或指關節點壓穴位，由輕到重逐漸加壓的一種手法。本法是由按法演變而來，力點小，刺激強。操作時要根據具體情況酌情用力。此法具有開通閉塞、活血止痛、調整臟腑功能的作用。

6. 鹽浴

將適量食鹽放入大盆浴水內，放鬆足部浸泡，淡鹽液可促進血液循環及刺激皮膚，更能消除疲勞，浴後精神舒暢。

7. 放鬆足浴

現代生活身心緊張，應該創造機會使自己得到清靜並放鬆身心。所謂放鬆足浴其實是在洗浴時，保持身心鬆弛的一種足部洗浴。首先要放下身心的負擔，洗時不想工作或家庭中的任何事情。另一方面要製造放鬆的沐浴氛圍，例如在家中放一些舒緩的輕音樂或採用柔和的燈光、在洗足水裡放入自己喜愛的精油、半躺在躺椅上，靠頭處放一個浴枕，悠閒地躺著等。安靜而全身放鬆地浸泡約15分鐘，此時皮膚和身心都將受到全面的調劑，毛孔舒張，皮膚軟化，毛髮潤澤，你會發現它的美容作用是你所想像不到的。

8. 硫磺「泉」浴足

水中主要含硫化氫。當硫的成分接觸到皮膚後即變成硫化鹼，它能溶解角質、軟化皮膚。硫磺泉對疥、癬等皮膚病的寄生蟲類有殺滅作用，能殺蟲止癢。此外，硫磺泉有擴張血管和祛痰止咳的作用，有「祛痰浴水」的美稱。

9. 食鹽「泉」浴足

每升浴液中含有食鹽量在1000mg以上。沐浴時水中的鈉、鈣、鎂等氯化物附著於皮膚上，防止體溫發散，故浴後溫暖感很強。對神經痛、風濕病和婦女的冷感症有很好的療效。

10. 鹼「泉」浴足

每升浴液中含重碳酸鈉1000mg以上。鹼泉有雷同於肥皂的作用，可使皮脂乳化，使皮膚顯得光滑。鹼泉浴後體溫易放散，有清涼感，故有「涼爽浴」的美稱。

11. 礦泉水浴足

礦泉水浴足對健康的人來說，能夠提高皮膚抵抗力、調節神經機能、加速血液循環、促進新陳代謝，使皮膚紅潤、潔白、柔嫩而風采綽約。礦泉水浴的治病範圍相當廣，對於多種皮膚病都有很好的療效，對風濕性關節炎、類風濕性關節炎、坐骨神經痛，心血管、呼吸、消化系統疾病、婦科疾病、單純性肥胖症等疾患也有明顯效果。

五、搓腳心可防百病

傳統養生理論認為，頭熱與腳冷互為因果，腳熱則頭冷，頭冷則腳熱。腳熱不僅可鬆弛肌肉，消除疲勞，而且可以促進血液循環、血脈通暢，並引導血液下行，有助於頭腦冷靜、穩定情緒、養神寧心，增進健康長壽。

為什麼腳熱能增進健康長壽呢？腳是由二十六塊骨頭、二十塊肌肉、十二條韌帶和若干血管神經所組成的。它能屈能伸，可前可後，除了支撐人體外，還能藉著複雜的機械作用，帶著人類翻山越嶺、涉水渡河、穿森林、走小徑，是人體重要的運動器官。

在中國傳統的養生之道中，歷來都重視腳的健康與鍛鍊。因為在人的生命活動中，站立、行走、跑跳等動作，都要依靠這雙腳。而人體的強弱、健康，也可以從腳的活動中觀察出來。人們常用「步履蹣跚」來形容體弱多病的人，並以「步履矯健」來描繪健康的老人。可見腳不僅是一個人最簡便、最安全、最耐久的交通工具，也是健康與否的鮮明標誌。

同時，腳是人的第二心臟，並與腦神經有密切的關係。經常運動鍛鍊雙腳，保持腳熱，可以疏通經絡，調和氣血。氣血旺盛，就能濡養全身，提高整個身體的抗病能力和活力，尤其是引導腦部血液下行，促使頭腦冷靜，發揮寧心安神、抗衰防老的作用。反之，「人老先從腳開始」，在養生保健方法上，千萬別忽視腳的護理與鍛鍊。

經常保持腳熱的方法有哪些呢？

1. 步行。所謂步行，即俗稱的散步。中國傳統養生之道，多主張早起後、夜臥前散步。《黃帝內經·素問·四氣調神大論》早在兩千多年前就提出「夜臥早起，廣步於庭」。所謂「廣步於庭」就是在庭院中進行較長時間的快步走。每天清晨或黃昏時，在空氣清新的公園、庭院，快步走三十分鐘至一小時，即能促使腳熱，保持頭冷，增進健康。健康長壽的人，多數是持之以恆地做步行運動，促使血液循環良好，保持下肢及腳部的溫暖。

2. 用熱水泡腳。古代有首歌謠讚揚洗腳的好處：「春天洗腳，升陽固脫；夏天洗腳，暑濕可祛；秋天洗腳，腸胃潤澤；冬天洗腳，丹田溫灼。」《瑣碎語》並指出「腳是人之底，一夜一次洗」。說明每晚臨睡前以熱水泡腳，可以鬆弛肌肉、消除疲勞、通經活脈、引導血液下行、有助於頭腦冷靜、心神安定、安眠入夢。

在氣候特殊，風濕病多發的地區，大多數的老人都是屬於下元虛損或虛寒的體質。熱水泡腳可作為有效的防治方法，並有利於養生保健。奉勸中老年朋友們，每晚臨睡前用熱水泡腳十五至二十五分鐘，對於健康長壽可收奇佳的效果。

3. 摩擦「湧泉穴」。湧泉穴位於腳底足心前三分之一處，是腎經的最初穴位，為全身關鍵穴位之一。摩擦湧泉穴，能引導腦部血液下行，穩定情緒，保持頭腦冷靜，調節心律，治療頭暈目眩和高血壓。同時，能使與腎臟相關的機能運行良好，固腎暖足，使心腎相交，可收安眠、舒肝明目的效果，對女性的寒冷症也有效用。長期堅持，可收祛病延年的功效。

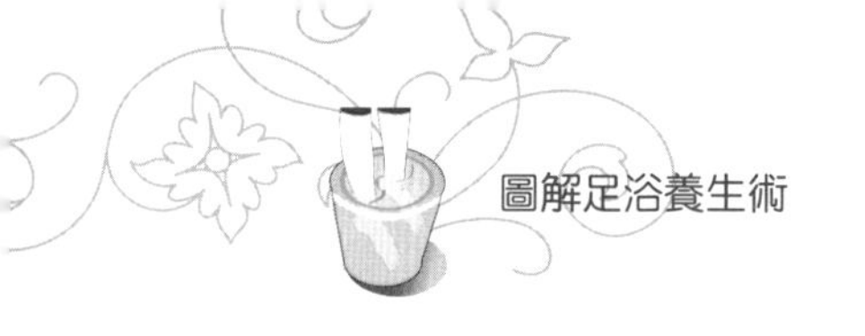

治頭則揉足，此外別無他法。蘇東坡對摩擦湧泉穴能增進健康就讚揚備至。他說：「比之服藥，其效百倍……其妙處非言語文字所能形容……若信而行之，必有大益。」

摩擦湧泉穴的方法是，端正坐著，先將右腳架在左腳上，以右手握著右腳趾，再用左手掌摩擦右腳心湧泉穴部位，不用計數，至足心發熱為止；再將左腳架在右腿上，以左手握著左腳趾，用右手掌摩擦左腳心的湧泉穴部位，也是至足心發熱為止。若能在熱水泡腳後做此功夫，則效果更佳。

六、下病上治，上病下治

（一）足浴的四個關鍵部位

無論是何種足浴，它都至少涉及以下四個部位：

其一，湧泉穴即足底穴、其二是大腿根、其三是膝蓋骨即膝部、其四是踝關節即踝部。其中足浴中常用的「浴腿」一法，即包括上述四個部位。其方法是兩手先緊抱左大腿根，用力向下摩擦到足踝，再摩擦回大腿根，如此上下來回共摩擦十次。浴右腿的方法和摩擦左腳同，也是共摩擦十次。「浴膝」則是用兩手掌心分別緊按兩膝上，先一起向左旋轉五十次，然後再向右轉五十次。「浴腳」可使關節靈活，腿肌增強，有助於防止各種腿疾。「浴膝」可增高膝部溫度，驅除風寒，靈活筋骨，從而增強膝部功能，有助於防止關節炎等難治的病症。

（二）低位足浴及其特點

足浴又分為低位足浴和高位足浴。藥液浸至踝關節附近者為低位足浴；藥液浸至膝關節以下者為高位足浴。低位足浴使用洗腳盆即可，將煎煮好的藥液倒入盆中，待溫度合適時，把雙足或單足浸泡在藥液中。在浸洗時，雙足可互相揉搓擦洗，或用毛巾按擦某些穴位。高位足浴則要選用高至膝蓋的水桶，將藥液倒入桶內，加水至膝關節以下浸泡或擦洗下肢小腿等處。

1. 低位足浴，以足治足

低位足浴適用於足部的疾病，如足癬、足汗、足部的扭挫傷、足部的凍瘡、跟骨骨刺等。

2. 低位足浴，以下治上

因為足部是足三陰經的起始點，又是足三陽經的終止點，人體的五臟六腑在足底部都有相應的投影。因此除了足部的局部疾病外，足浴還治療頭面部和其他組織器官的疾病。如頭面部充血、頭痛、眼病、急性鼻炎、急性喉炎以及感冒、高血壓、慢性結腸炎、精囊炎等等疾患。

3. 低位足浴，以「底」治內

透過運用，人們發現足浴不僅能夠治療一些外感病症，而且對於一些內在病症均有較好效果。例如在足底洗浴時，洗浴者以兩手掌緊貼於患者足底，輕柔按壓。如此一來，洗浴者手掌的溫暖感就傳導給患者，患者緊張的情緒可變得沉著穩定起來，呼吸也變得和緩輕鬆，不安的精神狀態也就因此而逐漸消失了。

另外，洗足後，可穿上健身拖鞋和足踏健身板，對於消化不良、精力減退、神經痛、高血壓、低血壓、肩痛、頭痛、便祕、胃下垂、夜尿症、婦科病等慢性疾病可有較好的輔助療效。

4. 低位浴法，以「低」治「高」

足浴療法，自古以來一直被人們所使用。隨著科學的發展，它從一種生活習俗演變為治病的特殊療法，其作用的原理與療效也越來越被人們所認識。沐浴療法中的冷水浴能興奮神經，刺激心血管功能，強壯體質，提高對外界環境的適應能力。熱水浴能擴張血管，促進血液循環，增強新陳代謝，具有消炎、鎮痛、止癢等作用，而藥浴法，除了有上述冷、熱水浴的方法，藥物還能溶於水

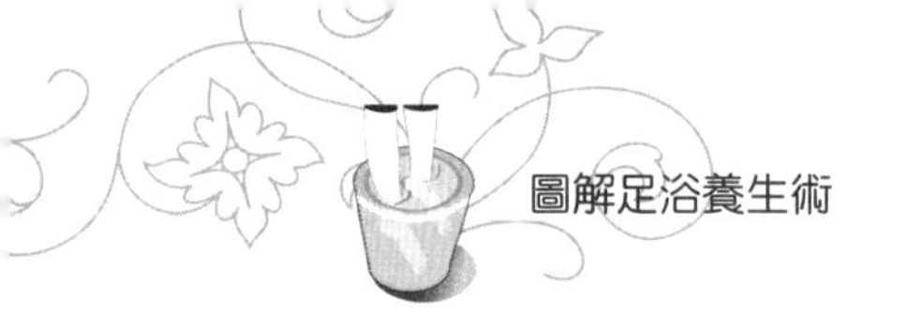

中，透過皮膚毛細孔的吸收而作用於人體。

（三）高位足浴及其特點

高位足浴適用於下肢疾病。如下肢的風濕痛、麻木、神經性末梢炎、小腿腓腸肌的拉傷、痙攣、血管閉塞性脈管炎、下肢潰瘍、下肢的皮膚病等等。

將下肢浸泡在浴盆中。浴盆需特製，一般在醫院使用。將藥液分別倒入浴盆中，加水浸沒至膝關節以下。浸浴中，活動浸泡的各個關節，擦洗揉搓關節和肌肉。每次20～30分鐘。每日1次。10次為1療程。

藥浴療法按水溫高低可分為熱水藥浴（39℃～45℃）、溫水藥浴（37℃～38℃）、平溫藥浴（34℃～36℃）、涼水藥浴（25℃～33℃）。高位足浴法的配方用藥亦不同。如同為濕疹，急性期以糜爛、滲出、水泡為主，則應選用清熱燥濕的藥物，如黃連、黃芩。亞急性、慢性期濕疹表現為皮膚肥厚、乾燥、脫屑，則應以養血通絡為主，多選用潤膚祛風的藥物，如白蘚皮、土茯苓。此即為「同病異治」。若不同的疾病，在其發展過程中，出現了相同的症狀，則可採用同一治療原則和配方。如過敏性皮炎、接觸性皮炎、急性期濕疹均以水泡、糜爛、滲出為主，均表現為濕熱浸淫，則治療應以清熱燥濕為主，祛風止癢為輔，可用同一洗方進行治療，此即為「異病同治」。

高位足浴的熱水藥浴主要適用於風濕性關節炎、風濕性肌痛、慢性肌炎、肌纖維組織炎、類風濕性關節炎、各種骨傷後遺症等。熱水藥浴因具有發汗的作用也常應用於感冒初期、尿毒症、神經根炎、肥胖症、銀屑病等疾病的治療。

高位足浴的溫水藥浴適用於一般臨床各科疾病的治療，是藥浴療法經常採用的水溫。

平溫藥浴則適用於精神過度興奮、失眠、各種疼痛，消化功能不良等疾病。於高熱時可作為降溫手段。而高位足浴的涼水藥浴主要適用於急性扭挫傷的初期。

藥浴的治療時間與水溫也有關係。水溫愈高，治療的時間就應愈短，一般為5～10分鐘；水溫接近體溫，治療的時間可稍長些，一般為20～30分鐘；涼水藥浴一般以5～10分鐘為宜。但應注意的是，由於熱水浴會使全身皮膚血管擴張，血液循環加快，回心血量增加，心搏數增加，患有嚴重心力衰竭、心肌梗塞、冠心病、主動脈瘤、動脈硬化、高血壓，及有出血傾向等疾病的患者應禁用39度以上的熱水進行全身藥浴。如病情需要藥浴治療，可在平溫水中進行全身藥浴，動作要輕巧，且須有醫護人員在旁護理，以免發生意外。

七、說不盡的蘆薈浴足法

近年來風行的蘆薈療法，從日本興起後迅速席捲整個亞洲，蘆薈的保健功效已由最早的一兩種擴展到數十種，乃至近百種疾病的防治效果。而蘆薈浴足法的出現恰恰是這一蘆薈療法的補充和發展。

臨床證明，新鮮蘆薈葉汁塗抹法簡單易行，只要從家庭栽培的蘆薈植株下部剪取一小片蘆薈葉片，洗淨後，撕去蘆薈葉的表皮，就可將葉肉中豐富的汁液輕輕地均勻滴於溶液中，按照1000：7至1000：10的比例，每隔一段時間塗抹一次。採用這種方法，蘆薈葉片應隨用隨取，才能保證蘆薈葉汁新鮮無污染，治療效果也比較明顯。

蘆薈的另一種使用法是於浴後使用蘆薈貼片。具體做法是：取新鮮蘆薈葉一片，面積要略大於患處，將葉片兩邊鋸齒切除後，再將蘆薈葉從上下表皮中間平行剖開，形成帶有葉肉的2片薄片，將其平貼於已經過消毒處理的患處或想要敷貼的部位，而後用紗布包

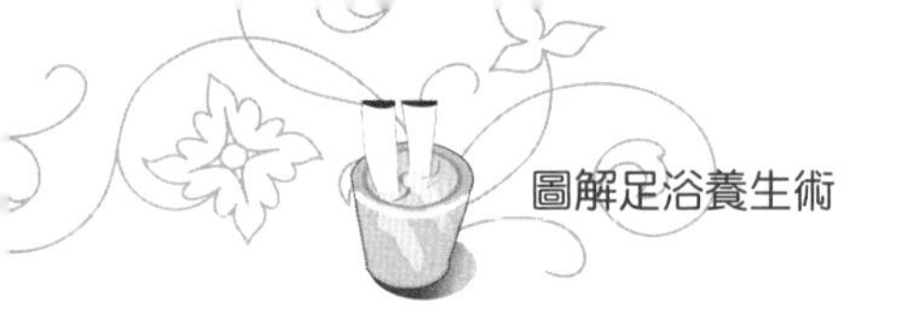

好。生貼帶有原生葉肉的蘆薈，能使有效時間延長，一般可以隔半天左右，再換貼一次新葉，使用比較方便。

亦可將新鮮蘆薈先切成小塊，而後用清洗過的玉器或石器將蘆薈搗碎成糊狀後敷於患處，再用紗布包好，每天換一次藥。葉片搗爛後，葉肉和表皮中的多種成分充分混合，其殺菌、消炎、消腫、解毒作用的效果會比貼片更好一些。但使用時應嚴格注意消毒，防止蘆薈被污染，以免造成患處二次感染。

此外，如將蘆薈或乾燥的蘆薈葉切碎加2～3倍的水混合後，浸入消毒紗布數塊，用小火煮開20分鐘，慢慢煎製，其中的成分就可以很快地溶解到水中，再將紗布和蘆薈汁一起倒入洗淨消毒過的廣口瓶中加蓋保存。要使用時，即將蘆薈汁倒入水中進行洗浴，可吸熱消炎、止痛止癢，且隨需隨取，使用十分方便，用於外用時非常有效果。

如果家裡有預先做好的蘆薈酒，那麼，在任何時候都可以使用它來應急，而酒的好處是可以存放多年而絕不會變質，這就是蘆薈酒的方便之處。

這種外用蘆薈酒的製作方法比內服酒更為簡單，因為作為外用，不怕它的苦味，所以只要在35度的燒酒中加入乾燥的蘆薈葉片80克即可，但須注意不要忘了在一兩週後將葉片取出，否則析出的有效成分就又會回到葉片上去。不過，經此處理後的蘆薈藥液濃度非常高，除了在剛洗完澡後，皮膚水分含量較多的情況下可直接用於皮膚外，在皮膚乾燥時直接用於皮膚是很不適合的，所以，不妨加入一倍左右的水稀釋後再使用，其使用方法也極簡便，只需塗抹到患處即可，五分鐘內藥液中的有益成分就會滲透進皮膚的表層發揮作用，如果給予力道適度的按摩，則藥效發揮得就更加快了。

利用蘆薈酒來治療肩周炎、腰痛、跌打損傷等疾病的效果非常迅速明顯，且它不像利用新鮮葉片會有被污染、弄髒的缺點，況且，在酒精的帶動下，它的滲透能力也會比新鮮葉片來得迅速，生效更快。

需要注意的是，這種含酒精成分的蘆薈藥液在燙、燒傷和皮膚有傷口的情況下，不可直接應用到皮膚上，且製作利於內服的蘆薈酒時所加入的大量冰糖，也會使傷口變得黏膩、不好處理。

現在已知，利用蘆薈沐浴能夠促進人身體的血液循環，也可以用來暖和肢體，並且，對於皮膚粗糙、皸裂、神經痛、風濕、腰痛等頑固的病症都有成效，而這種方法，近年來已逐步進入到家庭中，為人們所熟悉。

如何利用蘆薈來進行沐浴呢？這裡向你介紹兩種方法，請你選擇最適合自身情況的一種來試一試蘆薈的神奇功效。

1. 使用新鮮葉片的時候，需把它切成1～2公分長的塊狀，然後放到砂鍋裡去煎煮，就像煎煮其他的中草藥那樣，而後將煎出的富含有效成分的液汁注入已經放好的洗足水中，即可使用。對於一般家用的浴盆，注入大約100cc左右的液汁完全可以充分發揮藥效。但如果是把生葉直接放進洗澡水當中，它的有效成分是絕對發揮不出來的。
2. 如果你要利用的是乾燥的蘆薈葉片，則可以免去用砂鍋小火煎煮的麻煩，因為蘆薈的乾燥葉具有放入水中後，其中成分可以自動析出的特點，因此你就可以把10～20克的乾燥蘆薈葉用紗布包起來，在入浴前一小時放入浴缸即可。如果你將要利用的是蘆薈粉末的話，直接將其放入浴缸亦可達到所希望的效果，然而，那些纖維狀的粉末一定會沾到你的全身上下，所以，在沐浴完後，務必使用淋浴進行沖洗，以免去這種困擾。

八、適合自製的鹽水足浴法

鹽水足浴最簡單可行，因為只要在自家的浴盆裡放入食鹽即可

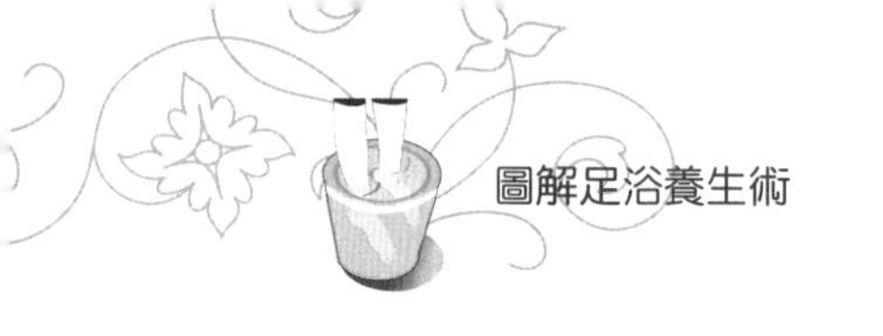

做成食鹽溫泉。其效果非常奇妙，建議你可以試一試。

在家用浴盆裡放入1大勺食鹽即可，濃度太高也不好。洗澡水的溫度保持37℃或38℃即可，時間也不用太長，以20分鐘左右為最佳。這種足浴法較之普通熱水澡有其獨特的功效，因為洗熱水澡只能溫暖身體表面，體內卻不會受到太大的影響，而鹽水足浴卻能夠發揮更複雜、更綜合的作用。

礦物質遇溫水很容易在皮膚上形成膜，有防水作用，這樣洗完澡後體內熱量就不容易散失。因此用自然鹽做成的溫泉洗浴，其效果更好。這種鹽中鈉的成分降低，而鈣、鉀、鎂等礦物質的含量卻增加了。

身體溫暖後，新陳代謝會改善，血液循環加速，從而體內廢物將及時被排出。導致疼痛的物質也將隨廢物一起排出體外，從而消除疼痛。

此外，身體溫暖後，肌肉、關節會變柔軟。食鹽溫泉對肌肉疼、關節痛、風濕等疾病有獨特療效。有了這種體驗，你就會更渴望在夏天做個鹽水足浴了，這是因為夏天流汗多，身體失去較多水分和鹽分，人也容易疲倦。在水中放些食鹽，可產生一定的補充作用。如果在浸浴中加入經過鹽水處理的晶石，則效果會更好。

九、形形色色的浴液

（一）麻油浴液（也可用其他植物油代替）

〔**配製**〕：天然食用麻油。

〔**功效**〕：祛風清熱、和血補虛。

〔**適用**〕：久病虛損或年老體弱、嬰幼兒等。

（二）蔥薑汁浴液

〔配製〕：取蔥白、鮮生薑等量切碎、搗爛，按1:3比例浸入濃度95%的酒精中，放置3～5日後，取汁液應用。

〔功效〕：通陽解表、溫中行氣。

〔適用〕：風寒引起的感冒、頭痛等症，以及因寒凝氣滯而致的脘腹疼痛等。

（三）雞蛋清浴液

〔配製〕：將生雞蛋（鴨蛋亦可）一端開一小孔後，懸置於容器上，取出蛋清使用。

〔功效〕：除煩去熱、消積導滯。

〔適用〕：熱病、久病後期、手足心熱、煩躁失眠、噯氣吐酸等病症。

（四）白酒浴液

〔配製〕：濃度較高的糧食白酒或藥酒。

〔功效〕：溫通經絡、活血止痛。

〔適用〕：損傷疼痛日久或麻木不仁、手足拘攣、腰膝無力及瘀腫等病症。

〔注意〕：民間常採用高粱酒來配製，方法是將高粱酒50cc左右，滴入500cc水中，混勻後，以蘸酒液的右手，在患者痠痛麻木處進行快速拍打，手法由輕漸重（一般為3～5分鐘）。經過手法拍打後，局部皮膚可變紅色，陳傷宿疾者病灶區會出現瘀紫斑。足浴後，可蘸上酒迅速拍打足部，但高血壓、心臟病、腫瘤、婦女經期、妊娠期、皮膚破裂者不宜使用。

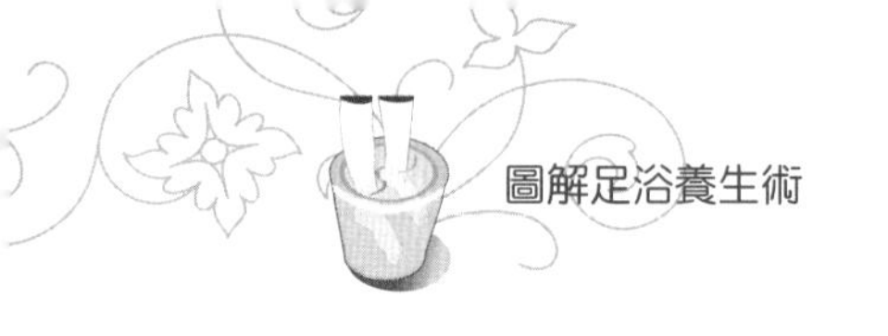

（五）爽身粉（醫用滑石粉或爽身粉等均可）

〔配製〕：各藥房、百貨超市均有售。

〔功效〕：乾燥除濕、潤滑皮膚。

〔適用〕：嬰幼兒及皮膚嬌嫩者，以及在炎熱夏季手法操作時使用。

（六）薄荷水浴液

〔配製〕：取鮮薄荷葉（亦可用乾薄荷葉替代，但量需加倍）浸泡於適量的開水中，容器加蓋放置1日後，去渣取汁液應用。

（七）精油足浴液

〔配製〕：市售植物精油。

〔功效〕：精油含有植物精華，具揮發性作用。使用方法簡單，只需將8～10滴精油滴入浴缸，在沐浴時精油就會經由皮膚進入血管，有活化肝、腎的作用。而精油也會在溫水中釋放出來，成為空氣中的懸浮粒子，由鼻孔吸入神經中樞，有提神功效。

〔適用〕：婦女美容、減肥等。

（八）麥皮足浴液

〔配製〕：麥皮浸浴的部分有表皮與花。麥皮浸浴的方法是將原料放入紗布小包，再放入浴缸內，在沐浴時用小包擦拭身體。

〔功效〕：可以去死皮、油脂和污垢，麥皮還含有纖維素，會吸收體內的油脂，有減肥作用。

〔適用〕：適用於各類中老年保健。

（九）乾蘿蔔葉水足浴液

〔配製〕：把蘿蔔葉裝入布袋，浸於澡盆中，使精華全部泡出為止。

〔功效〕：蘿蔔葉對治療風濕、關節炎、神經疼有獨特療效。

〔適用〕：適用於氣滯血瘀等各種血液循環障礙和關節病症。

〔注意〕：其用量為普通洗浴約50～100克，為了治病可以增加分量，約500克左右。

洗澡水溫度不宜太高，適中即可。如果在40℃左右的水中長時間浸泡，從澡盆中出來後身體也會是溫暖的。浸泡的時間越長，有效成分越容易進入體內，可促進新陳代謝，提高身體自身免疫力。

（十）通治諸疾的五味甘露湯

中國傳統的藥浴以五味甘露湯煎湯溫浴為代表，具有良好的療效。特別是蒸氣浴法，是用藥物煎煮所產生的藥水蒸氣薰蒸全身，以達到治病目的的手法。五味甘露湯記載於《四部醫典》，由麻黃、黃花杜鵑、圓柏、水柏枝、白野蒿等五味組成，另加文冠木，其中各主要藥物的功效為：

1. 麻黃：為麻黃科植物草麻黃、木賊麻黃或中麻黃的草質莖。藥浴使用青海產的草麻黃，也稱藏麻黃。麻黃除有發汗、平喘、利水之功效外，還可治關節疼痛、毒風頑痺、皮肉不仁、目赤腫痛、水腫、風腫、產後血滯。麻黃還有養榮、滋補、治筋腱強直、拘攣不仁的功效。

2. 黃花杜鵑：為杜鵑花科植物杜鵑花的花或果實、嫩枝葉。藥浴使用青海產的烈鳥杜鵑（藏名達里）。烈鳥杜鵑性溫、平，可治寒性病、滋補、益壽、滋潤皮膚，還可調經、祛風濕、治跌打損傷、風濕痛等。

3. 圓柏：藏名後巴才見，為柏科圓柏屬植物圓柏，以枝葉及樹皮入藥，藥浴使用青海產的刺柏。刺柏苦、辛溫、有小毒，可祛風散寒、活血消腫、解毒利尿。外用可治風濕關節痛、蕁麻疹等。

4. 水柏枝：藏名溫布，異名砂柳。為檉柳科植物水柏枝的嫩枝。性平、味辛甘、溫，有疏風、解表、止咳、清熱解毒等功效。可治療麻疹不透、急性與慢性風濕性關節炎、黃水病、清血熱。

5. 文冠果：藏名森等，異名文冠木，為無患子科植物文冠果的木材或枝葉。性甘平、無毒，治風濕性關節炎、燥血、乾黃水。

將上述六種藥物先經酒麴發酵約1～3天，各取0.5公斤，裝入紗袋，置入蒸氣反應罐內，加水250公斤左右，浸泡半小時後通入高壓蒸氣煮沸一小時，將蒸好的藥液放入浴盆內備用，另取糧食白酒一斤，加入麝香0.5～1克，浸泡半天成麝香酒。又取五根散50克；驅黃水散50克分成十四等份，每次浴前各取一份加入藥液中，並倒入適量麝香酒攪勻，藥水溫度至38℃～42℃待用。患者每天全身浸浴二次，每次20～30分，浴後持續發汗，一次療程為七天，休息半月或一月後進行第二個療程，根據病情可進行1～5個療程。

十、足浴健美操法

現代研究發現，人的腳是整個人體的縮影，科學家們能夠在足部的相應位置找到人體各器官的反射點，並驗證它們之間的相互辯證關係。而包括足浴在內的所有足療法正是根據這一辯證關係作用於腳部關鍵部位而進行的。

（一）頸部減肥

1.足浴時從小趾趾甲縫邊際擦搓起，在小趾外側多擦3～5分鐘。

2.沿著趾甲邊緣，從足背那一面向第二趾擦搓過去。

3.擦搓兩圈，中間留間隔，從手掌處跨過第一關節。

4.在第一關節與第二關節間擦搓兩圈半或三圈半，在靠近第二趾的側面中央處結束。

中節長短因人而異，長者三圈半，短者兩圈半。

（二）腿部減肥

從小趾外側趾甲縫處開始擦浴。沿趾甲縫向足背一面擦搓兩圈。在手掌那一面跨過第一關節，再擦搓兩圈半或三圈半。在靠第二趾一邊的側面結束。想美化哪一條腿就擦哪一隻手。

（三）臀部減肥

從小趾外側的第三關節處開始擦浴。向趾根方向擦搓一圈半。在靠無名趾一邊的側面結束。可根據減把的部位選擇左手或右手。

（四）小腿減肥

基本洗浴法依然從趾尖向趾根擦搓過去，開始位置也是在趾頭側面。

唯一不同的是，手指是以第三趾為中心，從外側往第三趾方向擦搓過去；而腳趾則以拇趾為中心。

拇趾是從外側側面開始擦搓起，朝第四趾方向擦搓過去。

第四趾、第三趾、第二趾、小趾則是從與拇趾反方向的側面朝拇趾方向擦搓過去。

洗浴腳趾的基本原則是，先擦好拇趾後，再配合洗浴其他腳趾，效果會越明顯。

（五）下腹部減肥

1. 從拇趾開始，從趾甲邊際旁擦搓起，擦搓兩圈到第一關節，再從第一關節擦搓兩圈半到趾根。
2. 接著洗浴第二趾。從靠小趾旁的第二趾側面開始，沿趾甲縫擦搓兩圈到第一關節，從腳底跨越第一關節，再擦搓兩圈

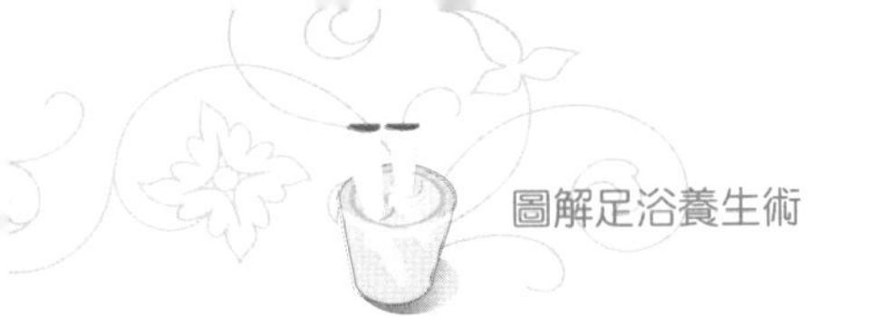

半，在靠第三趾一邊的側面中央結束。

腳趾長短因人而異。關節內無法擦搓兩圈時，也可以只擦搓一圈。洗浴前，最好試著穿上較緊的裙子，將拇趾與第二趾擦搓好後，將手趾伸入裙內腹部，檢視下腹部是否在剎那間縮小了一些。效果不佳時，再嘗試下列洗浴法。

在腳拇趾外側靠趾甲縫處貼上膠帶。沿趾甲縫向趾根方向擦搓兩圈。從腳底跨越關節，再擦搓兩圈半。在靠第四趾一邊的側面結束。再在第二趾靠小拇趾一邊的側面貼膠帶。沿趾甲縫擦搓兩圈到第一關節，在腳底跨過第一關節，再擦搓兩圈半。於第二趾靠中趾一側的側面結束。雙腳都要擦。

（六）腰部減肥

1. 先洗浴拇趾與第二趾。
2. 其次洗浴第三趾。在靠近第二趾一側的第三趾側面，沿著趾甲縫擦搓兩圈到第一關節，在腳底跨越第一關節，再擦搓兩圈半，在靠近第四趾的第三趾一側中央結束。持續洗浴3～4週。3～4週後，腰圍變細了，以往穿不下的裙子又能再讓你美麗如昔。

十一、由上到下，由點到面——足浴基本點穴法

本方法適用於家庭足浴，可相對點揉人體諸穴，能通經絡、活氣血、除疲勞，是進行家庭保健足浴的基本功，欲學習家庭足浴者需熟練掌握。

（一）姿勢

坐位。保持心情舒暢、全身放鬆、排除雜念、兩目微閉，做好

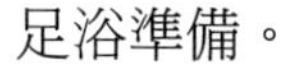

足浴準備。

（二）操作方法

首先，在適當的足浴溫度下徐徐將兩足浸入足浴液中，然後微屈上身，用兩手拇指或中指指腹著力，在下肢做相對應的點揉，點揉時，用力下壓，作小幅度揉動，施力由輕漸重，有滲透力，剛中有柔，從上至下相對點揉下肢。先點揉內外側。再點揉前後側。也可點揉重點穴位如陰陵泉和陽陵泉、內膝眼和外膝眼、崑崙和太溪。兩側交替進行，可反覆點揉數十次。最後利用手掌對足部進行大面積搓浴，以增加足浴效果。

（三）功效

本方法有疏通經絡、活血止痛、消除疲勞、增強下肢運動功能之效用。對下肢不遂、麻木、坐骨神經痛、痿痺、下肢疲勞等均有一定防治作用。

（四）基本操作舉例

1. 上病下取：點揉太溪、大鐘，治咽痛、足跟痛。
2. 就近取穴：點揉築賓、陰谷，治膝股內側痛、疝痛。
3. 點揉三陰交：治脾胃虛弱、月經不調、遺精、遺尿、小便不利等。
4. 一穴多取：點揉陽陵泉，治半身不遂、膝關節炎。
5. 循經取穴：點揉行間，治月經過多、尿道炎、遺尿。

點揉以上諸穴時，均應以舒服或出現痠麻脹或放射感為佳。還可以根據自己的具體情況，適當增加其他穴位和運用推、拿、拍、擊、按、摩等手法，以此體現自我推拿的靈活性和增強有效性。

第六篇

足浴點穴治病經驗方

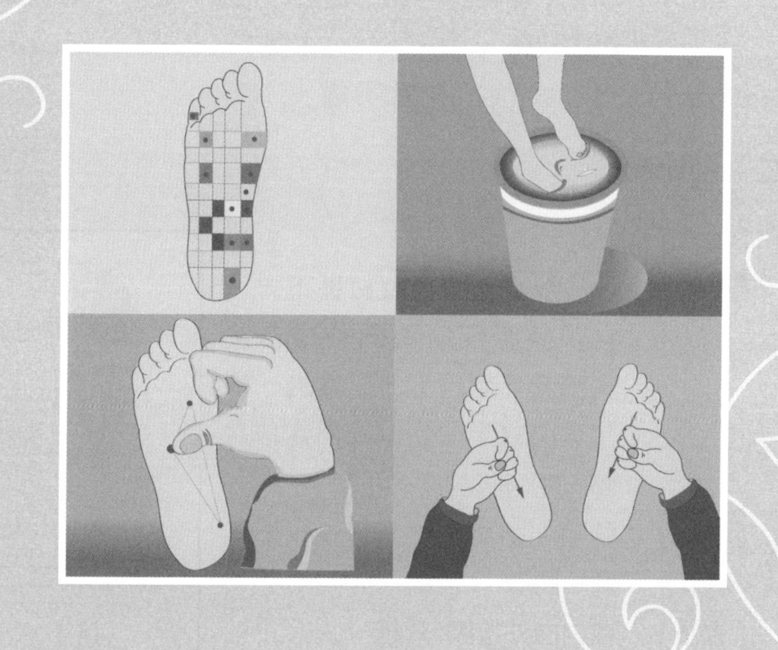

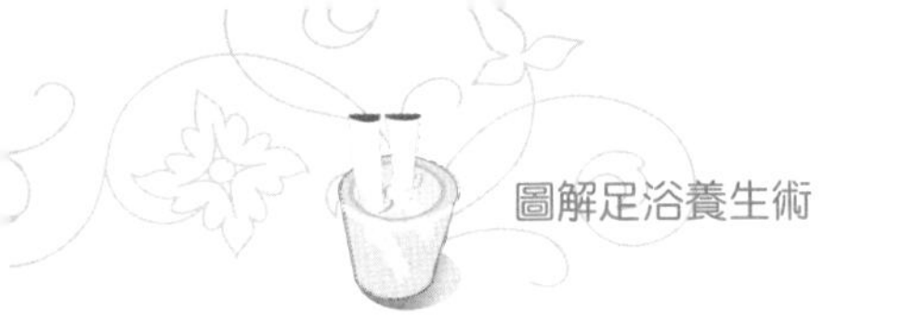

足浴點穴療法講究的是辯證施治，一方面透過人體經絡調節五臟六腑，另一方面透過足浴時的輕重補瀉手法來平衡人體的陰陽氣血，因此，要達到理想的治療效果，一定要學會使用本篇所介紹的各種辯證基本操作方法，並根據家庭中男女老少的不同體質和年齡，採取靈活適當的足浴方法，從而產生事半功倍的效果。

（一）感冒

〔主穴〕：扁桃腺

〔位置〕：位於雙腳拇趾上方第2節肌腱的左右兩側。

〔主治〕：感冒、扁桃腺疼痛、腫脹、化膿、肥大、扁桃腺引起之頭痛。

〔方法〕：自上而下定點按壓5分鐘。

（二）肺結核

〔主穴〕：肺點

〔位置〕：位於雙腳僧帽肌反射區下方，自甲狀腺反射區向外成帶狀到腳底外側肩下方，寬約一指（見圖31）。右側肺部病按右腳，左側肺部病按左腳。

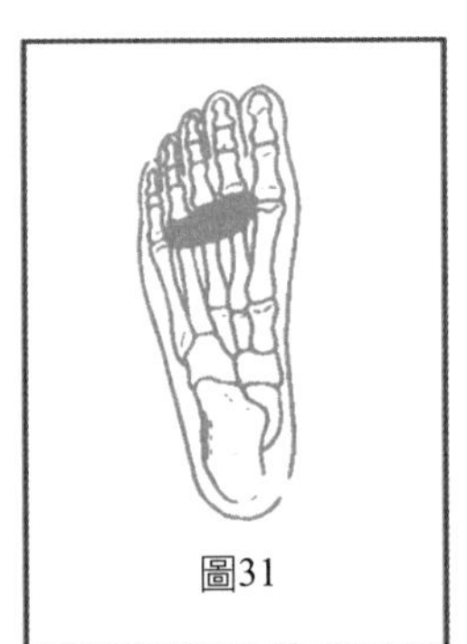
圖31

〔主治〕：肺病、肺炎、支氣管炎、肺氣腫、胸悶。

〔方法〕：自內向外按摩5分鐘。

（三）氣喘

〔主穴〕：腎上腺

〔位置〕：位於雙腳腳掌第1蹼骨與趾骨關節所形成的「人」字形交叉點

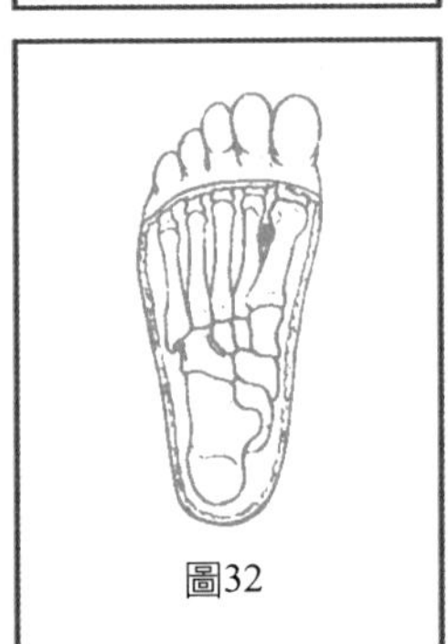
圖32

下方（見圖32）。

〔主治〕：心律不整、昏厥、氣喘、風濕症、關節炎。

〔方法〕：由上向下定點按摩3分鐘。

（四）鼻炎

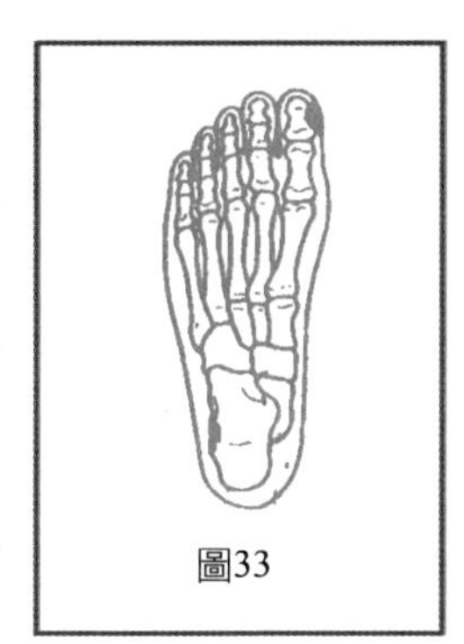

圖33

〔主穴〕：鼻點

〔位置〕：位於雙腳拇趾第1節肉球底部與腳趾外側約45度處（見圖33），右鼻病按左腳，左鼻病按右腳。

〔主治〕：急性和慢性鼻炎、鼻出血、各種鼻病。

〔方法〕：由上向下按壓5分鐘。

（五）牙痛

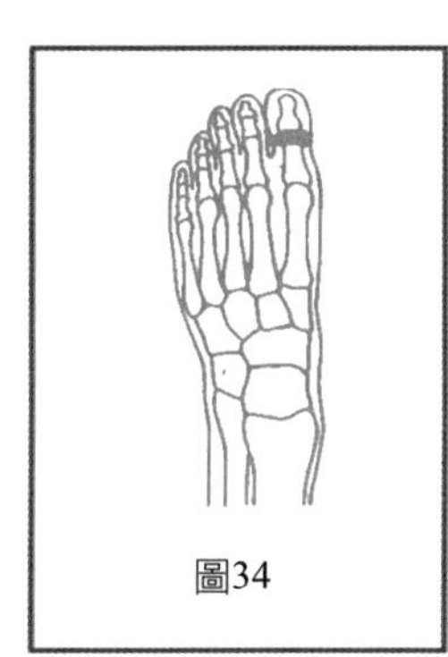

圖34

〔主穴〕：下顎

〔位置〕：位於雙腳每趾第1趾節橫紋下方呈帶狀區域（見圖34）。

〔主治〕：牙痛、下顎發炎、下顎感染、牙周病、打鼾、下顎化膿、下顎關節炎。

〔方法〕：由內向外按摩5分鐘。

（六）貧血

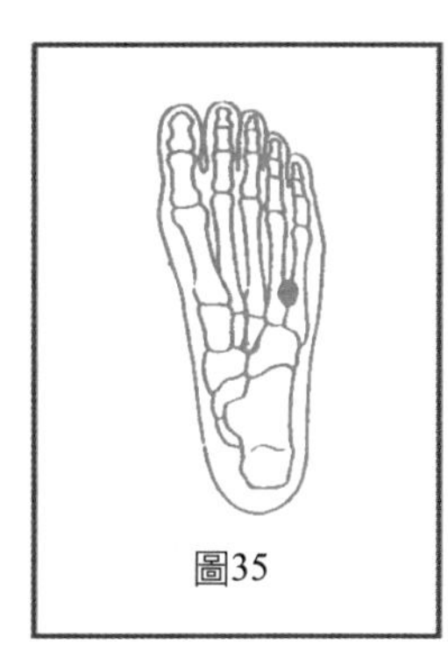

圖35

〔主穴〕：脾穴

〔位置〕：病理反射區位於左腳腳掌心臟區下方約1指幅寬之區域（見圖35）。

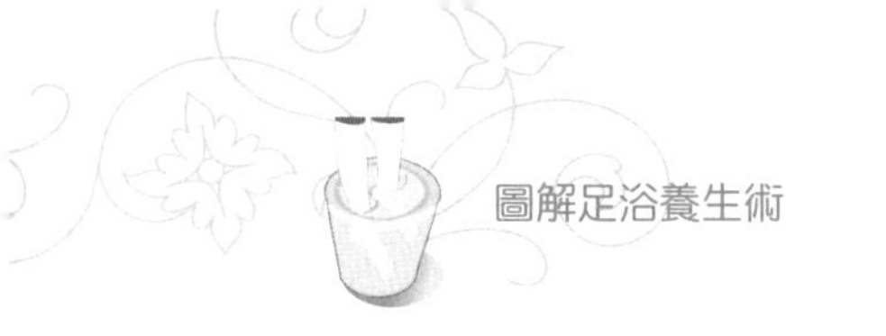

〔主治〕：血紅素不足引發之貧血、食欲不良、感冒、發炎、癌症等抗體之加強。

〔方法〕：由上向下按摩約4分鐘。

（七）心絞痛

〔主穴〕：心臟反射點

〔位置〕：位於雙腳腳掌第1蹠骨上端，雙腳胃反射區的上緣，此即心臟第二病理反射區（見圖36）。

〔主治〕：各種心臟疾病之輔助治療。

〔方法〕：自上向下推按，約3分鐘。

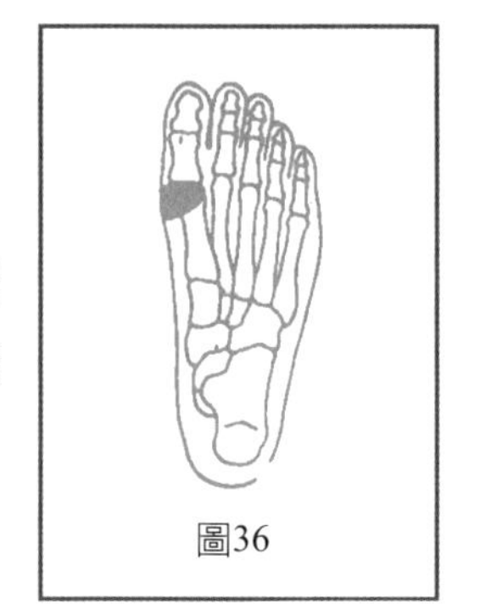
圖36

（八）風濕性心臟病

〔主穴〕：心臟反射點

〔位置〕：病理反射區位於左腳掌第4蹠骨與第5蹠骨間（見圖37）。

〔主治〕：心臟痙攣、心絞痛、心力衰竭、心律不整、心臟缺損、先天性或後天性心臟病、循環系統疾病。

〔方法〕：自內向外按摩5分鐘。

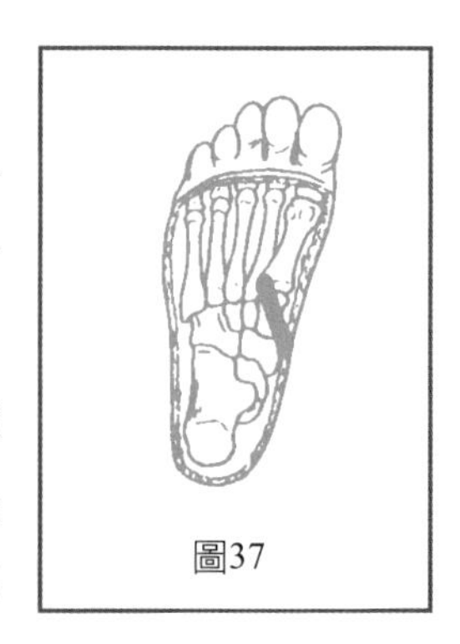
圖37

（九）高血壓

〔主穴〕：大腦反射點

〔位置〕：雙腳趾肉球尖部，共10個反射點（見圖38）。右半部大腦病按左腳，左半部大腦病按右腳。

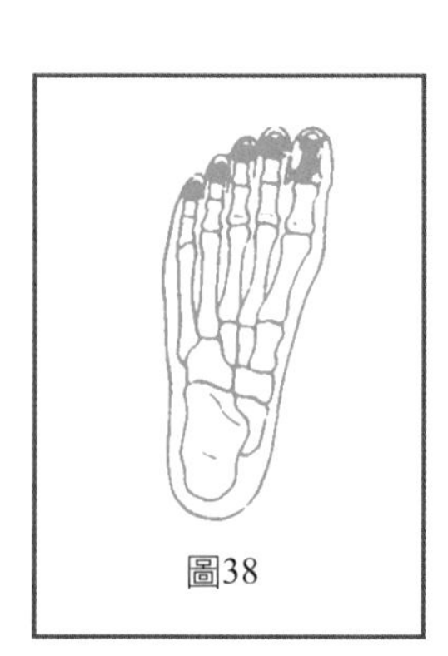
圖38

〔主治〕：高血壓、腦中風、腦震盪、頭暈、頭痛、頭重、失眠、腦性痲痺、腦血栓、視覺受損。

〔方法〕：由上向下按摩5分鐘。

（十）嘔吐

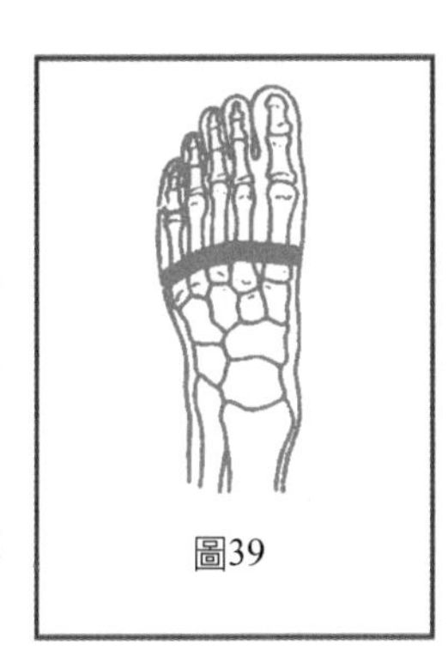
圖39

〔主穴〕：橫膈膜

〔位置〕：位於雙腳腳背蹼骨、楔骨關節形成之帶狀，橫跨腳背左右側的區域（見圖39）。

〔主治〕：打嗝、橫膈痙攣引起的腹部膨脹、腹痛、噁心、嘔吐等。

〔方法〕：自內向兩側按摩3分鐘。

（十一）膽囊炎

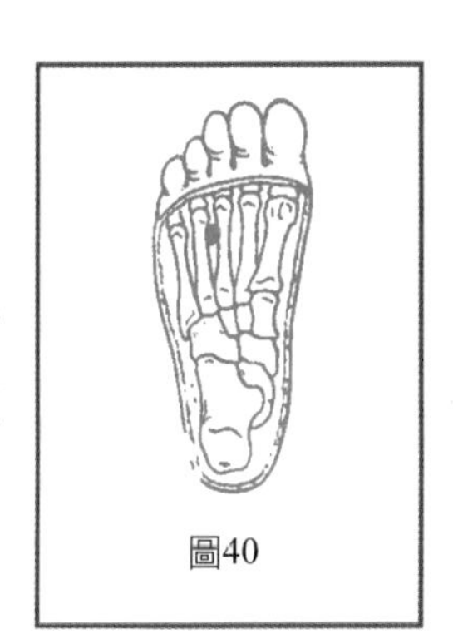
圖40

〔主穴〕：膽囊炎

〔位置〕：位於右腳掌第3蹠骨與第4蹠骨間，在肺反射區之下，肝臟反射區之內（見圖40）。

〔主治〕：膽結石、黃疸病、消化不良，膽囊炎。

〔方法〕：由上向下按摩5分鐘。

（十二）肝硬化

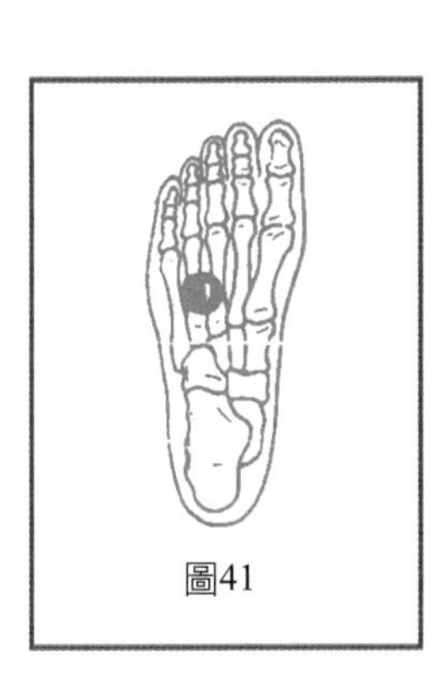
圖41

〔主穴〕：肝臟

〔位置〕：位於右腳腳掌第4蹠骨與第5蹠骨間（見圖41），在肺反射區之下方。

〔主治〕：肝病、肝硬化、肝功能不良、

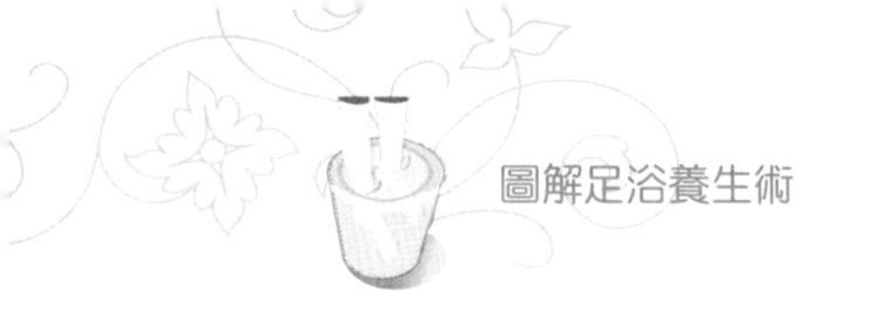

肝炎、肝腫大、肝臟功能失調造成之營養不良、易疲勞等。

〔方法〕：自下向上按摩5分鐘。

（十三）急性胃腸炎

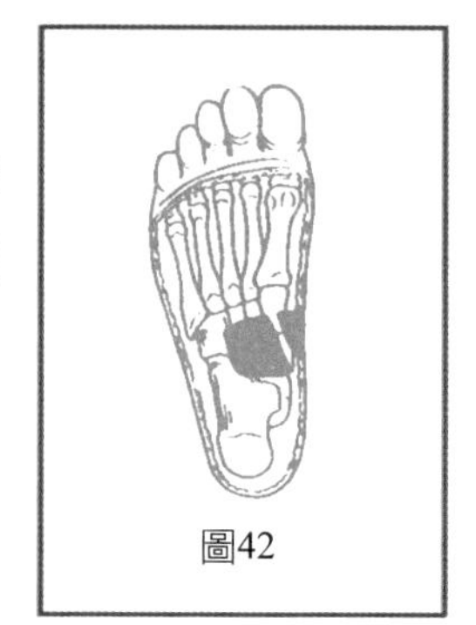

圖42

〔主穴〕：小腸

〔位置〕：位於雙腳腳掌蹠骨、楔骨部位至腳跟骨之凹入區域（見圖42）。

〔主治〕：胃腸脹氣、腹瀉、腹部悶痛、疲倦、緊張、急慢性腸炎。

〔方法〕：由上向下按摩5分鐘。

（十四）泌尿系統疾病

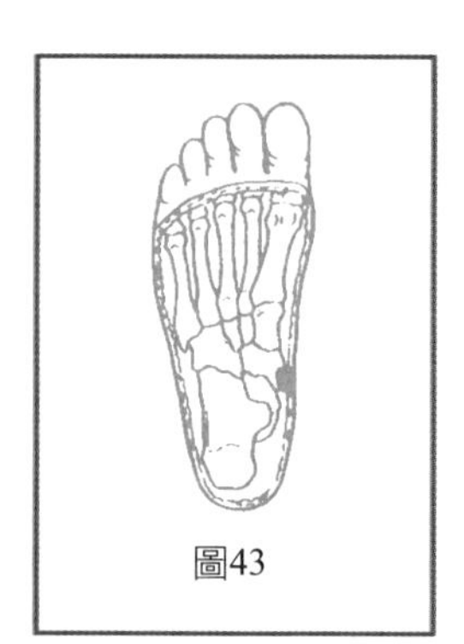

圖43

〔主穴〕：膀胱點

〔位置〕：位於雙腳腳掌內側舟骨下方拇展肌之側約45度處（見圖43）。

〔主治〕：腎、輸尿管病變、結石、膀胱炎、尿道炎、高血壓、動脈硬化。

〔方法〕：由上向下按摩5分鐘。

（十五）腎炎

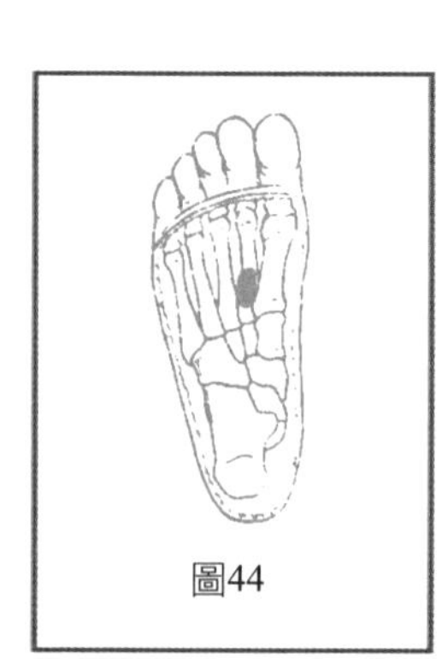

圖44

〔主穴〕：腎臟點

〔位置〕：位於雙腳腳掌距腳中約1/3中央凹處（見圖44）。

〔主治〕：腎功能不良、動脈硬化、靜脈

曲張、風濕症、關節炎、濕疹、腎結石、遊走腎、腎臟不全及尿毒症、浮腫。

方法：由上向下按摩5分鐘。

（十六）陽痿

〔主穴〕：前列腺

〔位置〕：位於腳跟骨內側，踝骨下方（見圖45）。

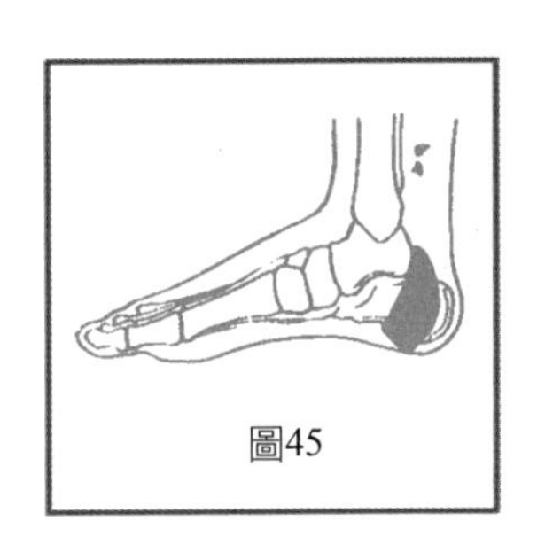
圖45

〔主治〕：男性：前列腺肥大、尿頻、排尿困難、尿裡帶血、尿道疼痛；女性：子宮瘤、子宮發育異常、痛經、子宮下墜等疾患。

〔方法〕：自下向上握推5分鐘。

（十七）神經衰弱

〔主穴〕：神經穴

〔位置〕：位於雙腳腳掌跟骨上方（見圖46）。

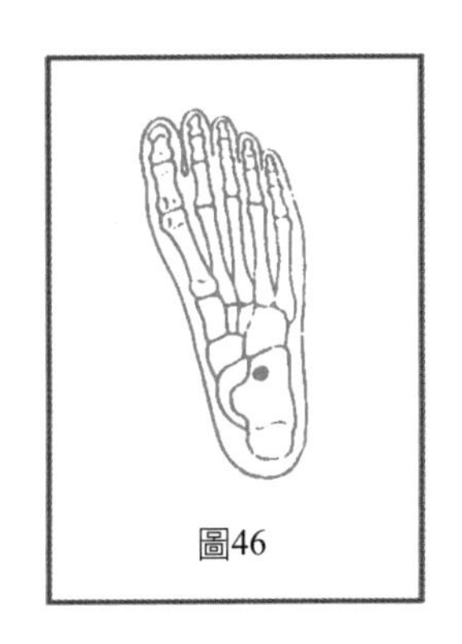
圖46

〔主治〕：各類失眠、神經衰弱等症。

〔方法〕：自上向下點按，約3分鐘。

（十八）偏頭痛

〔主穴〕：三叉神經穴

〔位置〕：位於雙腳拇趾第1節肉球趾內側約45度處，在小腦反射區之前方（見圖47）：左側病按右腳，右側病按左腳。

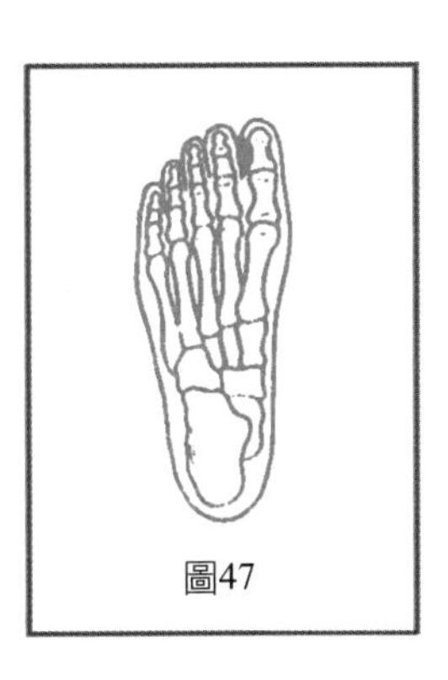
圖47

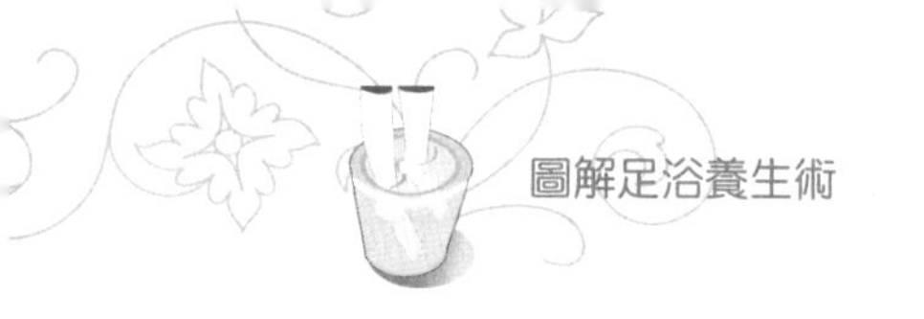

〔主治〕：偏頭痛、顏面神經麻痺、腮腺炎、耳病、鼻咽癌、失眠、頭重、臉頰、唇、鼻之誘發性神經痛。

〔方法〕：由上向下按摩5分鐘。

（十九）肩周炎

〔主穴〕：肩點

〔位置〕：位於雙腳腳掌外側，小趾骨外緣凸起之趾骨關節處（見圖48），右肩病按摩右腳，左肩病按摩左腳。

〔主治〕：老年肩、手臂無力、肩痠痛、手麻、肩外傷、習慣性肩關節脫臼。

〔方法〕：由上向下在其周圍按摩3分鐘。

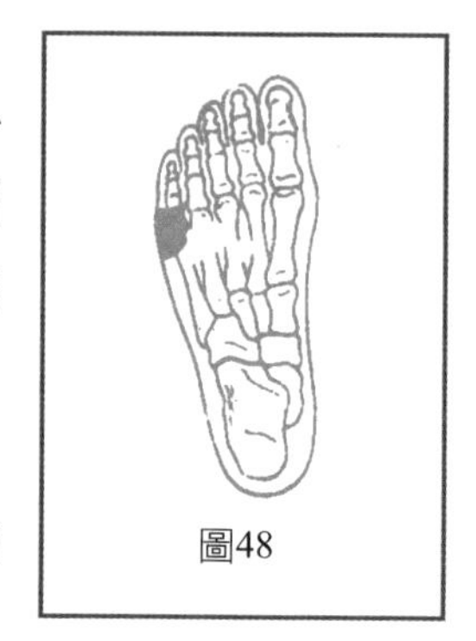
圖48

（二十）腰背痛

〔主穴〕：腰背點

〔位置〕：位於雙腳腳掌第5蹼骨與楔骨外緣的邊緣區，成帶狀。（見圖49）。

〔主治〕：腰背疼痛、閃腰岔氣、椎間盤疾病等。

〔方法〕：自上向下推按，約3分鐘。

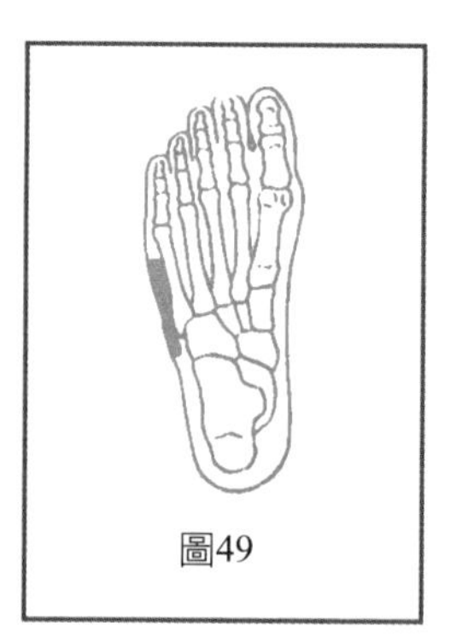
圖49

（二十一）癌症

〔主穴〕：胸部淋巴腺

〔位置〕：位於雙腳腳背第1蹼骨及第2蹼骨間縫處區域（見圖50）。

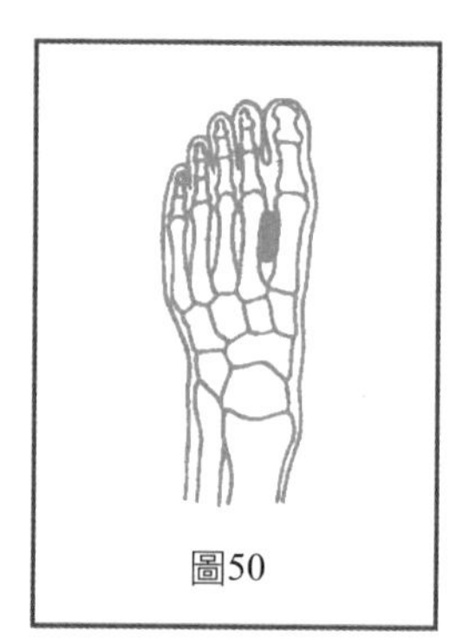
圖50

〔主治〕：各種炎症、癌症、發燒、囊腫、肌瘤、乳房及胸部腫瘤、胸痛及缺乏抗體。

〔方法〕：由上向下按摩3分鐘。

（二十二）白帶

〔主穴〕：尿道

〔位置〕：位於雙腳跟內側，自膀胱反射區向上延伸，距骨與舟骨之間縫處（見圖51）。

〔主治〕：尿道發炎、感染、因虛弱或發炎產生白帶。

〔方法〕：自下向上按摩5分鐘。

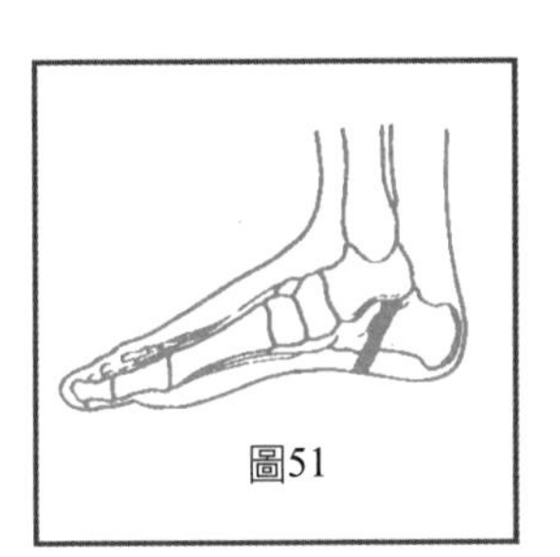

圖51

（二十三）腦動脈硬化

〔主穴〕：降血壓點

〔位置〕：位於雙腳腳掌拇趾3號反射區下緣，7號反射區外緣（見圖52）。

〔主治〕：高血壓、腦動脈硬化等症。

〔方法〕：自上向下點按，約3分鐘。

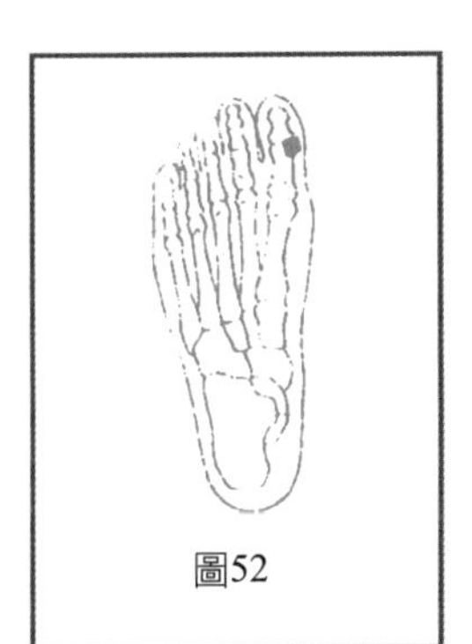

圖52

（二十四）椎間盤突出症

〔主穴〕：閃腰點

〔位置〕：位於雙腳腳背距骨端（見圖53）。

〔主治〕：腰背疼痛、閃腰岔氣、椎間盤疾病等。

〔方法〕：自上向下點按，約3分鐘。

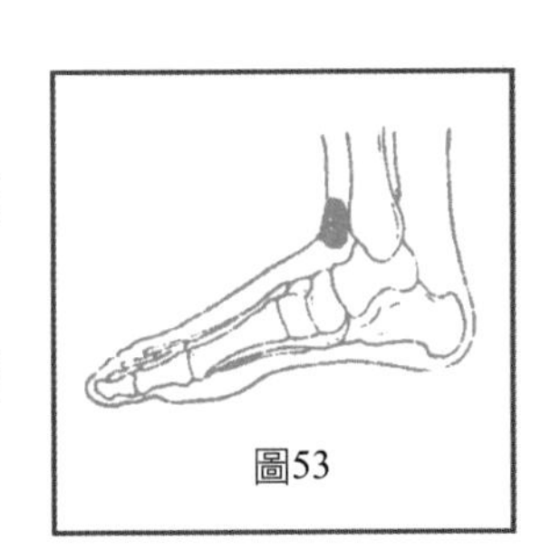

圖53

第七篇

常見病症的足浴操作法

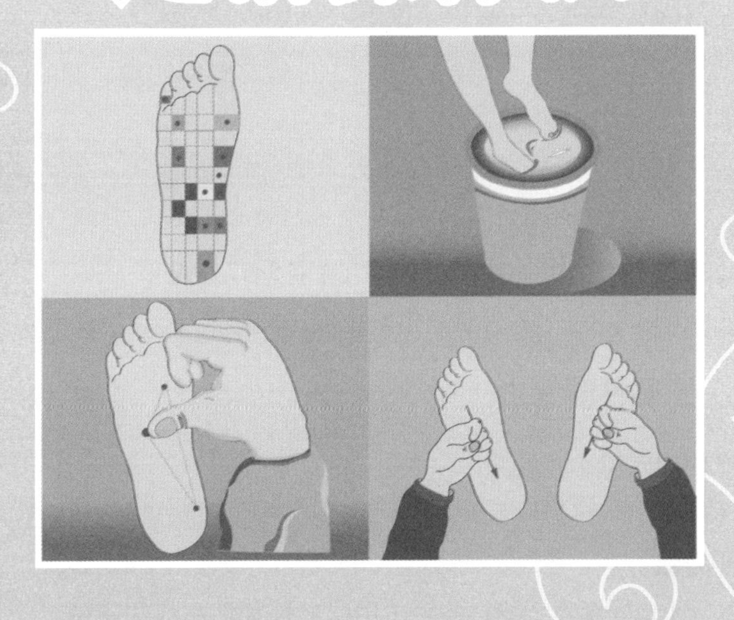

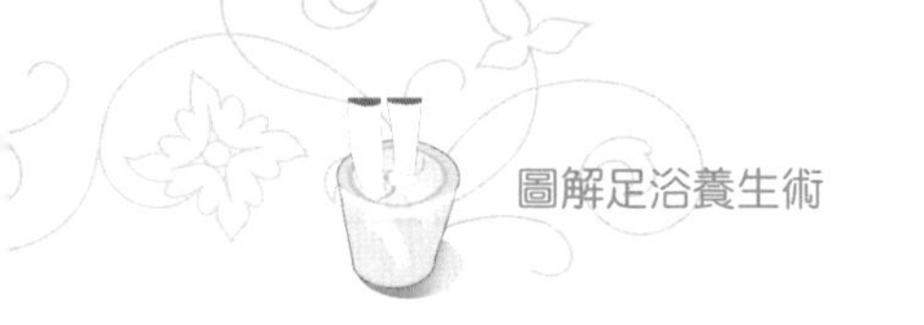

（一）甲狀腺機能亢進症

〔使用穴位〕：足三里。

〔位置〕：足陽明胃經穴。在髕骨下緣下3寸，脛骨前皆1橫指處。

〔方法〕：每天臨睡洗足時，按摩該穴3～5分鐘。

〔說明〕：能調理氣血，升陽降陰，經驗方。

（二）外傷腰痛

〔使用穴位〕：崑崙、京骨。

〔位置〕：

（1）崑崙：足太陽膀胱經穴。外踝高點與跟腱之間的凹陷中取穴。

（2）京骨：足太陽膀胱經穴。第5蹠骨粗隆大，赤白肉際間取穴。

〔方法〕：洗浴時按摩左右兩穴，各5～7分鐘。

〔說明〕：能行氣活血，化瘀止痛，經驗方。

（三）風濕性關節炎

〔使用穴位〕：曲泉。

〔位置〕：足厥陰肝經穴。屈膝，在膝內側膕橫紋上凹陷中。

〔方法〕：

（1）左膝痛，按右曲泉，用引針輕刺點左膝的痛點。

（2）右膝痛，按左曲泉，用引針輕刺點右膝的痛點。能強筋骨，利關節。

〔說明〕：曲泉居膝關節中，是宗筋匯集處。洗浴時按摩此穴，能治各種關節病。

（四）腿腳拘攣

〔使用穴位〕：選取陰陵泉、三陰交。

〔位置〕：

（1）陰陵泉：足太陰脾經穴。脛骨內側踝下緣凹陷中取穴。

（2）三陰交：足太陰脾經穴。內踝高點上3寸，脛骨內側後緣取穴。

〔方法〕：洗足時按摩雙側穴位，各3～5分鐘。

〔說明〕：能行氣活血，止痙養血，經驗方。

（五）腹痛

〔使用穴位〕：商丘、厲兌。

〔位置〕：

（1）商丘：內踝前下方凹陷中，舟骨結節與內踝尖連線中點。

（2）厲兌：第2趾外側趾甲角旁約0.1寸。

〔方法〕：洗足時垂足取穴。由大腿向下推按順壓至商丘穴，點刺放血，然後下推至厲兌，點刺出血。

〔說明〕：能行氣通絡、和胃柔腸，經驗方。

（六）發痧、上吐下瀉

〔使用穴位〕：選取腿彎紫筋。

〔位置〕：小腿彎紫筋曝露處。

〔方法〕：洗足時屈小腿取紫筋，用拇指指腹從上到下推取該穴。能發痧柔筋，止痛瀉毒。

〔說明〕：經驗方。出自《痧脹衡》。

（七）肝硬化

〔使用穴位〕：陰谷。

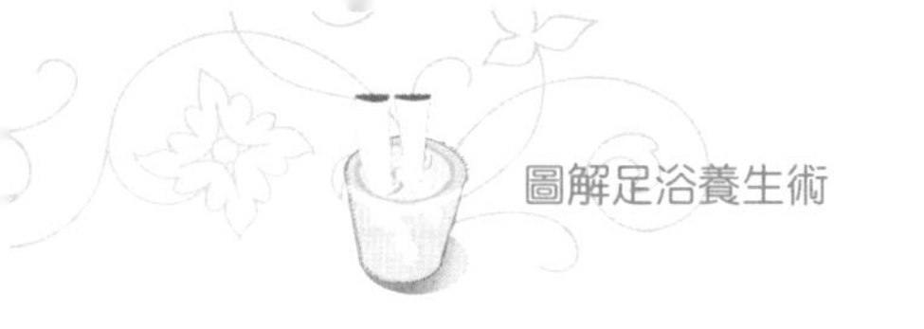

〔位置〕：在膝下內側輔骨後，大筋之下，小筋之上，按之應手處。

〔方法〕：當膕窩內側，和委中穴平，在半腱肌和半膜肌腱之間，屈膝取穴。用拇指指腹從上到下推取該穴。

〔說明〕：能疏肝經、行鬱氣、消腫塊，經驗方。

（八）喘息有痰

〔使用穴位〕：照海。

〔位置〕：腳內側足踝骨下1寸處。

〔方法〕：洗足時屈腿取穴，用拇指指腹從上到下推取該穴。

〔說明〕：能清熱、平喘、化痰，經驗方。

（九）嗜睡症

〔使用穴位〕：豐隆。

〔位置〕：在腿外側，平條口穴處。

〔操作方法〕：洗足時，於外踝尖上8寸處取之，用拇指指腹從上到下推取該穴。

〔說明〕：化痰醒神，此法也可治療心臟疾病、胃病等。

（十）精神分裂症

〔使用穴位〕：陽陵泉。

〔位置〕：在膝下腿外側，腓骨小頭前下方1寸處。

〔方法〕：洗足時，於腳骨小頭前下凹陷中取之，用拇指指腹從上到下推取該穴。

〔說明〕：鎮靜安神，此法尚能治療肝膽病、足痿病症。

（十一）脊髓空洞症

〔使用穴位〕：上巨虛。

〔位置〕：在脛骨前肌中當足三里下3寸。

〔方法〕：洗足時正坐垂足，在足三里穴下3寸，當足三里與下巨虛穴連線的中點處取之。用拇指指腹從上到下推取該穴。

〔說明〕：能行氣通絡，經驗方。

（十二）不寧腿綜合症

〔使用穴位〕：束骨。

〔位置〕：在足小趾外側本節後陷中，當第5蹠骨小頭的後外側，小趾外展肌的前端處。

〔方法〕：洗足時正坐垂足，在足小趾外側本節（第5趾蹠關節）的後方凹陷中取之。用拇指指腹從上到下推取該穴。

〔說明〕：鎮靜安神，緩急止風，經驗方。

（十三）睾丸隱痛

〔使用穴位〕：三陰交。

〔位置〕：足內踝尖上3寸處。

〔方法〕：洗足時屈膝取穴，用拇指指腹從上到下推取該穴。

〔說明〕：能行氣止痛，經驗方。

（十四）腎炎

〔使用穴位〕：太溪。

〔位置〕：內踝與跟腱之間凹陷中。

〔方法〕：洗足時屈膝，內踝與足背跟腱之中的凹陷處即是此穴。用拇指指腹從上到下推取該穴。

〔說明〕：能滋陰補腎、協調經氣，經驗方。

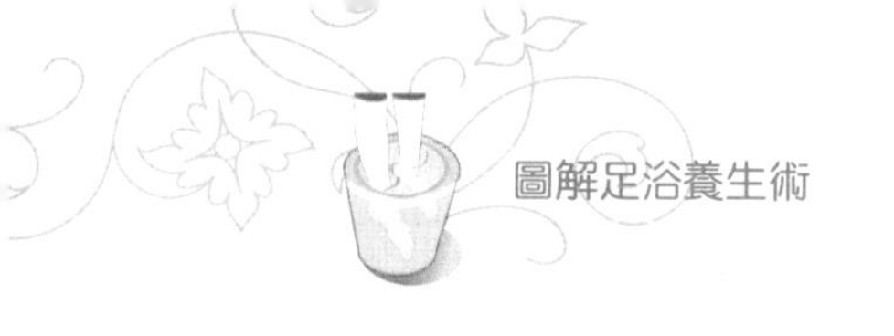

（十五）淋症

〔使用穴位〕：外踝尖。

〔位置〕：足外踝最高點處。

〔方法〕：洗足時採坐位或仰臥，於足外踝最高點處取穴。左右計2穴。用拇指指腹從上到下推取該穴。

〔說明〕：能清熱利濕、排尿通淋，此法還可治療轉筋及寒熱腳氣病症。

（十六）血栓性脈管炎

〔使用穴位〕：陽交。

〔位置〕：在外踝尖上7寸，斜屬三陽分肉間。

〔方法〕：洗足時採坐位，在外踝尖上7寸，腓骨後緣取之。用拇指指腹從上到下推取該穴。

〔說明〕：能通絡活絡、益氣養血。此法尚可調節血壓、治療結石絞痛與皮膚疾病。

（十七）精索靜脈曲張

〔使用穴位〕：曲泉。

〔位置〕：在股骨內髁後緣，膝內輔骨下，大筋上、小筋下陷者中，於膝內側膕窩橫紋端處取之。

〔方法〕：用拇指指腹從上到下推取該穴。

〔說明〕：能行氣止痛，經驗方。

（十八）丹毒

〔使用穴位〕：條口。

〔位置〕：在脛骨外緣，脛骨前嵴處1橫指，平髕骨下緣處。

〔方法〕：洗足時採坐位，在足三里穴以下5寸處取之。用拇指指腹從上到下推取該穴。

〔說明〕：能清熱利濕、去瘀解毒，此法對治療多發性神經炎及足緩不收症亦有良效。

（十九）下肢象皮腫

〔使用穴位〕：僕參。

〔位置〕：在足跟骨下赤白肉際處。

〔方法〕：洗足時正坐垂足，從崑崙穴直下，在跟骨下陷中取之。用拇指指腹從上到下推取該穴。

〔說明〕：能健脾利水，通絡止痛，經驗方。

（二十）不孕症

〔使用穴位〕：委陽。

〔位置〕：在膝窩膕橫紋外側處取穴。

〔方法〕：洗足時屈腿，在膝窩膕橫紋外側取穴。用拇指指腹從上到下推取該穴。

〔說明〕：能補肝經、瀉瘀血，此法尚可治療痛經及尿道感染病症。

（二十一）子宮頸癌

〔使用穴位〕：至陰。

〔位置〕：足小趾外側甲角旁約0.1寸。

〔方法〕：洗足時屈腿，在足小趾外側取穴。用拇指指腹從上到下推取該穴。

〔說明〕：能理經絡，去瘀血，經驗方。

（二十二）痛經

〔使用穴位〕：血海。

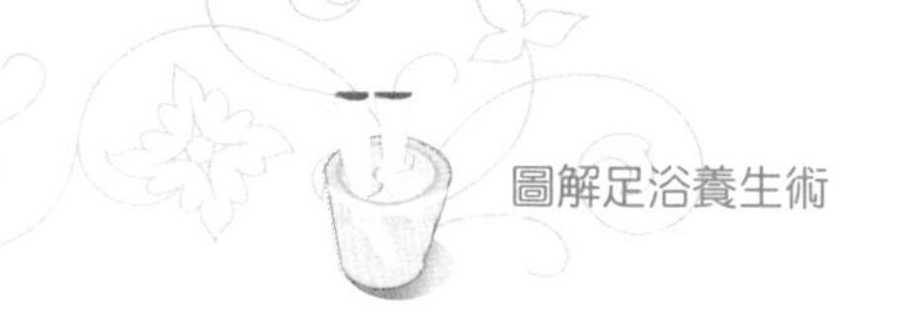

〔位置〕：髕骨上緣2寸，股內側肌的內側緣上。

〔方法〕：洗足時屈膝，當股四頭肌內側頭的隆起處取穴。用拇指指腹從上到下推取該穴。

〔說明〕：經驗方，能調理氣血。

（二十三）閉經

〔使用穴位〕：八風。

〔位置〕：足背五趾之歧縫間。

〔方法〕：洗足時正坐或仰臥，於足背5趾間的縫紋端取穴，左右共計8穴。用拇指指腹從上到下推取該穴。

〔說明〕：能清熱、通經、瀉瘀，經驗方。

（二十四）小兒麻痺後遺症

〔使用穴位〕：三陰交。

〔位置〕：在足內踝上3寸，脛骨內側後緣。

〔方法〕：洗足時屈腿，在脛骨內側後緣凹陷處取穴。用拇指指腹從上到下推取該穴。

〔說明〕：能補脾胃，壯筋骨，此法尚能治療月經痛、丹毒、絲蟲病等。

（二十五）下肢癱瘓

〔使用穴位〕：風市。

〔位置〕：在膝下7寸，股骨外側。

〔方法〕：洗足時直立垂手，在大腿外側中指尖處取穴。用拇指指腹從上到下推取該穴。

〔說明〕：能祛風濕、通經絡，此法也能治療下肢麻木、急性闌尾炎等症。

（二十六）風濕性關節炎

〔使用穴位〕：髀關。

〔位置〕：髂前上棘直下平齊會陰處。

〔方法〕：洗足時採坐位，髂前上棘直下，平臀溝處。用拇指指腹從上到下推取該穴。

〔說明〕：能祛風通絡，此法也可治闌尾炎、腦血管意外。

第八篇

足浴療法的特效穴位

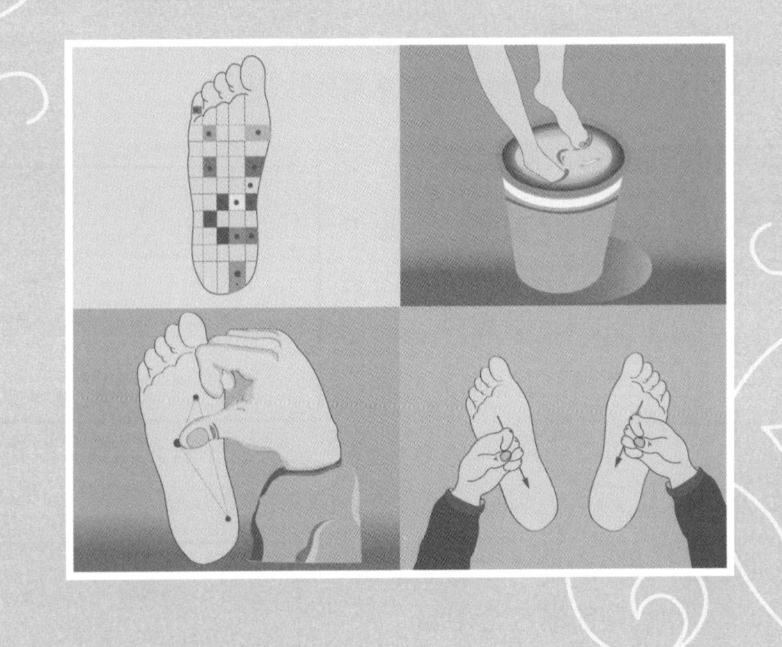

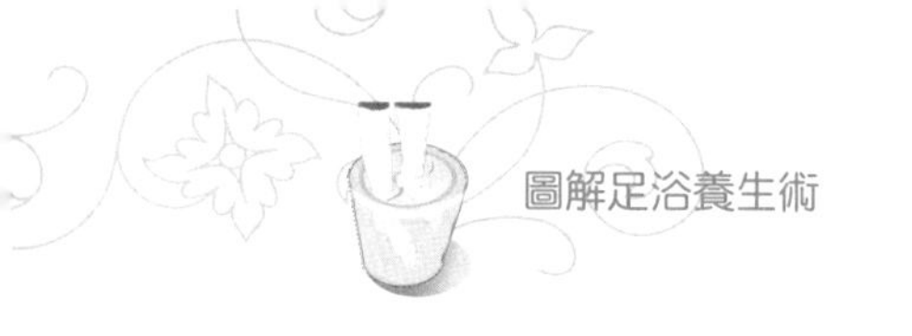

（一）特效足穴1：前後隱珠

〔定位〕：位於足蹠部，湧泉（即腳心凹陷處，左右各一穴）穴前後各5分處。左右計4穴（見圖58）。

〔主治〕：腿部疔瘡、下肢痙攣、蹠神經痛、心悸亢進、高血壓、小兒搐搦。

〔操作方法〕：點按時有麻痠感覺至趾尖。

前後隱珠
前後隱珠
前後隱珠
前後隱珠

圖58　前後隱珠穴

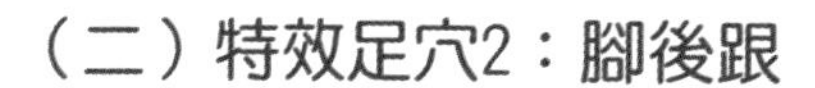

（二）特效足穴2：腳後跟

〔定位〕：位於足跟後正中線下緣，足蹠後緣處。左右計2穴（見圖59）。

〔主治〕：明黃黃疸、寒暑諸毒。

〔操作方法〕：點按。

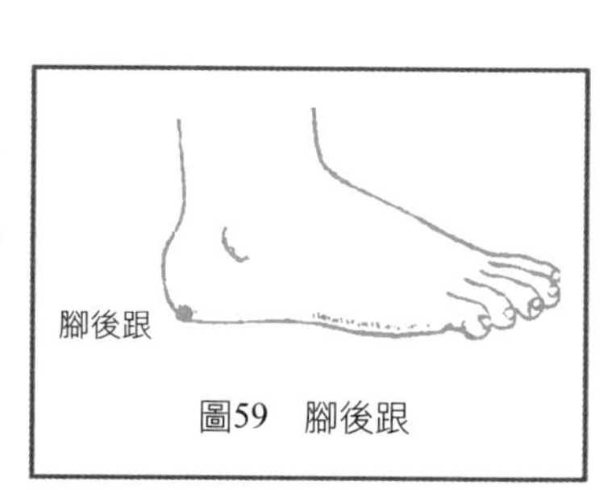

圖59　腳後跟

（三）特效足穴3：獨陰

〔定位〕：位於足第二趾之蹠側，趾節橫紋之中點。左右計二穴（見圖60）。

〔主治〕：卒心痛、難產、死胎、胞衣不下、月經不調、小腸疝氣、胸腹痛、婦人乾噦、嘔吐、積聚、

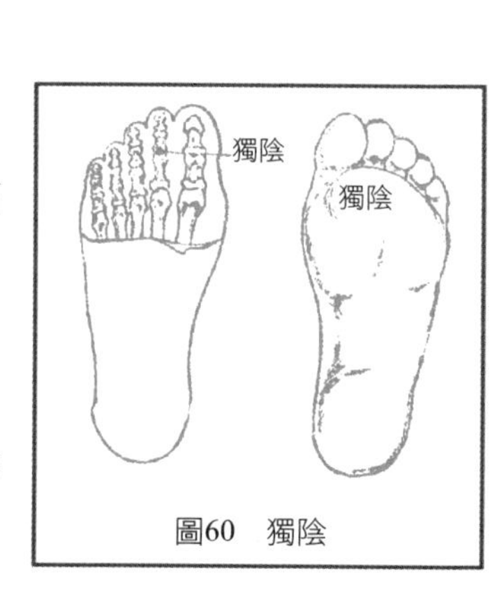

圖60　獨陰

河豚魚中毒。

〔操作方法〕：點按時有痠麻感覺至趾尖。

（四）特效足穴4：小趾尖

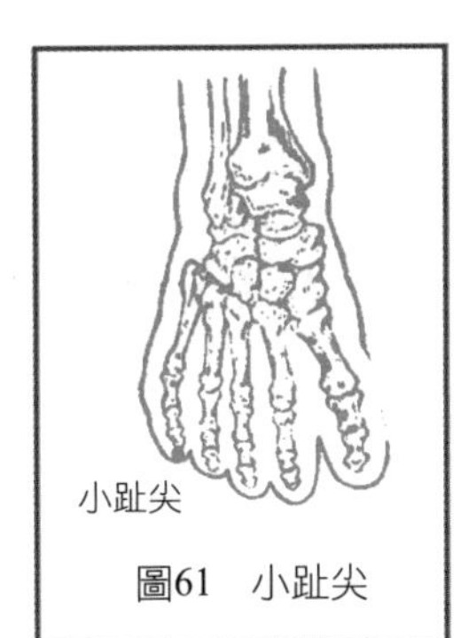

圖61　小趾尖

〔定位〕：位於足小趾尖端。左右計2穴（見圖61）。

〔主治〕：難產、頭痛、眩暈、消渴。

〔操作方法〕：點按時局部有痛感。

（五）特效足穴5：陰獨

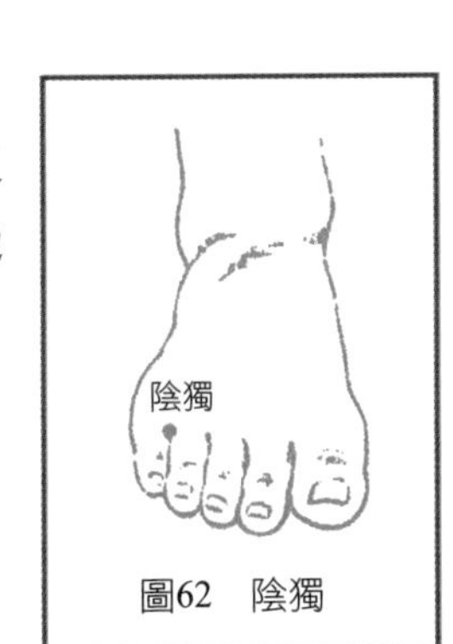

圖62　陰獨

〔定位〕：位於足背，第4、5蹠趾關節之前方，第4、5趾蹼上。左右計2穴（見圖62）。

〔主治〕：月經不調、足背腫痛。

〔操作方法〕：點按時有痠麻感至趾間。

（六）特效足穴6：足太陽穴

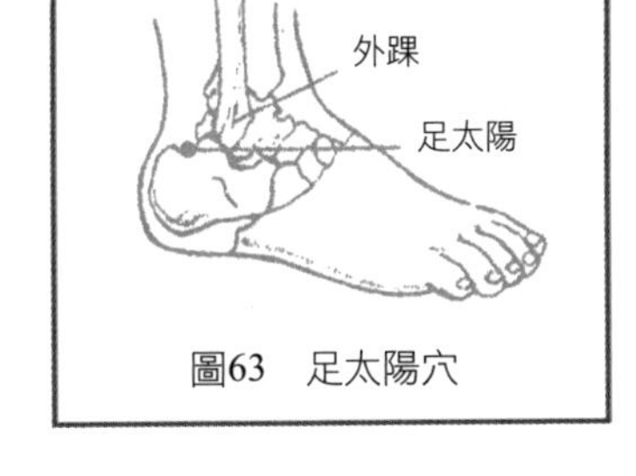

圖63　足太陽穴

〔定位〕：位於足踝下緣後約1寸凹陷中。左右計2穴（見圖63）。

〔主治〕：胞衣不下、足癱瘓無力、頭痛、眩暈、腳氣、跗關節炎、消渴、淋病、男陰卵疝氣。

〔操作方法〕：點按時局部有脹麻感覺。

（七）特效足穴7：腦根穴

〔定位〕：位於足外踝與跟腱間之凹陷處。左右計2穴。（見圖

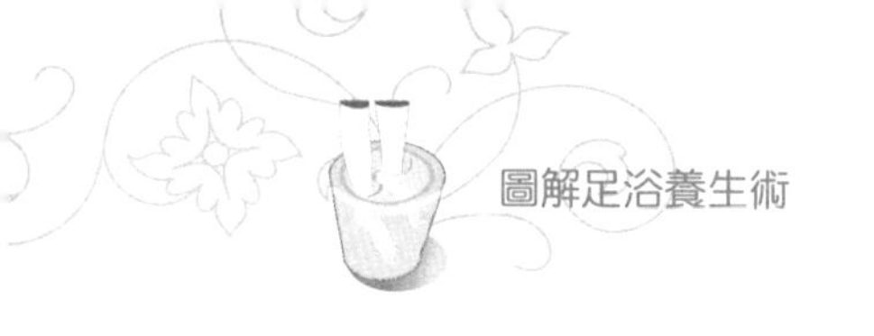

64）

〔主治〕：一般癲症、慢性精神病。

〔操作方法〕：點按。

腦根
外踝
圖64　腦根穴

（八）特效足穴8：二趾上穴

〔定位〕：位於足背，第2、3蹠骨小頭之後緣凹陷中。左右計2穴（見圖65）。

〔主治〕：水腫、齒齦炎、衄血。

〔操作方法〕：點按時有痠麻感覺至趾尖。

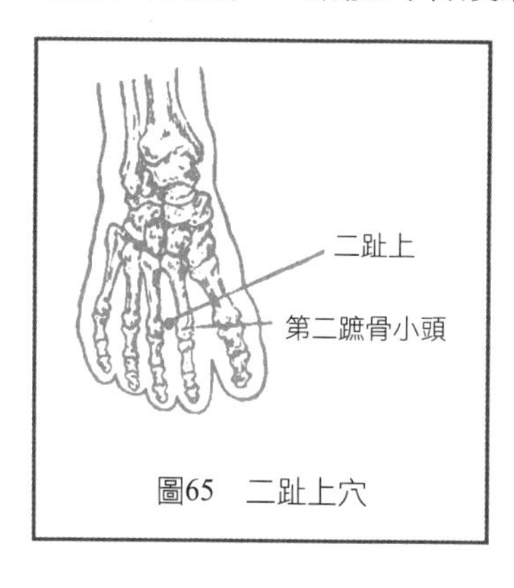

圖65　二趾上穴

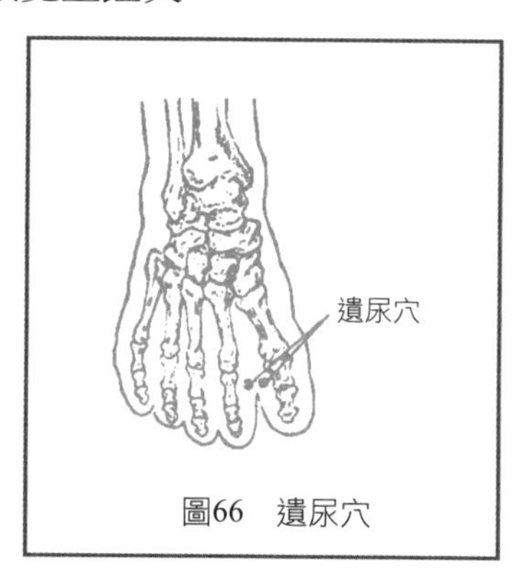

圖66　遺尿穴

（九）特效足穴9：遺尿穴

〔定位〕：位於足拇指背側腓側緣及第2趾間（見圖66）。

〔主治〕：遺尿。

〔操作方法〕：點按。

（十）特效足穴10：八沖

〔定位〕：位於足背，兩相鄰蹠骨小頭高點之中點處。左右計八穴（見圖67）。

〔主治〕：瘧疾、婦女月經不調、腳背紅腫、腳氣、頭痛、牙痛、間歇熱、肺充血。

〔操作方法〕：點按時有痠麻感覺至趾尖。

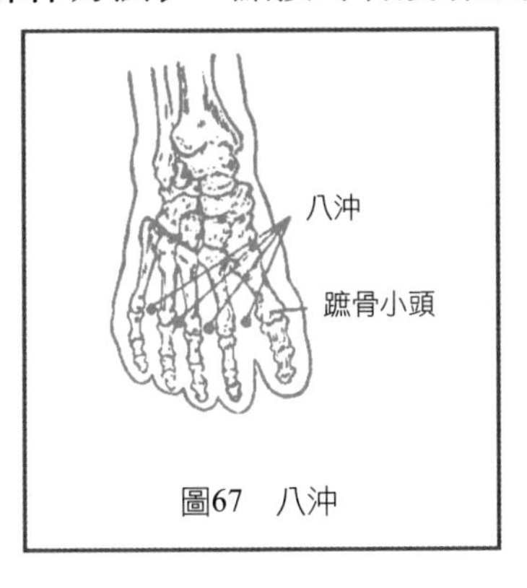

圖67　八沖

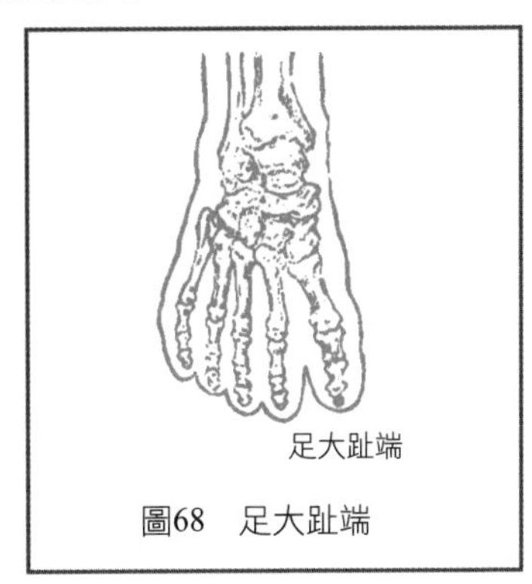

圖68　足大趾端

（十一）特效足穴11：足大趾端

〔定位〕：位於足大趾尖端。左右計2穴（見圖68）。

〔主治〕：便毒、穿踝疽。

〔操作方法〕：點按。

（十二）特效足穴12：厲兌

〔定位〕：位於足背，第2蹠趾關節兩側前方處。左右計兩穴（見圖69）。

〔主治〕：膨脹虛腫。

〔操作方法〕：點按。

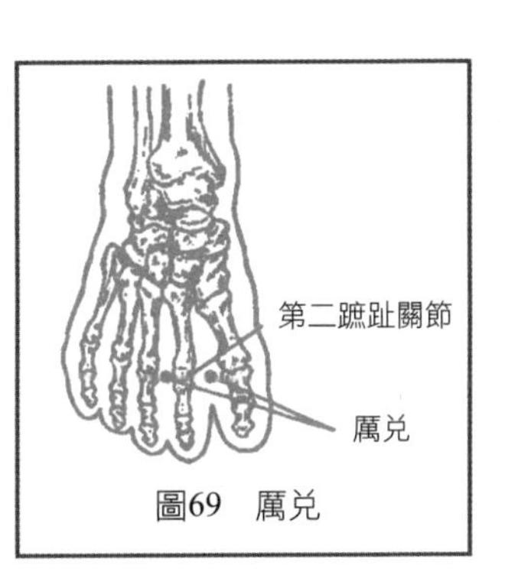

圖69　厲兑

（十三）特效足穴13：足少陽

〔定位〕：位於足背，第2趾正中線上，第2蹠趾關節之後方1寸處，左右計2穴（見圖70）。

〔主治〕：膽實、癲癇、腹中不適。

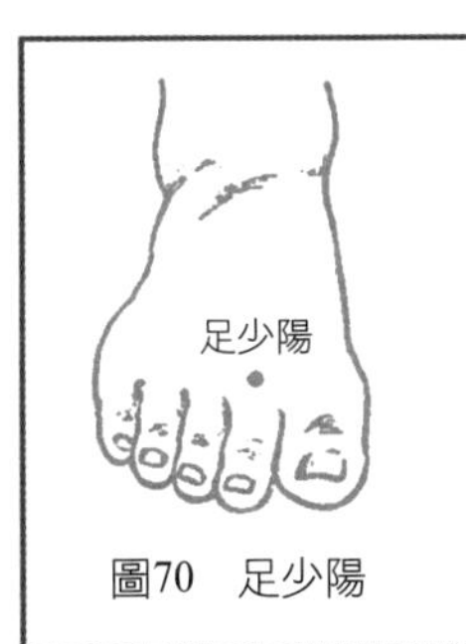

圖70　足少陽

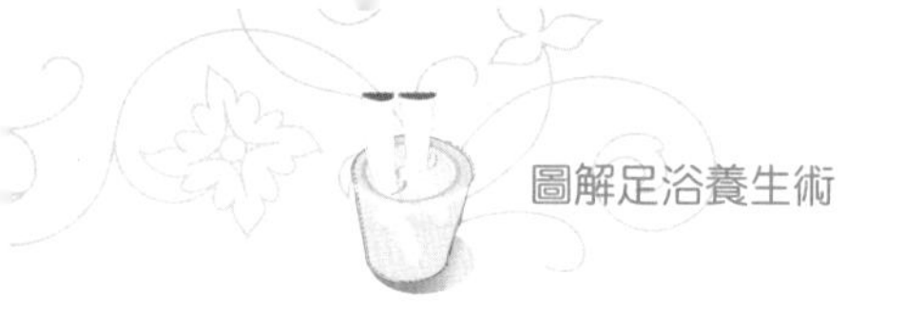

〔操作方法〕：點按。

（十四）特效足穴14：拇趾橫里三毛

〔定位〕：位於拇趾背側，爪甲部正中點。左右各兩穴（見圖71）。

〔主治〕：衄血、胃痛、腸疝痛、偏墮、癲狂。

〔操作方法〕：點按時局部有脹麻感。

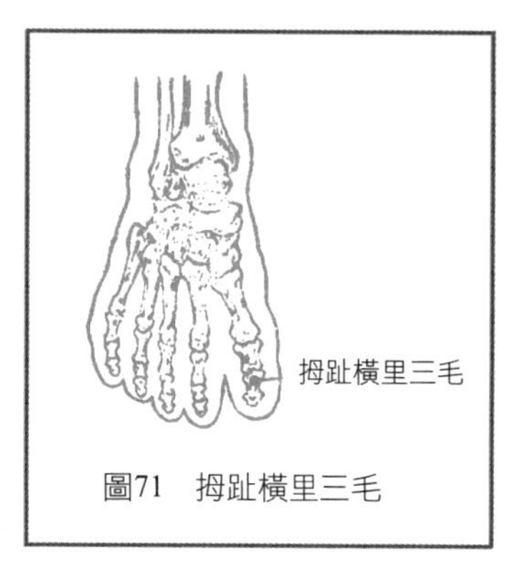

圖71　拇趾橫里三毛

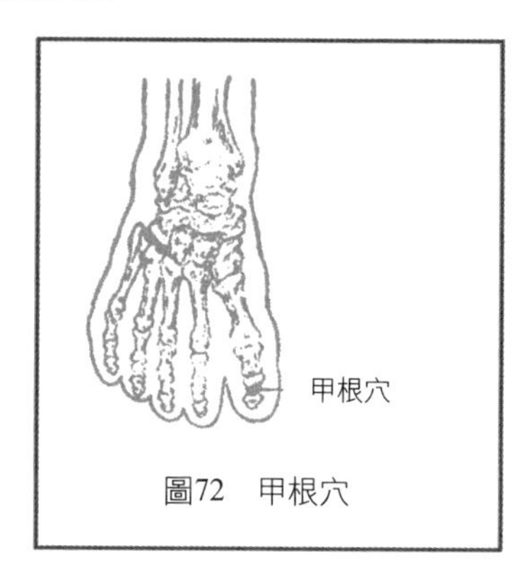

圖72　甲根穴

（十五）特效足穴15：甲根穴

穴位：位於足大趾背側，趾甲弧影中點。左右計2穴（見圖72）。

〔主治〕：卒中、七疝偏墮、久年胸痛。

〔操作方法〕：點按時局部有痛感。

（十六）特效足穴16：踝部進針點

〔定位〕：約在內外踝最高點上三橫指（相當於懸鐘、三陰交穴下端）1圈處，共6點，從跟腱內側起向前轉到外側

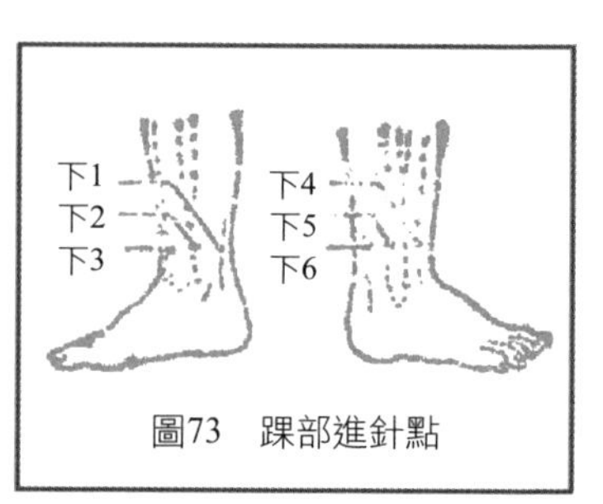

圖73　踝部進針點

跟腱，依次為下1、下2、下3、下4、下5、下6（見圖73）。

〔主治〕：腹部及下肢各種疾病。

〔操作方法〕：點按。

（十七）特效足穴17：下1

〔定位〕：靠跟腱內緣。

〔主治〕：上腹部脹痛、臍周轉痛、痛經、白帶、遺尿、陰部瘙癢痛、足跟痛（針尖向下刺）等。

〔操作方法〕：點按。

（十八）特效足穴18：下2

〔定位〕：在足內側面中央、靠脛骨後緣。

〔主治〕：肝區痛、側腹部痛、過敏性腸炎等。

〔操作方法〕；點按

（十九）特效足穴19：下3

〔定位〕：脛骨前緣向內1公分處。

〔主治〕：膝關節（內緣）痛等。

〔操作方法〕：點按。

（二十）特效足穴20：下4

〔定位〕：脛骨前緣與腓骨前緣中點。

〔主治〕：股四頭肌痠痛、膝關節痛、下肢感覺障礙（麻木、過敏）、下肢運動障礙（癱瘓、肢顫、舞蹈病）、趾關節痛（針尖朝下刺）等。

〔操作方法〕：點按。

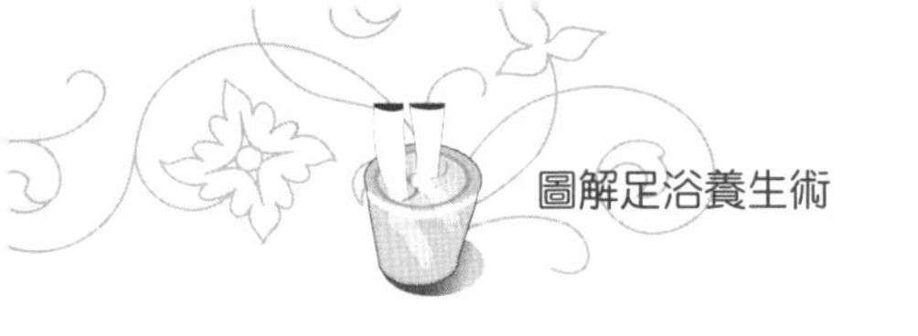

（二十一）特效足穴21：下5

〔定位〕：在外側面中央，靠腓骨後緣。

〔主治〕：髖關節痛、踝關節扭傷（針尖朝下刺）等。

〔操作方法〕：點按。

（二十二）特效足穴22：下6

〔定位〕：靠跟腿外緣。

〔主治〕：治療下6區病症，如急性腰扭傷、腰肌勞損、骶髂關節痛、坐骨神經痛、腓腸肌痛（針尖朝下刺）等。

〔操作方法〕：點按。

（二十三）特效足穴23：拇趾表橫紋

〔定位〕：位於足大拇趾背側，趾節橫紋之中（見圖74）。

〔主治〕：淋病、睾丸炎、腸疝痛、腰痛。

〔操作方法〕：針1～2分，得氣時局部有脹麻感。

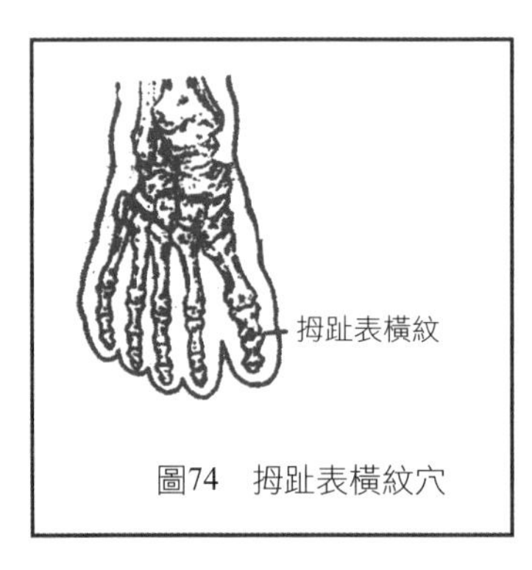

圖74　拇趾表橫紋穴

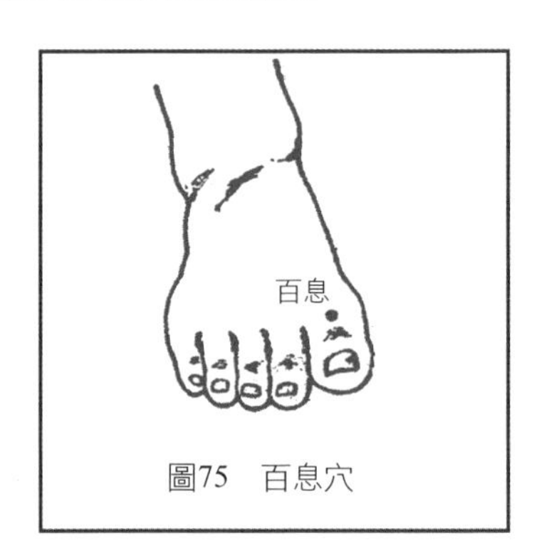

圖75　百息穴

（二十四）特效足穴24：百息

〔定位〕：位於足大趾背側正中線，趾端直上1寸處。左右計2穴（見圖75）。

〔主治〕：大便失禁、難產。

〔操作方法〕：點按。

（二十五）特效足穴25：鞋帶

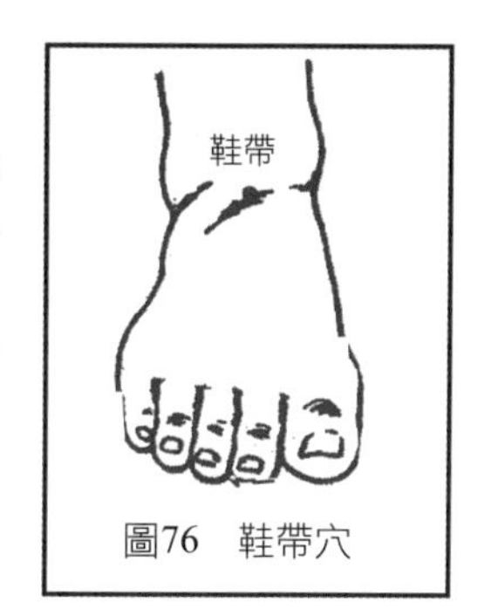

圖76　鞋帶穴

〔定位〕：位於足踝關節的前面，內外踝高點連線與脛骨前肌外側緣的交點下3分處。左右計2穴（見圖76）。

〔主治〕：小兒驚風、小兒角弓反張。

〔操作方法〕：點按。

（二十六）特效足穴26：曲尺

〔定位〕：位於足背前內側面，內踝下方脛骨前肌內側緣之凹陷處，左右計2穴（見圖77）。

〔主治〕：膨脹、繞臍痛、少腹痛、腰痛、遺精。

〔操作方法〕：點按。

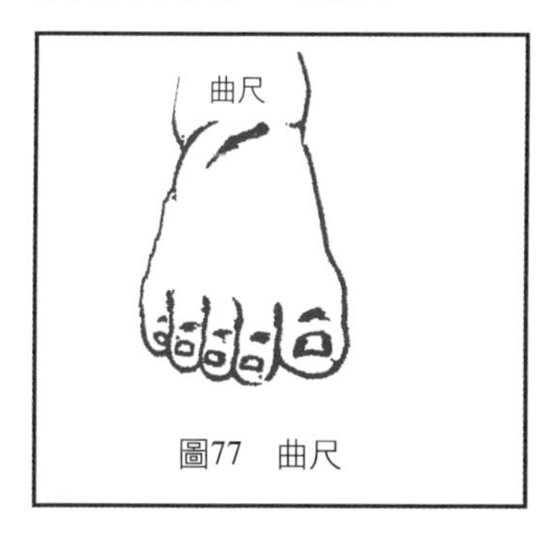

圖77　曲尺

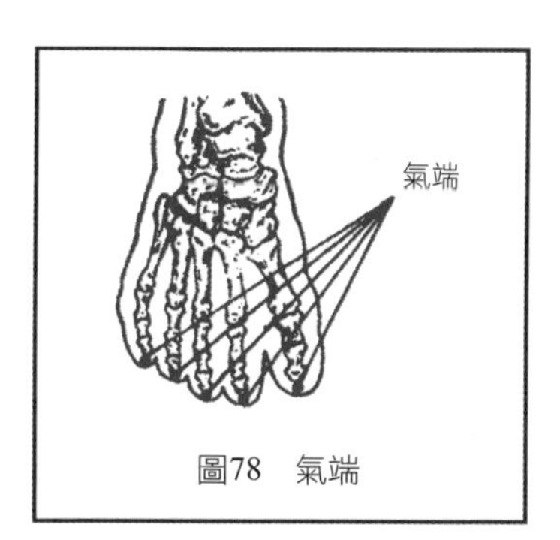

圖78　氣端

（二十七）特效足穴27：氣端

〔定位〕：位於足10趾之尖端。左右各5穴（見圖78）。

〔主治〕：腳氣、足趾麻痺、腦充血。

〔操作方法〕：點按。

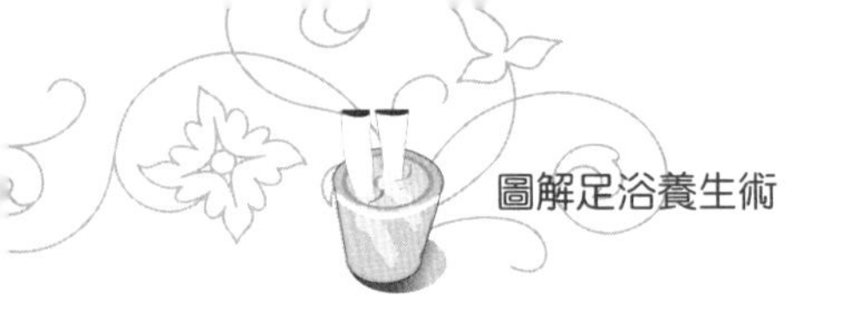

（二十八）特效足穴28；大趾甲下

〔定位〕：位於足拇趾脛側，爪甲緣下3分（見圖79）。

〔主治〕：卒狂鬼語、屍厥。

〔操作方法〕：點按。

大趾甲下

圖79　大趾甲下

（二十九）特效足穴29：華佗

〔定位〕：位於足大趾脛側緣與爪甲根相平、距爪甲5分處。左右計2穴（見圖80）。

〔主治〕：副睪丸炎、男子卒疝、陰囊偏大等症。

〔操作方法〕：點按。

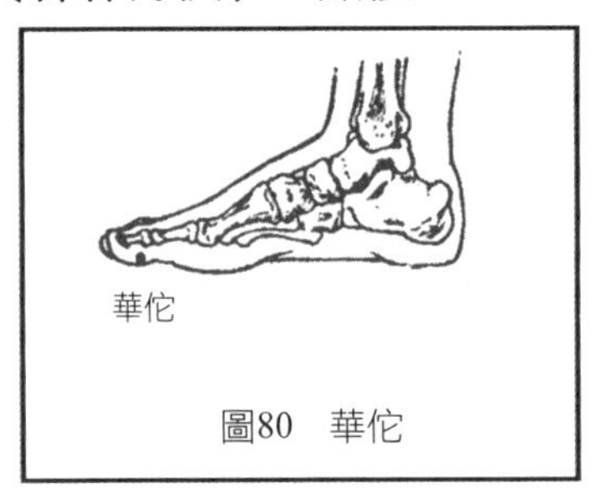

圖80　華佗

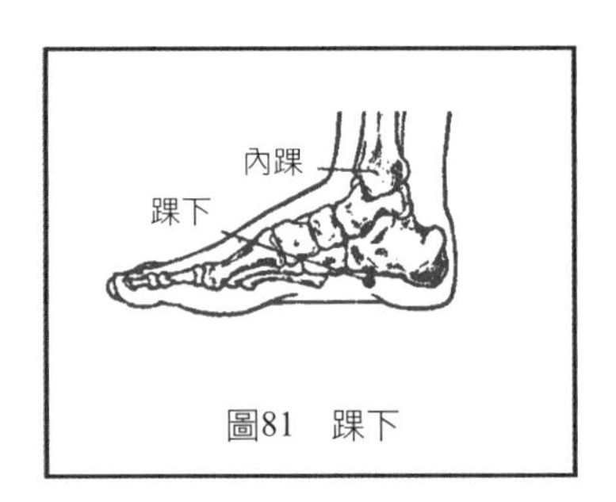

圖81　踝下

（三十）特效足穴30：踝下

〔定位〕：位於足內踝直下，足脛側下緣向足蹠移行部（見圖81）。

〔主治〕：滿身卒腫、面浮、跗關節炎。

〔操作方法〕：點按。

（三十一）特效足穴31：陰陽

〔定位〕：位於足拇趾脛側，趾節橫紋頭處。左右計2穴（見圖82）。

〔主治〕：卒中惡風、子宮內膜炎、赤白帶下、瀉注、腸疝痛。

〔操作方法〕：點按。

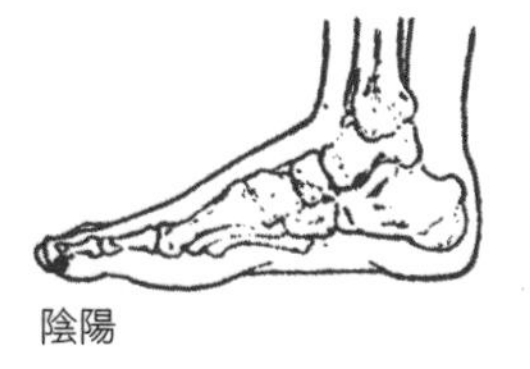

陰陽

圖82　陰陽

（三十二）特效足穴32：漏陰

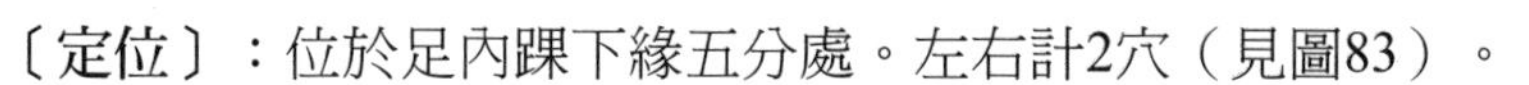

〔定位〕：位於足內踝下緣五分處。左右計2穴（見圖83）。

〔主治〕：婦人赤白帶下、四肢痠痛。

〔操作方法〕：點按時局部有發脹感。

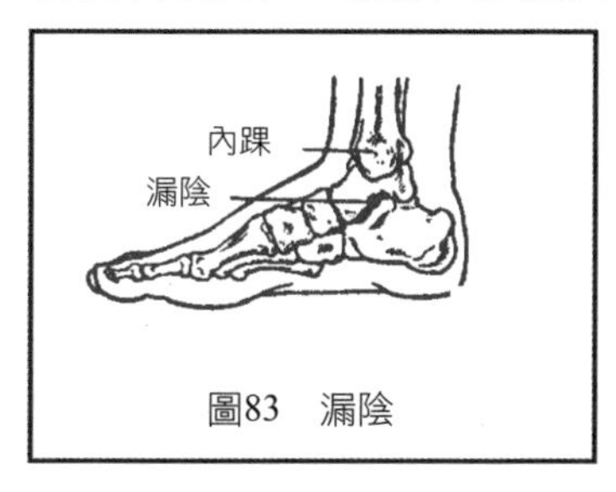

圖83　漏陰

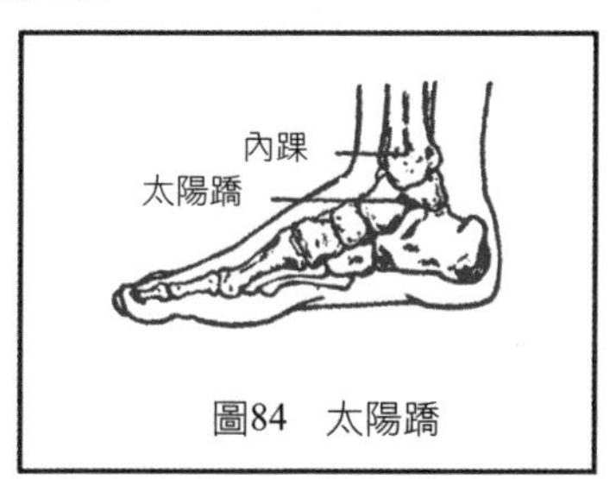

圖84　太陽蹻

（三十三）特效足穴33：太陽蹻

〔定位〕：位於足內踝下凹陷中（見圖84）。

〔主治〕：腳氣、婦女不孕、淋病。

〔操作方法〕：點按。

（三十四）特效足穴34：營池

〔定位〕：位於足內踝下緣前後之凹陷處。每側2穴，左右計4穴（見圖85）。

〔主治〕：腸出血、子宮出血、子宮內膜炎、月經過多，赤白帶下、尿閉、跗關節炎。

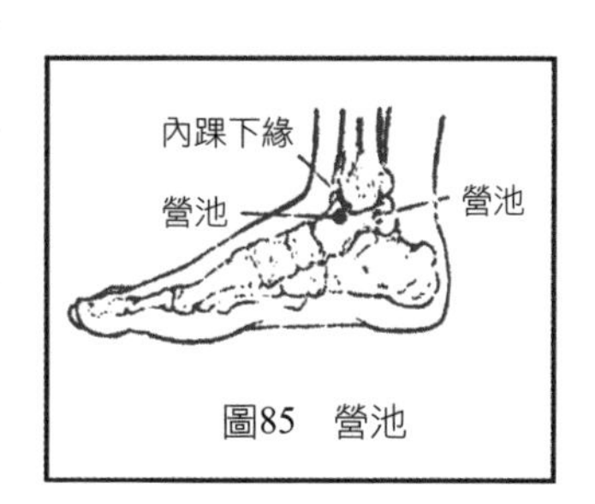

圖85　營池

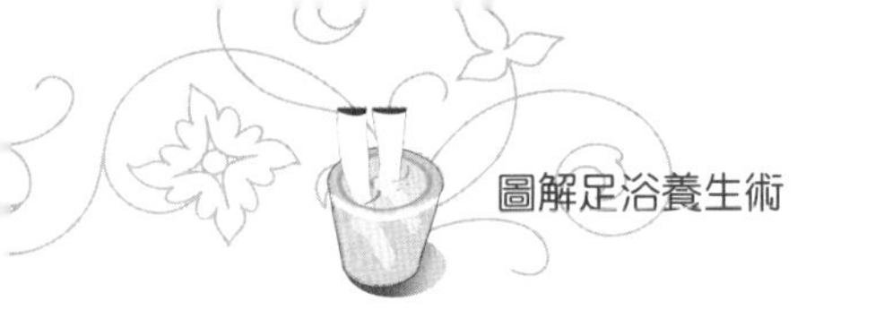

〔操作方法〕：點按時局部有發脹感。

圖86　足太陰

（三十五）特效足穴35：足太陰

〔定位〕：位於足內踝下緣後1寸凹陷處（見圖86）。

〔主治〕：難產、胞衣不下，淋病、子宮痙攣、子宮內膜炎。

〔操作方法〕：點按時局部有脹麻感。

（三十六）特效足穴36：內崑崙

〔定位〕：位於足內踝後下方與跟腱間之凹陷中，與外踝高點相平。左右計2穴（見圖87）。

〔主治〕：小兒陰腫、轉筋、腓腸肌痙攣、四肢厥冷、嘔吐。

〔操作方法〕：點按時局部有發脹感，或痠麻至趾尖。

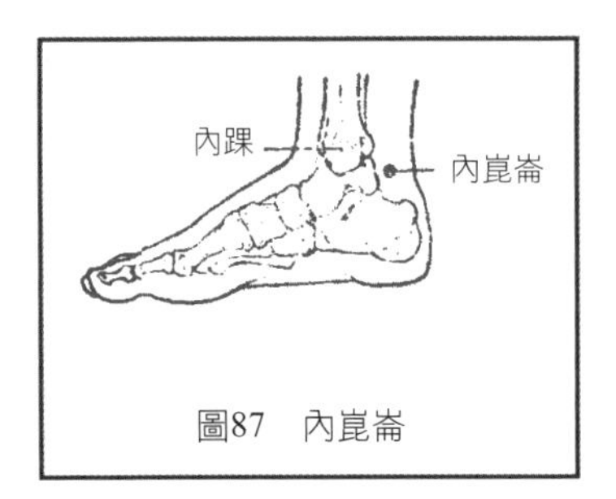

圖87　內崑崙

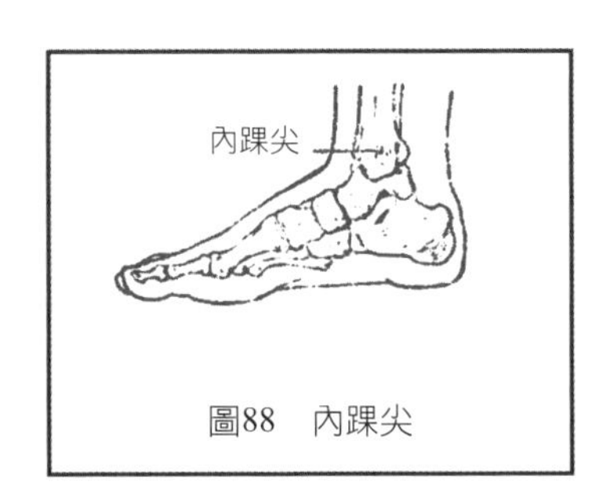

圖88　內踝尖

（三十七）特效足穴37：內踝尖

〔定位〕：位於足內踝之高點上，左右計2穴（見圖88）。

〔主治〕：扁桃腺炎、牙痛。

〔操作方法〕：點按。

第九篇

足浴治百病綜合療法

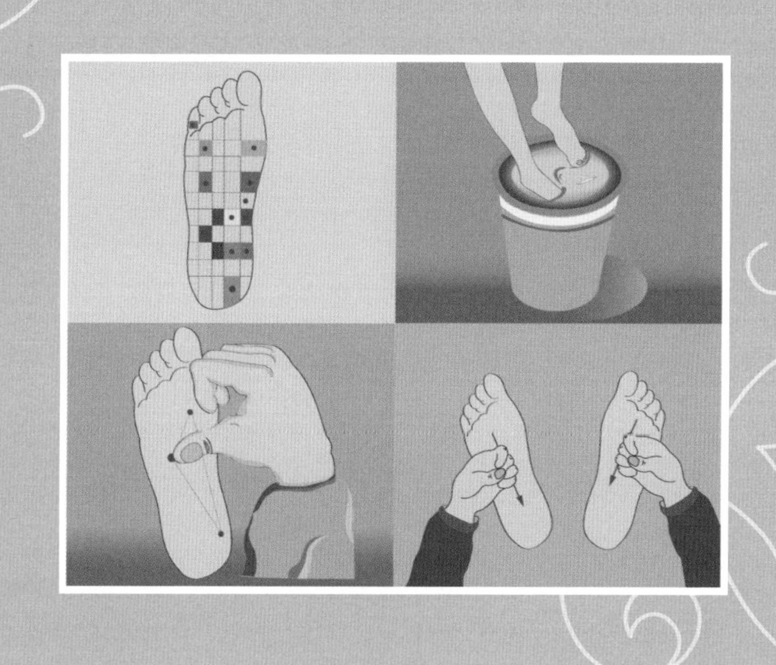

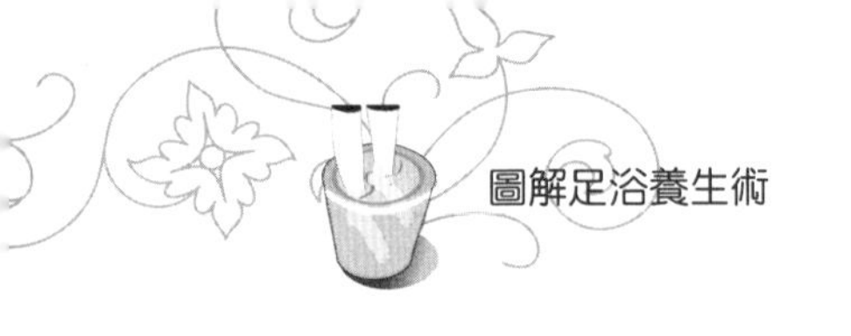

一、五官病

五官位於人體的最上部，與最下部的腳遙遙相對，是人體氣血上引下行的兩個關鍵所在，所以，足浴保健方法採用上病下治的方法，透過對人體氣血的升降出入，使得上下氣血溝通，從而防治各種疾病。

（一）近視眼

近視眼，是由於長期用眼過度，導致屈光不正、視物模糊的常見疾病。中小學生最常發生，採用足浴療法，可以有效改善症狀。

〔中藥足浴方〕：

決明子20克、夏枯草20克、千里光10克，水煎，足浴，每日一次。溫水浴，溫度35～38℃。

〔足浴按摩法〕：

1. 足浴時，以食指指端持續點揉患者足部的內庭穴，時間為1～3分鐘。
2. 足浴時，以拇指指腹反覆摩揉患者外踝周圍，時間為1～3分鐘。
3. 足浴時，以拇指反覆點揉患者足部的頭、頸、頸椎反射區，各操作1分鐘。

另外，足浴時也可以指壓法治療遠視及滋補肝腎，在足少陰腎經上，可以施加重點按揉，其中水泉、照海穴，前者在跟骨結節之內側前上部凹陷處，後者在內踝正下方凹陷處。

（二）口瘡

口瘡是在口腔黏膜上廣泛彌散地出現白色絲絨狀小點或斑片，也稱鵝口瘡。本病多發於嬰幼兒，四季均可發病，其主要症狀為發熱，口腔黏膜任何部位均可發病。

〔中藥足浴方〕：

1. 大天南星30克、焦梔子15克。研磨為末，與醋調勻後，敷足心。
2. 附子9克，研磨為末，與薑汁拌勻後，攤敷足心。
3. 吳茱萸9克。研磨為末，與醋調勻後，敷足心。亦治咽喉腫痛。

〔足浴按摩法〕：

取30～35℃溫水足浴，以手點按足大趾30～50次。

（三）慢性扁桃腺炎

慢性扁桃腺炎是以咽部經常不適、乾燥、發癢或疼痛為主要臨床特徵的咽部常見疾病。西醫學認為其發病的主要原因是急性扁桃腺炎反覆發作或遷延不癒所致。

〔中藥足浴方〕：

板藍根30克、蘆根20克，水煎後晾涼，取20～30℃足浴。或水煎後取火燻蒸腳後跟。

〔足浴按摩法〕：

足浴時，點按足部扁桃腺反射區（位於雙腳拇趾上方第2節肌腱的左右兩側），自上而下定點按壓5分鐘。

另有一法，即足浴時用兩手拇指或中指指腹著力，在下肢做相對應的點揉。點揉時，用力下壓，做小幅度揉動，力道由輕漸重，有滲透力，剛中有柔，從上至下相對點揉下肢。先點揉內外側。再點揉前後側。也可點揉重點穴位，如陰陵泉和陽陵泉、內膝眼和外膝眼、崑崙和太溪。兩側交替進行，可反覆點揉數十次。

（四）鼻炎

慢性鼻炎是一種常見的鼻腔黏膜和黏膜下層的慢性炎症，以鼻塞、嗅覺失靈為特徵。本病的發病原因很多，但主要是由急性鼻炎反覆發作或治療不徹底轉化而來。鼻涕呈黏液性，常伴頭痛、頭昏、嗅覺減退等。

〔中藥足浴方〕：

1. 生半夏、生香附各等份。研末水煎取湯，洗足，並點按湧泉穴。
2. 生地12克、樟腦2克，水煎取湯洗足，一般3次即可痊癒。
3. 黃柏9克、生地12克、黃酒適量。同搗，塗患者兩腳底湧泉穴。
4. 取桂枝、麻黃、防己、荊芥各6克，防風2克、川芎15克、附子4克，共研為細末，蔥白水煎洗足，令身體微微出汗，每日1次。

〔足浴按摩法〕：

鼻點位於雙腳拇趾第一節肉球底部與腳趾外側約45°處，右鼻病按左腳，左鼻病按右腳。

由上向下按壓5分鐘。

（五）鼻衄

鼻衄，即鼻出血，此症多因肺部有熱；或外感風熱；或飲酒過度；或過食油炸辛辣之物；或陰虛火動，氣逆於肝，肝火偏旺、木火刑金等。此病或偶爾出血，時而發作，甚則鼻衄如注不止。流鼻血多見於鼻部血管外傷或外邪侵入鼻黏膜導致血管破裂所致。足浴具有立竿見影的效果。

〔中藥足浴法〕：

可以用塑膠袋裝藥液浸足，如用荊芥、防風、五加皮、地骨皮、明礬、花椒、楓子肉、芙蓉葉、夾竹桃葉、皂角、鮮鳳仙花、食醋等煎液後裝入塑膠袋中，待冷後套在足上紮緊。

如流鼻血，可用溫開水立即浸足；可以每天數次進行，如鮮韭菜汁加溫開水浸足治療腳癬等；可以單用溫水浸足，如保健法中的「洗足法」等；此外，可以用冷水浸足，如足燒等。

〔足浴按摩法〕：

如遇鼻出血，可以手快速搓足心20～30下，或指捏足二趾外側20～30下。

（六）牙痛

牙痛是口腔疾患中的常見症狀，可由牙髓炎、根尖周炎、三叉神經痛等多種疾病引起。足浴具有引火下行的作用，可有效緩解牙痛。

〔中藥足浴方〕：

以白芷20克、吳茱萸20克、茴香10克，水煎趁熱足浴。即痛即浴。

〔足浴按摩法〕：

足浴時，患者取仰臥位，操作者用拇指及食指指端掐點趾縫中的八風穴30～60次，有祛疲勞、止眩暈、止疼痛、調氣血的效果。

也可以在足浴時，點按位於雙腳每趾第一趾節骨橫紋下方呈帶狀之區域，每次30～60下，也可治療下顎發炎、下顎感染，牙周病、打鼾、下顎化膿、下顎關節炎等疾患。

足浴時，由內向外按摩3分鐘。

（七）咽喉痛

咽喉痛的常見病因有三：一是外感類疾病，如感冒、咽喉炎等。二是發聲過度，如教師職業病、聲帶水腫、充血等。三是由於食入辛辣食物和油炸食物，導致咽喉水腫。

〔中藥足浴方〕：

以白芷20克、吳茱萸20克、茴香10克，水煎趁熱足浴。即痛即浴。

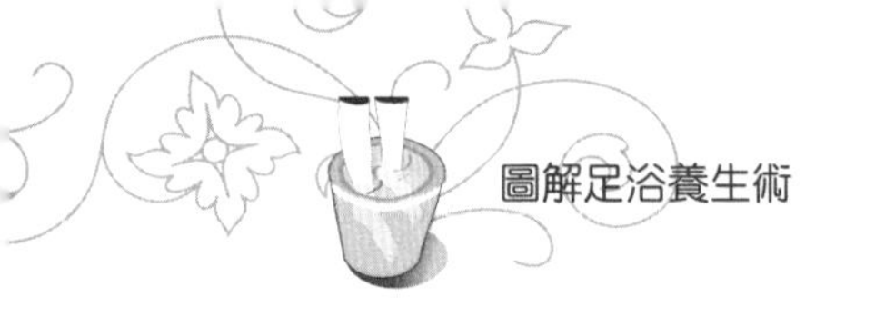

〔足浴按摩法〕：

洗足時，可將腳趾放入溫水中，浸泡5分鐘後，在浴盆中站立，將腳趾觸入浴盆底。臀部小心地坐到腳後跟上去。雙手放在大腿上，上身直立，目視前方。

呼氣，舌頭向外伸，下巴盡量抵向胸部。同時最大限度地收縮腹部，並努力保持這種姿勢直至憋不住氣為止。然後嘴閉上，頭豎起，用鼻子吸氣。這樣胃部就得到了鍛鍊，增強了抗病能力。此法可治療喉部疾患和扁桃腺炎，使你的面色紅潤，消除雙下巴，並能治療習慣性便祕、胃病、糖尿病。

由於湧泉穴在足底長年不著地的部位，對外來刺激比較敏感，所以只要用中等力道按壓就會產生很持久的感受。刺激湧泉穴可以自己動手，也可以借助於自製的簡單按摩棒。除此之外，還有一個既簡便又有效的方法，這裡不妨介紹一下：找兩根竹筷子平放在床邊，一端緊頂住牆壁。竹筷子下方可以墊上書本，讓筷子頭露出來，高度以能對準人平躺時腳心的湧泉穴為宜。擺放好竹筷子後，人仰躺在床上，讓竹筷子的頂端對準湧泉穴，然後逐漸用力。頂壓2～3分鐘左右，可放鬆1～2分鐘，再行施壓。

（八）白髮

中醫認為髮為血之餘，白頭髮的出現往往是肝腎不足、氣血兩虧所致，所以足浴療法採取的是滋補肝腎、補氣養血的方法。

〔中藥足浴方〕：

1.何首烏30克、柏子仁20克、旱蓮草20克，水煎趁熱足浴。

2.黃耆30克、側柏葉30克，水煎趁熱足浴。

〔足浴按摩法〕：

足浴時，將一側踝部，放於對側膝關節上，用同側手扶住踝關節上部，用較輕的力道將踝關節做順時針或逆時針方向的環轉搖動，以踝部輕鬆舒服為準，兩側交替進行。

此方法有舒筋活絡、行氣活血、滑利關節之功用。對踝關節扭傷、跟骨痛、下肢癱瘓、下肢痺症均有一定防治作用。

（九）禿頂

斑禿是頭髮呈圓形或橢圓形、大小不等、界限分明的脫髮症狀。常無自覺症狀、無炎症，病區皮膚略陷下，斑禿邊緣頭髮可無光澤，易脫落，或有斷髮，經3～4個月長出新髮，漸至恢復正常。

〔中藥足浴方〕：

以白芷20克、川芎20克、雞血藤10克，水煎趁熱足浴，或冷熱浴交替進行。

〔足浴按摩法〕：

冷水浴足、冷浴時，末梢微血管收縮，腦的血液循環加強，對於禿頂有防治作用，另外對於頭部因營養缺乏而致的疾患、近視眼、少白頭、記憶力差等也有很好的防治作用。

（十）耳鳴

耳鳴常見於中老年患者或腎虛病人，中醫認為，腎開竅於耳，腎氣不足，則耳鳴耳聾，因而足浴治療的根本原則在於補腎益精、聰耳明目。

〔中藥足浴方〕：

以熟地黃20克、枸杞子20克，磁石家莊20克，水煎趁熱足浴。每日1～2次。

〔足浴按摩法〕：

足浴時，用一側足心，緊貼另一側足背的皮膚上，稍用力下壓，做上下方向的連續不斷的直線往返摩擦，兩側下肢動作配合要協調，用力要均勻，速度要適宜，以足心和足背產生溫熱、舒服感為佳。可適當增加摩擦次數，以提高效果，兩側交替進行。

此方法有溫通經絡、舒筋活血、益氣補腎、鎮靜安神之功用。

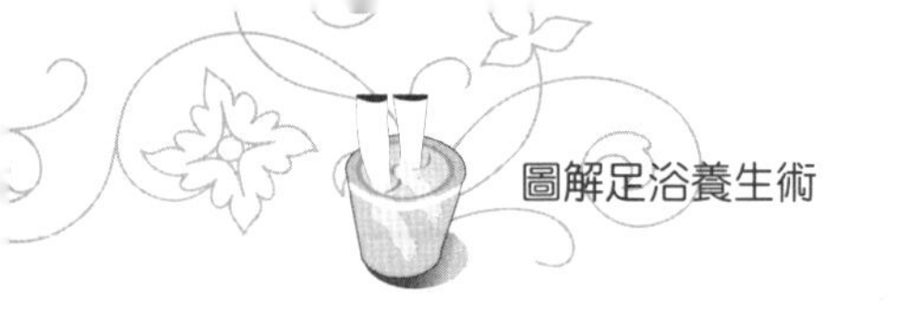

對高血壓、頭眩、耳鳴、昏厥、失眠、腰痠腿軟、下肢不遂、足心熱痛、足部麻木等病症均有一定防治作用。

（十一）梅核氣

梅核氣是一種很特殊的疾病，它表現在病人自覺喉中有異物感，吞之不下，嘸之不去，似有似無，常見於中年婦女或青春期的病人，多與情緒不暢有關。

〔中藥足浴方〕：

以柴胡20克、厚朴20克、川楝子10克，水煎趁熱足浴。

〔足浴按摩法〕：

若有精神性的咽喉不適，先以大拇指按住然谷穴，用勁按壓，待感覺疼痛後，鬆開一下拇指，再壓第二下，如此反覆壓、鬆5～6次；接著揉搓腳心和腳心周圍的凸起部位5～10分鐘；最後抓住腳踝朝一個方向旋轉活動2分鐘，每日1～4次。

二、婦女病

（一）痛經

痛經系指月經前後或行經期間所發生的下腹部疼痛，亦稱「行經腹痛」。本病可能緣於子宮發育不良或子宮位置過於前屈和後傾、子宮頸過於狹窄、子宮內膜呈現片狀排出或骨盆腔炎、子宮內膜異位症等疾病。

〔足浴配方〕：鮮韭菜根240克。加水3000cc，煎至2500cc，過濾，洗足部。

〔足浴法〕：

1. 對中極和曲骨進行按摩：曲骨位於肚臍正下，恥骨聯合的上緣；中極則在曲骨上1橫指處。這兩個穴位可用來改善生殖器官和泌尿器官的症狀，也可用於女性痛經症的治療。洗浴時，用4個手指的指腹以螺旋形推進的方式按摩中極和曲骨的四周。

2. 揉搓足小趾5分鐘，按揉通谷、湧泉、然谷穴各3～5分鐘。每日2次。
3. 以一手持腳，另一手半握拳，食指彎曲，以食指第一指間關節頂點施力，由腳跟向腳趾方向推按5～6次，每日2～3次。能鍛鍊骨盆底的肌肉，能調經和助長發育，對順利分娩也極有幫助，亦能促進消化，治療習慣性便祕，減輕小腿部的疼痛，有時還能減輕胃痛。
4. 在盆中浴足後，洗浴者可將雙手分別抓住兩個腳踝，腳用力向後撐（用雙腳拉直雙臂）；讓病人眼向前看，頭盡量向上抬。
5. 雙手用力將腳拉向後部；使病人的身體像一隻小船一樣。洗腳時，按摩者以拇指和食指貼放在患者足背關節部的內側和外側，相當於足底腹股溝管反射區部位，從關節部上拉，在足背中央部，從離開皮膚表面的部位，拇指和食指合二為一有節奏地進行上拉，反覆60次。能補氣和血。

（二）更年期綜合症

不少婦女才40歲剛過，就開始有了焦慮不安、心煩意懶、頭暈耳鳴、多夢易怒、胸悶多汗和血壓不穩等一系列症狀。看完醫生後，多定為「更年期綜合症」。

〔**足浴法**〕：

1. 消除「更年期綜合症」最好的辦法是患者躺於浴盆中，在水中按摩內外踝下的照海穴和申脈穴。臨床證明，在水中用手指按摩或強壓照海穴能促進激素分泌，緩解情緒不穩，使交感神經和副交感神經的興奮和抑制達到平衡。洗浴時按壓按

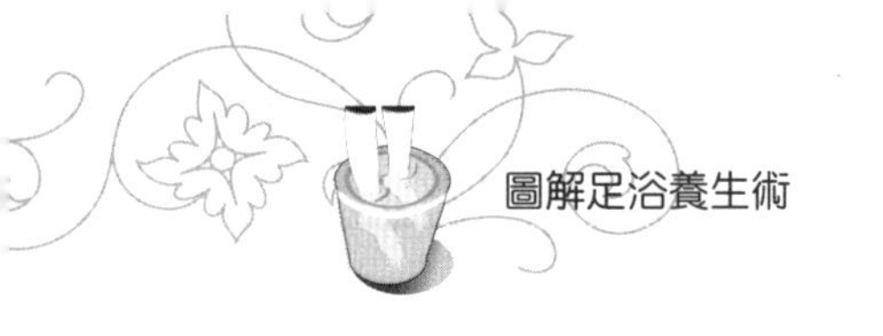

摩申脈穴可使頭昏和焦躁不安等症狀消失。時間上，最好是每天能按壓上述兩穴五次以上，或是掐到有疼痛感為止。經過一段時間，「更年期綜合症」就能緩解或消失。

2. 按摩血海與三陰交穴，正確地尋找這兩個穴位的方法是：正坐屈膝，髕骨內上緣上2寸，當股內側肌內側緣。這就是血海；三陰交在內踝骨中心點上方3寸當脛骨後緣。每天指壓這兩個穴位各十次左右，對月經異常、發冷、更年期障礙等婦科病都很有效。
3. 一般人往往忽略腳部的保養和運動，其實，腳也是魅力的所在。首先，入浴時，用刷子或海綿沾香皂清洗，接著，再做如下的腳趾運動。其一是洗浴時將兩支鉛筆放在地上，左右腳的腳趾分別夾住一支，再以腳跟行走。其二是洗浴時把布放在地上，以腳趾用力夾住，再放下。左、右腳交互各做10次。

（三）婦女陰癢

〔足浴配方〕：

1. 以蛇床子30克泡酒，過三天後取出溶於水中洗足，洗後以少量擦於然谷穴。
2. 用蓖麻葉搗爛，或用巴豆2粒去殼，加麝香0.3克，熱浴洗足。

〔足浴法〕：

1. 洗浴時按摩以下兩穴，各5～7分鐘。（1）曲泉：足厥陰肝經穴。屈膝，當膝內側橫紋頭上凹陷中。（2）血海：足太陰脾經穴。他人用手掌按在膝關節膝蓋骨上。當拇指尖到處即是此穴。自取時為髕骨內上緣上2寸。如此浴之，能補益沖任，調經止痛。注意：用一手拇指或掌根部與其餘四指的指面著力，相對用力捏拿，一緊一鬆，逐漸移動，移動時，間距應均匀，動作要靈活、協調，有節律性，有滲透力。以近端向遠端捏拿，反覆數十次。兩側下肢交替進行。對重點穴位可加強手法，如前側組織做反覆不間斷地，有節律的輕柔緩和的回旋或上下左右方向揉動，揉動時、可吸定一處，亦可緩慢移動。以舒服或透熱感為度，兩側交替進行，也可反覆操作數十次。

2. 足浴時，用手指點揉然谷、湧泉穴，力道輕重兼用，每次施術應點揉50次以上。坐位時，臀部著凳前1/2處，被擊側腿前伸，足平穩著地，另一側足抬起，以大拇指、食指末端著力，擊打對側下肢。

（四）子宮脫垂

由於各種原因使子宮從正常位置沿陰道下降，子宮頸外口達坐骨棘水平以下，甚至子宮全部脫出於陰道口外，稱為子宮脫垂。子宮脫垂的臨床表現輕者為腰骶部疼痛或下墜感，並於走路、負重、久蹲後加重，休息後減輕。病情較嚴重者於外陰部有塊狀物脫出，站立過久、咳嗽、排便或活動時腫塊增大，躺下休息後可回納變小。病情嚴重者甚至脫出腫塊不能自動回納，必須用手推納，甚至一站立就會有腫塊脫出。

〔**足浴配方**〕：

1. 以白芷20克、吳茱萸20克、茴香10克，水煎趁熱足浴。即痛即浴。
2. 陳艾絨、蛇床子各30克、帶殼生木鱉子2枚，共研磨為細末，搗爛以醋調和後敷於足底湧泉穴。
3. 枳殼60克，煎水，趁熱先薰後洗，每日2～3次。
4. 丹參15克、五倍子、訶子肉9克。煎水趁熱薰洗足處。
5. 酒、醋各120克。置100℃左右的溫水之中，將腳跟放在酒醋蒸氣上薰之。待水溫度下降至40°左右時再浴足。本法對病後行走過早所致的足跟痛效果也佳。一般3～4次即癒。

〔足浴法〕：患者仰臥，兩腳平伸，按摩者以兩手拇指點按雙側足三里穴60次。能補氣和血、止痛。選取照海。此穴宜在內踝下緣凹陷中取穴。洗浴時按摩左右兩穴，各5～7分鐘。能升提臟腑，補血益氣。照海為百川之血海，故能升提子宮。

（五）子宮出血

選取血海。

足太陰脾經穴。正坐屈膝成90°。他人以左手掌按在病人右腿膝蓋上，掌心對準髕骨中央，當拇指尖到的地方是穴，他人右手取病人左腿上穴位。

〔足浴法〕：洗浴時按摩左右兩穴，各3～5分鐘。能調經養血、疏肝止崩。

〔說明〕：中醫認為，血海一穴，為通血之要路，故名為血海。灸血海可以補益其所在的足太陰脾經，調血氣，補肝臟，故可治子宮出血症。

（六）白帶增多

婦女帶量明顯增多，色、質、氣味異常，或伴全身或局部症狀者，稱帶下病。患者常自覺下腹部墜脹、疼痛及腰骶部痠痛。常在勞累、性交後及月經前後加劇，臨床主要分脾虛帶下、腎虛帶下及濕熱帶下幾型，現代醫學中之骨盆腔炎、子宮頸炎等病均屬此一範疇。採用中藥外洗浴可以降低白帶的產生，改善局部症狀。

〔足浴配方〕：苦參60克、黃柏50克、蒼朮60克、千里光100克、百部60克、大青葉50克、蚤休60克。將上述藥物水煎，濾液，待溫度適宜時，進行坐浴。每次10～15分鐘。

〔足浴法〕：

1. 足浴時掌根反覆推揉患者雙側足底，重點按摩足根部，時間為1～2分鐘，使局部發紅發熱為準。亦可以拇指按揉患者足部的腎上腺反射區0.5～1分鐘。
2. 用手指點按足背第1～2趾縫上約2寸凹陷處的太沖穴，以感痠、麻、脹為宜。

（七）婦女不孕

〔足浴法〕：

1. 足浴時選取陰陵泉，三陰交，進行洗浴按摩。其中陰陵泉屬足太陰脾經穴。正坐屈膝，膝下內側，有一高骨（脛骨內側髁），穴在脛骨內側髁下緣凹陷處，前面與脛骨粗隆下緣平齊。或沿脛骨內側緣自下而上用手指推，當手指抵達膝下，脛骨向內上彎曲處，即是穴。三陰交，屬足太陰脾經穴，正坐垂足，在內踝中點上3寸，脛骨後陷中取穴。洗浴時按摩左右兩穴，各3～5分鐘。
2. 足浴時，選取中都，進行按摩。該穴位於內踝高點上7寸，脛骨內側面的中央取穴。洗浴時按摩左右兩穴，各3～5分鐘。能補益沖、任兩脈，去瘀生新。

（八）子宮頸炎

子宮頸炎是指子宮頸處的急、慢性炎症，是育齡婦女的常見病，臨床上以慢性者較為多見。屬中醫學中「帶下病」之範疇。其治療常以外治法為主。

〔足浴法〕：

1. 洗浴時用手指點按小腿內踝上3寸處的三陰交穴、膝下內側陰陵泉穴和足大指間處行間穴。每穴點揉2分鐘，以出現痠、麻、脹感覺為準。
2. 洗浴時選取中封、急脈進行按摩。中封位於內踝前1寸，脛骨

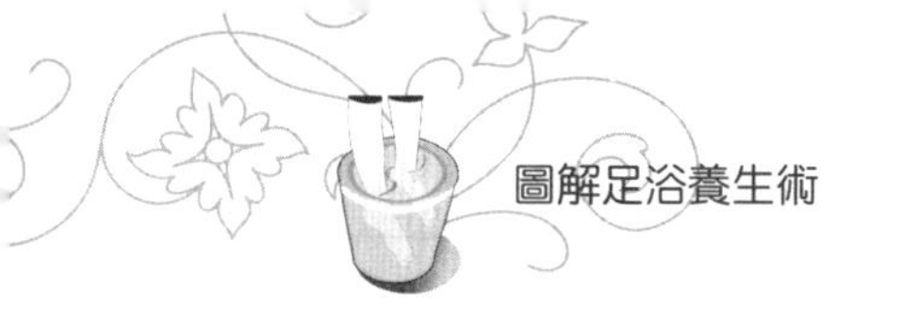

前肌腱內緣取穴。急脈位於趾骨聯合下旁開2.5寸，於腹股溝處。洗浴時按摩左右兩穴，各3～5分鐘。能清熱利淋、疏通肝經，對子宮頸炎具有良效。

（九）難產

〔**足浴配方**〕：

1. 灶下土20克。水煎後以醋調和，洗足心。
2. 蓖麻仁9克，洗腳心。
3. 大麻仁4粒、吳茱萸9克、雄黃3克。水煎後和醋同洗浴雙足心。
4. 伏龍肝50克、甘草15克，醋適量，用以洗浴足部。洗足前，先將伏龍肝研為細末，以醋調勻後，貼足心，然後沖洗之，另將甘草煎湯備用。將調成的藥糊敷貼手心亦可。
5. 蓖麻仁12粒。水煎，洗浴孕婦足心，每日2次。
6. 爛心土（優龍肝）16克。研末，用水濕潤，洗浴時塗足心處即可。
7. 吳茱萸9克。研末，水煎後酒調敷腳心，胎安即去。

〔**足浴法**〕：使用上述足浴方時，亦可在足浴時選取難產穴，其穴在右腳小趾爪甲外側尖上，即至陰穴。於洗浴時按摩左右兩穴，各3～5分鐘。

三、男科疾病

（一）陽痿

陽痿是男性生殖器痿弱不用，不能勃起，或臨房舉而不堅，不能完成正常房事的一種病症。又稱陰痿。西醫亦稱陽痿。

〔**足浴配方**〕：丁香30克、肉桂30克、川椒30克、吳茱萸30

克、零陵香30克、路路通50克、淫羊藿100克、蛇床子50克、巴戟天50克、歸尾30克、肉蓯蓉100克、露蜂房30克、韭子50克。上藥水煎20～35分鐘，濾渣後浴足，具有補腎壯陽，溫陽散寒，活血通絡的作用。

〔足浴法〕：

1. 以拇指指端，持續掐揉患者足大趾趾腹，時間為1～3分鐘。
2. 以掌根直擦患者足部正中線，使局部發紅發熱為準。
3. 施術者以掌根反覆搓揉患者足跟外側，時間為1～2分鐘。
4. 採用冷水浴法，用水溫在20℃以下的水沖洗足部，每晚於臨睡前進行，每次沖洗3～5分鐘。亦可採用熱水洗足法，水溫在50℃～60℃，每晚臨睡前進行，每次浸洗10分種。亦可採用藥水局部洗浴，用五倍子40克，文火煎熬30分鐘，再加適量溫開水，乘熱（35℃～40℃左右）浸洗足部，約5～10分鐘。
5. 赤足端坐床上，使兩足心相對，趾離1尺左右，以手掌搓同側腳心，由腳趾至腳跟，經過湧泉穴32次。除陽痿外，凡腰痛、腿軟、腎囊潮濕、疝氣、遺精、早洩，搓湧泉穴都有效。有腎病的人，不拘於32次，可以增加到一、二百次。
6. 洗浴時兩腿伸直，兩腳趾前後翹動共32次。能活動足三陽、三陰經，又著重重複胃、膽、腎三經的運動。
7. 足浴時點按前列腺反射區（位於腳跟骨內側，踝骨下方），可治前列腺肥大、尿頻、排尿困難、尿裡帶血、尿道疼痛。
8. 選取合陽穴。此穴位於足太陽膀胱經。在膕橫紋正中直下2寸處。洗浴時按摩左右兩穴，各3～5分鐘。能補腎益陽，益精醒腦。

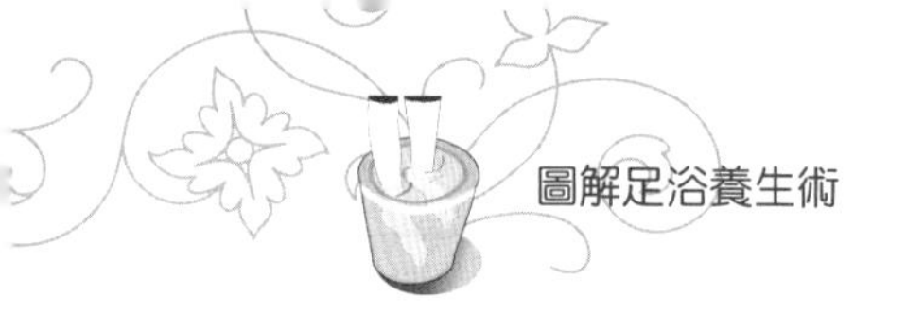

（二）前列腺炎

慢性前列腺炎為男性成人極常見的疾病，多因葡萄球菌、鏈球菌、大腸桿菌等感染所致。主要表現為少腹、會陰、睪丸有不適感，排尿終末或大便時尿道常有白色分泌物滴出。有時伴有尿急、尿頻、尿痛等症狀。

〔**足浴法**〕：

1. 足浴時，以拇指持續按揉患者足部的壓痛反射區，各操作1分鐘。
2. 足浴時，以大魚際直擦患者雙側足心及足內側，使局部產生溫熱感為宜。
3. 足浴時，以拇指和食指相對用力，反覆捻揉患者足部各趾1～2分鐘，然後，以拇指指端掐點各趾甲根，時間為0.5～1分鐘。

〔**足浴配方**〕：板藍根、大青葉各30克，金錢草15克，大黃12克。以上諸藥用水浸數小時後慢火煎熬半小時，取其湯液一半口服，另一半和藥渣用以薰洗足處，可反覆加溫應用2～3次。先擦搓左無名趾上，即第二關節靠趾根方向的位置，再擦搓靠近小趾內邊的側面，最後在靠近第三趾邊的側面擦揉。雙手皆要擦搓。

（三）腎結石

腎結石是腎臟內有石頭狀的結晶體。主要表現為絞痛，多數為突然發作，痛感可放射至下腹部，發作可能持續數小時，也可能於幾分鐘內即緩解，可見肉眼血尿。

〔**足浴配方**〕：鮮律葦500克，用清水洗淨，然後加水2000cc，煎去1500cc，待溫後洗腳，每天早晚各洗1次。

16天為1療程，休息5天後，再進行第二個療程。

〔足浴法〕：

1. 溫水浸足，5分鐘後，用腳後跟踩踏腳趾。先用右腳後跟依次從左腳拇趾踩到小趾，用力踩踏5～6次，然後換腳，用相同的方法踩右腳趾，如此重複做10分鐘，每日2次。
2. 先擦搓好第二趾與小趾，其次在第四趾趾甲邊際開始朝趾跟方向擦搓。
3. 在第四趾趾甲邊靠近拇趾邊際上貼膠帶，擦搓過足背，朝第三趾方向擦搓。
4. 擦搓兩圈，稍留空隙，雙手掌處跨越第一關節。
5. 再擦搓兩圈半，於靠第三趾一邊的側面結束。

（四）男子疝氣

〔足浴配方〕：以蛇床子31克研末，用紗帕包好，煎煮，洗浴足部，每日2次。足浴時兩腳平伸，按摩者以兩手拇指點按雙側足三里穴60次。除男子疝氣外，亦可治婦女子宮脫垂，能補氣和血、止痛。

〔足浴法〕：

1. 足浴時選取膝陽關穴進行按摩。洗浴時，正坐屈膝，膝上外側一突起高骨（股骨外上髁）的上方凹陷處，進行摩擦浴，該穴在股骨與在筋（股二頭肌腱）之間。或直立位，從腓骨小頭下緣向上量4橫指，於大筋前股骨後是穴。高位足浴能溫腎陽，興陽道。
2. 洗浴時，選取睪痛點進行按摩。此穴在足拇趾里橫紋中央一點。洗浴時按摩左右兩穴，各3～5分鐘。左邊睪丸痛洗按右足，右邊睪丸痛洗按左足。能行氣散結。因睪痛點在足內

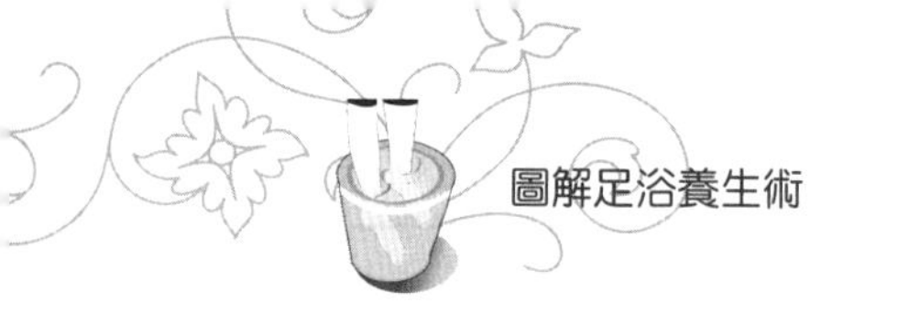

側，距足厥陰肝經最近，而足厥陰肝經包繞陰器，所以按此穴能行足厥陰肝經之氣，散結止痛。

（五）小便不利

小便不利是指尿量減少，排尿困難的總稱。包括癃閉、尿閉等症。

〔**足浴配方**〕：

1. 甘遂末6克。水煎。洗浴足部。每日2次。
2. 麝香15克。水煎，洗浴足部。另一種方法是用蔥白、田螺水煎，洗浴足部。
3. 滑石粉30克。水煎，洗浴足部。
4. 大蒜5顆，大麻子50粒。水煎、洗足，每日1次。
5. 大蒜1頭，鹽60克，山梔子6克。水煎，洗足，每日1次。

〔**足浴法**〕：選取陰谷穴進行按摩。此穴為足少陰腎經穴。正坐屈膝垂足。膝內脛骨內側踝後緣，膝窩膕橫紋內側端，二筋之間取穴。洗浴時按摩左右兩穴，各3～5分鐘。能清熱止淋。陰谷穴為足少陰腎經所入為合穴。足少陰腎經主水，通調小便。按摩此穴則經氣通利，小便自通。

（六）浮腫

水腫是指由於水液代謝功能障礙，而引起體內水液瀦留，泛溢肌膚，引起頭面、眼瞼、四肢或全身浮腫的疾病。多見於現代醫學之急、慢性腎炎等症。

〔**足浴配方**〕：薏苡仁30克、瓜蔞30克、遠志6克、忍冬藤30克、沙參15克、黃柏9克、牛膝9克、通草9克、甘草3克、天花粉30克、丹參15克、銀花30克、大貝母9克。水煎，濾去渣，泡足30分鐘。

〔足浴法〕：

1. 仰臥，使用毛巾由腳脖子往膝蓋方向，像絞毛巾似地予以按摩，或做如同踩腳踏車般的運動，這兩者皆能防止浮腫。把腳放在水中泡也會有良效。走路也可以防止腳浮腫。
2. 下肢浮腫的孕婦足浴時，應採用平臥位或下肢略為抬高的體位，然後從足背開始，沿小腿向大腿方向推拿，力道要輕柔，手法以按、壓、推、摩、輕捏交替混合使用。陷谷在腳背上第二、三趾骨結合部前方的凹陷處。按壓此處，對顏面浮腫、水腫、足背腫痛都有很好的療效。
3. 對陷谷穴按壓10分鐘後，就可以消除下肢浮腫。如果第二天下肢浮腫又發生了，可採用本法繼續治療，直至徹底消除浮腫為止。
4. 點、拿、握下肢沿血管走行方向由上向下但用力較重。要求掌根用力，虎口稍抬起，以免引起疼痛。能利水消腫。注意按摩方法由下向上按摩。能加速靜脈血及淋巴液的回流。與揉捏、按壓等手法交替使用。

（七）淋症

患者平臥，點、拿、握下肢方法與前法按摩基本相同，但用力較重。要求掌握力道，虎口稍抬起，以免引起疼痛。能利水消腫。

〔足浴配方〕：

1. 皂角粉12克，蔥頭3個。水煎，洗足，每日1次。
2. 水仙頭1個，蓖麻子30粒（去殼）。水煎，洗足，每日1次。
3. 生薑30克，豆豉9克，食鹽6克，連鬚大蔥（帶泥）30～80克。水煎，洗足，每日1次。
4. 田螺1枚，鹽半匙。水煎，洗足，每日1次。
5. 白烏桕樹葉20克。搗爛，貼腳心。
6. 半夏末10克。加麝香少許，水煎，洗足。

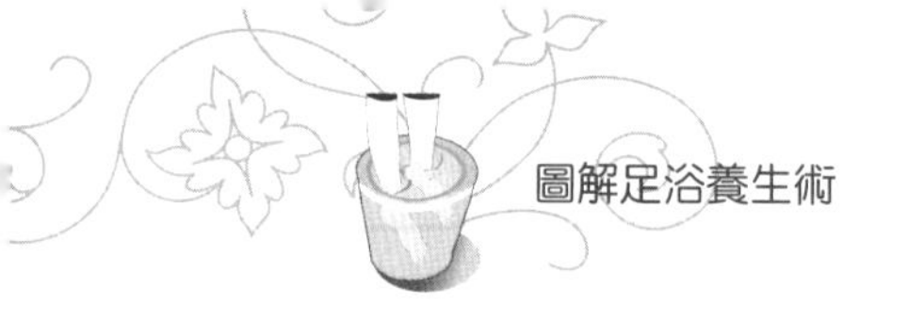

〔**足浴法**〕：足浴時，先在第二趾與小趾上擦浴，再於小趾第二關節外側面擦浴，朝第二趾方向擦搓過足背，向趾根擦搓。

（八）泌尿系統感染

足浴時，重點刺激足部膀胱點，膀胱點位於雙腳腳掌內側舟骨下方拇展肌之側約45°處。此處還可以治療腎、輸尿管病變、結石、膀胱炎、尿道炎、高血壓、動脈硬化。足浴的方法是：由上向下按摩5分鐘。

〔**足浴法**〕：

1. 擦搓雙手的第二趾與小趾上，開端位置在趾甲邊際側面，朝趾根方向擦搓。
2. 擦搓第二趾時，在靠近小趾邊的側面貼膠帶，擦搓過足背，朝第三趾方向擦搓下去。
3. 擦搓兩圈，中間留出空隙，從手掌處跨越第一關節；再擦搓兩圈半，於靠第三趾一邊的側面結束。
4. 擦搓小趾時，在小趾外側，即第二趾的反側貼上膠帶，如同擦搓第二趾般，擦搓過足背，朝向第二趾方向洗浴。
5. 擦搓兩圈，中間隔些空隙，在手掌那一面跨越第一關節，再擦搓兩圈半，於靠第二趾一邊的側面結束。

（九）腎炎

急性腎小球腎炎簡稱急性腎炎。大部分是由乙型B溶血性鏈球菌感染後的免疫反應所引起。本病是常見病，任何年齡均可發病，但多見於學齡兒童，青年次之。其特點為血尿、水腫、蛋白尿、高血壓。

〔**足浴配方**〕：茯苓15克、牛膝15克、萆解15克、黃柏10克、白朮10克、薏苡仁15克、金銀花30克、紫花地丁30克、車前子15克、蓮子10克。水煎洗足，每日1～2次。

〔足浴法〕：

1. 以扭捏、按摩、按壓等任何方式皆可，按摩兩腳的拇指。以右手按摩左腳的拇指或左手按摩右腳的拇指的方式較容易按摩。反覆進行3次。
2. 將腳伸展到極限，以兩腳的拇指抵住浴盆邊緣用力按壓2次。此運動為兩腳同時進行。
3. 將腳跟的中央部位（睡眠點）重點擊敲盆邊2～3次。
4. 洗熱水足浴，溫浴5分鐘後用手掌點壓側小趾第一關節，並點壓腎穴，很是有效。用手指尖部刺腎穴，直到發紅，病症會有所減輕。
5. 申脈在足外踝下方，手指按壓筋時疼痛處。臨泣在腳背靠近小趾處、第四趾與第五趾根部之間，用手指按壓，朝向外踝方面前進時，碰到骨頭按壓之疼痛處。
6. 足浴時，選取復溜、湧泉進行按摩。在內踝與跟腿凹陷中央上2寸，跟腱前緣處取穴。湧泉在足掌中央處，足趾屈時呈凹陷處取穴。洗浴時按摩左右兩穴，各3～5分鐘。能補腎益氣、利水消腫。復溜穴本身能益腎固表、利濕消種；湧泉穴能交濟心腎，善治腎水氾濫引起的小便不利水腫。兩穴配合，有很好的治療效果。
7. 足浴時點按腎臟點。腎臟點位於雙腳腳掌距腳中約1/3中央凹處。主治腎功能不良、動脈硬化、靜脈曲張、風濕症、關節炎、濕疹、腎結石、遊走腎、腎臟不全及尿毒症、浮腫。由上向下按摩5分鐘。
8. 足浴時，採用高位足浴。另一人坐在其旁，拇指按在殷門上用力推壓。對承山則用拇指指尖進行揉壓。三陰交和然谷的指壓：三陰交在內踝上4橫指、脛骨後緣，此穴位具有促進性

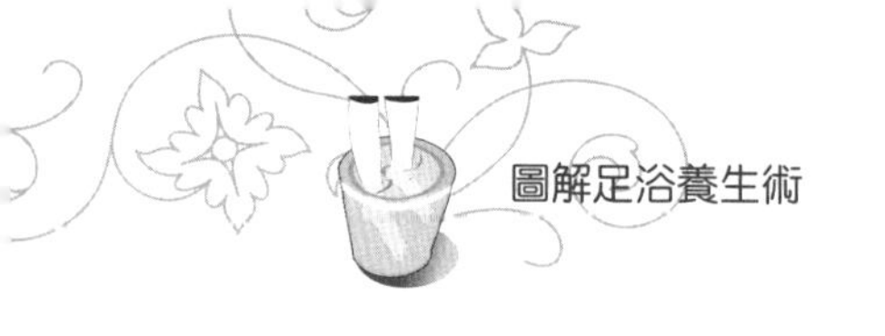

激素分泌和調整生殖機能的作用。然谷位於足弓內側最高處的下緣，此穴位可用來提高泌尿器官的功能。對三陰交和然谷，都可用拇指指尖稍許用力推壓。

（十）遺尿

〔足浴法〕：

1. 足浴時揉壓至陰、太沖、三陰交（將食指、中指、無名指、小指合併，橫放在內踝尖上，最上面一指與脛骨內側面後緣相交凹陷處即是）、陰陵泉穴（在膝下脛骨內側踝下緣凹陷處即是）各3～5分鐘，揉搓足拇趾根部5分鐘，擦足底正中線3分鐘，每日1次。
2. 足浴時讓患者取俯臥位，施術者雙手拇指指腹對合著力，分別作用於跟腱上0.5～1分鐘，接著捻揉跟腱部位0.5分鐘，每日1次。

（十一）內臟下垂

由於臟器的有關肌肉和韌帶鬆弛，致使臟器下垂，臨床治療較為困難。熱水浴後，這些臟器的有關肌肉與韌帶，不再處於緊張狀態，而能得到充分的休息和營養，恢復原有的張力，最後得到治癒。因此，內臟下垂者，可每日進行高位足浴一次。只要能持續進行足浴，必有療效。

（十二）遺精症

遺精是指在無性交活動的情況下發生的射精。一般成年男子每月約遺精1～3次，次日如果無不適感或僅有輕度疲勞應屬正常，是生理現象。如果1週數次，或1日數次，並有疲乏頭暈、腰痠腿軟等症狀，則是病理現象。臨床表現為，遺精一夜數次或數夜一次，多在性夢中出現，常與睡眠的姿勢以及膀胱中的積尿量有關，有時也與白天的過度勞累有一定關係。常伴有頭昏眼花、體倦乏力、記憶力減退、腰痠失眠等症。

〔足浴配方〕：

1. 熟地24克、山藥12克、山萸肉12克、茯苓9克、澤瀉9克、丹皮10克。水煎洗足，本方用於上熱下寒的足冷，取補水益火，水足火自然，火勝自歸原之意。
2. 玉蘭葉，食鹽少許，水煎足浴，足浴時可點壓中沖穴（手中指尖端之中央）30次；擦按湧泉穴30次。

〔足浴法〕：

1. 兩腳相交而坐，用兩手握兩腳的踝關節，盡力拉腳仰頭，反覆做7次。每日2次。
2. 足浴時取下蹲位，臀部離地30公分左右，兩手從外側經膝彎下，由小腿伸到足背上，立即用手各握一腳的五趾，盡力握1次，使五個腳趾向內彎，每腳如此5次，每日1～2次。
3. 足浴時，施術者坐在旁邊或跨過患者的腳坐。用手掌根以螺旋形推進的方式，對從臀部至膝蓋後側的部位進行按摩。若施術者坐於旁邊，應分別按摩左右腿：若施術者跨過患者的腳坐下，則可同時按摩左右腿。

（十三）痔瘡

〔足浴法〕：

1. 足浴時，坐著，腳尖著地，腳跟提高，腳尖盡量收向椅子，再將左腳盡量伸直，盡量推腳跟向前，腳尖向自己。回復原來姿勢，放鬆。右腳做同樣動作。然後兩腿一起再做一次。整套動作做4次。
2. 足浴時坐著，雙足並排，腳尖向前。抬右腿向胸，兩手抱住小腿，再回復原來姿勢。左腿照樣做，然後抬起雙膝，兩手抱住兩條小腿，再回復原來姿勢。提起上身，直至臀部剛和

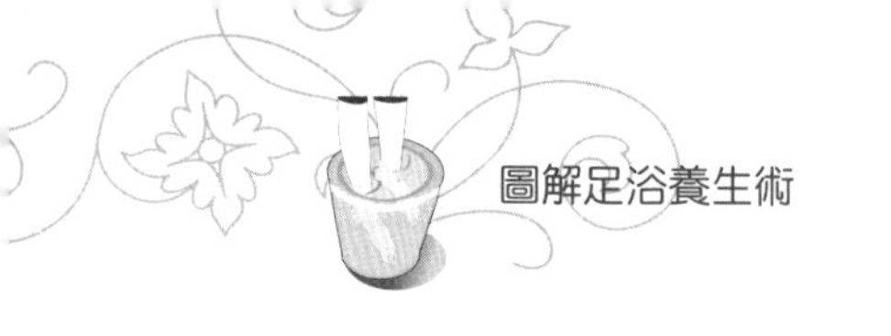

座位分開為止，再向腳尖彎身，回復原來姿勢。放鬆。整套動作重複5次。

3. 足浴時坐著跑步，每一步都將腳跟盡量提高。彎曲手臂，像走路時一樣隨腳步前後擺動。做1～3分鐘。

（十四）不育症

夫婦婚後同居三年以上，未採用避孕措施，由於男方的原因造成女方不孕者，稱為男性不育症。造成男性不育的原因很多，最常見的有內分泌紊亂、先天性生殖器發育不良、精子生成障礙或精子生理異常，輸精管阻塞等因素。

〔足浴法〕：

1. 洗浴足五里和三陰交穴，用整個手掌以螺旋形推進，對足五里和三陰交之間的部位輕輕按摩。足五里穴在大腿內側肌腱直下，大腿根旁開4橫指處，可用來促進激素分泌和提高性能力。三陰交位於內踝直上4橫指，脛骨的後緣。刺激此穴位，可使性激素分泌旺盛，提高生育能力。
2. 用一隻手固定腳背和腳底，用另一隻手的拇指和食指掐捏跟腱，一邊按壓，一邊上下移動5～6次。每日1～2次。每日2次，屈伸旋轉腳拇趾5～10分鐘。
3. 夫妻彼此伸出腳來互相按摩5～10分鐘，每日1次。經常做單腳直立，先用右腳尖直立1～2分鐘，休息1～2分鐘後，再將左腳尖直立1～2分鐘，如此反覆進行若干次。

四、兒科疾病

（一）兒童早期足浴按摩的意義

世界各地許多研究都認為：密切的身體接觸對嬰兒的發展有

益。孟大古博士在他的一本著作《觸摸》中，引用人類學家如亞拉佩許的《新幾利亞》等文的調查資料及第三世界的多項研究指出，嬰兒出生時若有母親及家人對其進行撫摸、擁抱、愛撫、唱搖籃曲等接觸，他的整體發展會有明顯的進步。研究證實，親人的接觸對孩子的生理成長及人格發展有重大影響。

許多人的體驗，都根源於嬰兒期及兒童期的經驗。嬰兒隨著情緒的變化，會產生全身性的反應，每一種感覺都會透過一種肌肉表達出來。這些感覺由內心深處自然產生，從早期孩子的姿勢及動作中，可看出端倪。快樂的孩子是自信、沉靜、樂觀的，這反映在他們的身體外觀上：開朗、自由、放鬆。迎合嬰兒觸覺需要的大前提，就是滿足孩子各種需要，讓他持續保有在子宮內時充滿被關愛的感覺。兒童足浴就是這樣的最好的方式。

當我們用「有……的感覺」、「保持接觸」、「能著手做……」等辭彙表達時，我們正在用「觸覺」來建立人際關係。在生命中沒有任何一個時期，比嬰幼兒階段更適用這類詞語的描繪。如我們所知，嬰兒被撫摸、被擁抱的方式和頻率，都會對他們產生明顯的影響。雖然可擁抱的玩偶和毛毯具有提供嬰幼兒觸覺的價值，但是過度依賴這些，會令孩子失去與人接觸的溫馨及夥伴關係。培養觸覺語言，可以幫助孩子消除緊張、增加信心，並且藉著每次的接觸讓孩子感覺到關愛。

諺云：「好的開始，是成功的一半。」所以愈早開始愈好。從孩子出生後，即多與他肌膚相親，一起沐浴，一起睡覺，定期用你的手清潔孩子的皮膚，為他擦嬰兒油。

（二）常用的兒童洗浴足浴油

揮發性植物油如同基礎按摩油，亦可作為嬰兒按摩之用。在肥皂發明前的數千年，人類用天然油脂按摩嬰兒，並使嬰兒散發出香味。有一些特殊的植物和藥草具有療效，常用來舒緩症狀，使病者

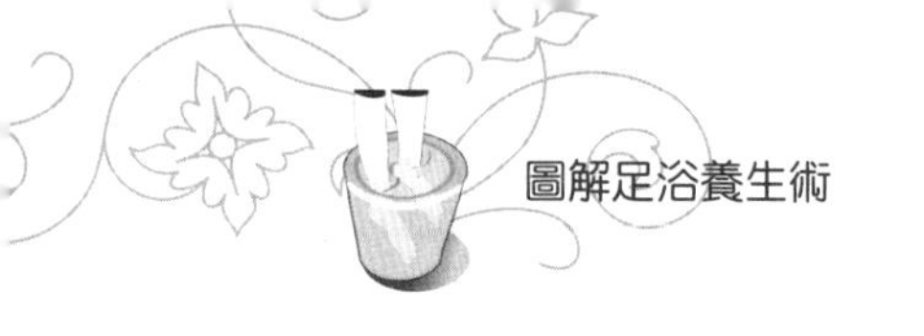

充滿活力，乃至痊癒。

按摩植物油是從植物的葉子、花、種子、根部、樹幹、木材、香液、樹脂、樹皮等不同部位，萃取精製而成，具有與原植物相同的香味。它保有萃取來源物的療癒特質，按摩時會經由皮膚的吸收，傳送到身體各處。這種現象可從你用足掌搓揉蒜頭，一會兒你呼出的氣體中就有大蒜的氣味，能獲得簡單的印證。

發揮性植物油是高度精煉且效力強的油，使用前應稀釋。揮發性植物油不宜用在太小的新生兒身上，但稀釋過後，可給出生兩個月以上的嬰兒使用。適當的用量是取約三滴的揮發性植物油，或四湯匙的葡萄子油、杏仁油。先用一匙（15cc）的牛奶稀釋，再放入孩子的洗澡水裡。不過，要注意揮發性植物油不可吞服，也不可用來取代專業的診斷及治療。

並非所有揮發性植物油都適合嬰兒，以下才是最合適的：

（1）菜籽油

清淡飲食中常常見到油菜籽油，因為它很純，易於消化吸收。而油菜這種蔬菜油，清淡、無臭，普遍受到歡迎，最適合用於嬰兒嬌嫩的皮膚。

（2）麻油

10世紀時，中國人的食譜中，就大量使用麻油，味清淡，並帶有微微的芳香。

（3）橄欖油

橄欖樹是波利尼西亞及馬來西亞的野生本土植物，具有多種用途，在熱帶地區廣為種植。橄欖油是一種味道很淡的油，且帶有很淡的香味。它是固體的，不易傾溢，不過放在溫暖的手中，就容易融化為液體。

從有機原料中萃取油最純粹無雜質的方法，叫做「冷壓法」，也就是在低溫下壓榨核果或水果後，再用濾紙濾掉雜質。這種方法會保留更多核果或水果的原色、芳香及原味。如果可能，冷壓法製成的油是不錯的選擇。

這些基礎按摩油都是可食用的，如果在按摩時，不小心濺到口中，你也不必緊張，因為這些按摩油並不會傷害孩子脆弱的消化系統。

無論用何種油或混合油，都應先做皮膚測試。做法很簡單，只要在一小塊皮膚上抹一點油，等30分鐘。如果過敏，通常皮膚會出現紅色疙瘩，需一兩個小時才會消失。如果孩子對一種油過敏，請試用另一種，如果對上述按摩油都過敏，請諮詢皮膚科醫師，尋找替代品。

（1）英國薰衣草

英國薰衣草是英國的一種傳統藥草，從12世紀起開始普遍受到喜愛。薰衣草製成的揮發性植物油能防腐，且含有保護皮膚的成分。薰衣草精油涼涼的、有刺激性，因此也可作驅蟲劑；它也常被當作吸入劑，清除鼻孔及呼吸道之阻塞物，如果孩子有咳嗽、鼻塞，使用它多半會有效果。此外，如果孩子注射疫苗後，臉色不好，亦可用它來預防可能的感染。

（2）羅馬甘菊

古埃及人廣泛使用羅馬甘菊，因為它能鎮定消化系統，並具有防腐、消炎及安神的效果。故常被推薦給夜間因生長乳牙感到疼痛、易怒或罹患疝氣的孩子使用，以改善睡眠。

（3）茶樹

茶樹具有很強的防腐效果，但要經醫師診斷、同意後才能使用。它對輕微的皮膚感染，有減輕痛苦及治療的效果。

（4）玫瑰

玫瑰精油有令人非常喜歡的芳香氣味，雖然其價錢不便宜，但是非常適合皮膚乾燥的人使用。

（5）乳香

乳香油同樣有令人非常喜歡的香味，能讓人徹底放鬆。適用於

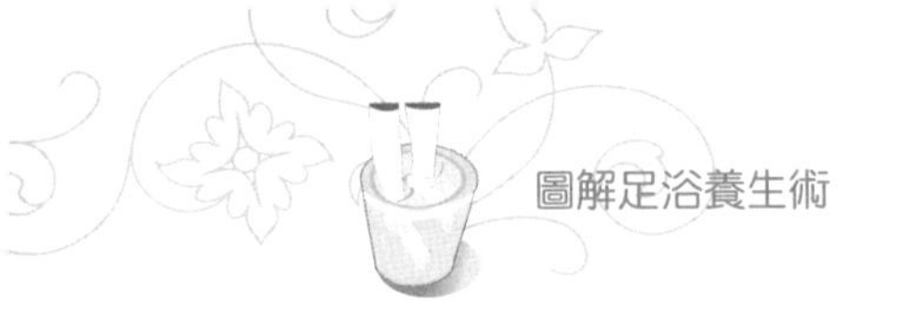

呼吸太淺，需要改善呼吸節奏的人。

（6）沒藥

沒藥也可以用來改善呼吸道系統疾病，能減輕支氣管炎，並幫助黏液排出。

除以上情況外，兒童浴液（柔和型）也適合用來給孩子洗浴。

（三）母親給嬰兒浴足的益處

母親給孩子浴足，益處多多：

1. 開創親子關係的新紀元。2. 提供親子獨有的沉思時刻，做直接的身體接觸和情感表達。3. 增進親子間的信任關係。4. 培養育兒的信心。5. 引導孩子進入更放鬆的境界。6. 促進孩子肌肉的協調。7. 讓孩子覺得全身舒適。8. 使其情緒平靜且減輕創傷。9. 安撫其身體、減輕疼痛。10. 作為舒緩高血壓與焦慮的解藥。11. 提高孩子的睡眠品質。12. 刺激孩子的免疫系統。13. 刺激孩子的循環系統。14. 促進消化與排泄。15. 改善皮膚的質地。16. 深度清潔皮膚的毛孔。17. 幫助保持皮膚的彈性。18. 為動作的協調與靈活，做最佳的準備。19. 滿足孩子需要觸覺刺激的先天本能。20. 提供流暢、放鬆的運動。21. 一旦孩子開始期待按摩，就是親子共享歡樂的時刻。

（四）怎樣為你的孩子洗腳

腳部洗浴，即眾所周知的腳底洗浴，是一種最古老的按摩。古代腳底按摩師知道，按摩腳部能達到全身放鬆的效果。對嬰兒（及你的伴侶）來說，它是一種很好的按摩入門方法，以非侵入性的方式治療疾病。

腳部的洗浴，請依以下4個步驟進行：

1. 用雙掌交替拉孩子的腳掌，孩子會感覺很愉快。記得手指要張開，指尖不要搔到孩子的腳底，以免孩子把腳掌蜷曲起來，讓他的腳趾保持伸直。

2. 雙手張開，分別蓋在孩子的腳背及腳底，交替搓揉。
3. 用拇指與食指，輕輕地拉每隻腳趾。
4. 以一手握住孩子的腳掌，另一手的手指伸展其腳趾，撫摸其腳背，使其腳部及腳趾伸直。

（五）給孩子足浴的注意事項

雙手是用來感覺與表達的重要部位。洗足的時候，必須用雙手去感覺孩子，並且表達愛意與關懷，如此才能掌握孩子。

洗浴是給新生兒溫和按摩的適當時機。長久以來，浴足的時候是公認最適合按摩的時機，而由於按摩常和洗澡連在一起，浴足也被當作是一種洗法。首先，用溫水清洗孩子，盡量把胎體皮脂保留下來。用按摩油輕輕按摩孩子的皮膚，如此可提供孩子的皮膚額外的保護，並透過觸摸，給孩子愛的保證。抹油的手法，就好像用肥皂給孩子洗澡一般。之後，用溫暖、柔軟的浴巾，包裹新生兒的身體，並輕拍、吸乾水分。如果嬰兒出生時不便這樣處理，可以在之後找機會做，而且只要你想做，就可經常做。

如果足部皮膚很乾燥，但又無法直接抹油時，可放一湯匙的橄欖油或葡萄子油在洗澡水裡，給他洗浴。

（六）小兒咳喘

咳嗽是小兒肺系疾患中的一個常見症候。無論外感、內傷所致的肺失清肅而壅遏不宣者，皆可發生咳嗽。

足浴時母親一手托小兒下肢，另一手腕關節稍背伸，將手掌掌根放於要按摩的小腿上進行往返重複的擦摩60次。可主治腓腸肌痙攣、小兒咳喘病。能運脾胃、瀉虛火。注意不可著力過度，以免搓傷皮膚。

〔足浴配方〕：生薑120克，搗碎煎湯，待溫度適宜，給患兒洗浴，每次洗3～5分鐘，洗後用柔軟毛巾將水擦

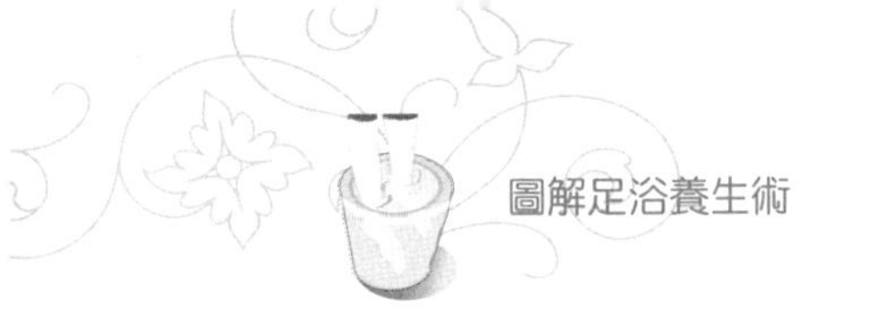

乾，覆被，待其微汗即可。每日洗1次。

〔**足浴法**〕：以拇指置於小兒外膝眼下3寸，脛骨外側1橫指的足三里穴，揉掐穴位50～100次，對咳嗽痰多的小兒尤為適宜。

（七）小兒虛弱

體弱多病是小兒體質低下的表現，他們多汗、瘦弱，特別是容易感冒，而且常常消化不良，對於這些被人們稱為疳積或體弱的孩子，足浴保健是最常見的方法，具體方法是：

雙足入盆浸浴，母親用拇指或中指指腹著力，展伸拇指，餘指虛握以扶持固定後，拇指做環形揉動。或挺伸中指，餘指屈握以發力，中指隨腕擺動做環形揉動。洗浴時，母親掌心向上，食指或中指屈攏指關節，餘指屈握，以挺伸掌指關節的食指或中指關節突為著力點，用於足部腳趾穴位。也可以將食指、中指挺伸，餘指聚攏夾於關節側加以固定，探出指端為著力點。用於足部。

也可將洗浴的小孩子雙足用雙手掌或小魚際部夾持住腳部兩側，自上而下相對用力地快速搓揉和移動，稱之搓法。

操作時兩手腕、指自然平伸，以相同部位相對夾持足部，前臂發力，交替搓動兩手，用力要均勻，輕巧快捷。小魚際著力適用於下肢。有溫經通絡、疏風散寒、疏肝理氣、調和氣血、啟助運化的作用。這裡有兩個保健穴位，即承山（分前承山、後承山）。前承山穴位於脛骨外側膝下8寸與後承山相對；後承山穴位於腓腸肌兩肌腹之間凹陷中，踝關節伸屈時，呈人字紋頭處。又將拇指著力於後承山穴，食、中指著力於前承山穴，相對用力揉拿3～5次。

（八）小兒驚風

小兒驚風是因小兒中樞神經系統發育不完全，在炎症或高熱刺激時出現的腦神經功能紊亂的一種表現。驚風又稱抽風、驚厥，是常見的兇險病症之一。其特點是肢體抽搐、痙攣、神志不清。

〔**足浴配方**〕：

1. 以鮮地龍3～4條，白蜜少許，煎煮1000cc浴液，洗足時用紗布1塊將藥攤上敷貼在足的四趾間。
2. 以牙皂20克、朱砂10克，研末，蒸煎煮3000cc溶液並蘸薑汁浴足，並用毛巾點擦丘墟穴。
3. 也可用指尖點按內踝上3寸，脛骨內側後緣。用拇指腹著力於穴揉30～50次，治驚風，並以常山20克搗爛沐浴於然谷穴，健脾胃，滋心腎，通調水道。
4. 洗浴時，以生薑30克，麝香虎骨膏藥1張，將生薑搗爛煎水洗浴，並點搓照海穴。

（九）小兒支氣管炎

對患有支氣管炎的小孩，就寢前可以進行一些輕微的洗浴刺激，抑制幼兒興奮的情緒，使之能夠熟睡，促進腦和腳的成長，促進身體健康。為了預防小兒氣喘，可以每天撫摸腳底，此外撫摸整隻腳的周圍後，用手握住腳，輕輕壓迫腳心。然後輕輕揉捏每一根腳趾。孩子覺得舒服，情緒就能穩定下來，於是身體功能好轉，不容易感冒，每天都能很有活力地跑跳。

刺激孩子的腳底時，力量要比刺激大人的更弱一些。當然依體格之不同，可以變換刺激的程度，這點非常重要。首先要輕壓腳心，感覺舒服即可。其次按壓周圍。最後以手指撫摸腳底。若是感冒或有氣喘的孩子，要充分揉捏第一趾。之後，腳趾往上彎曲，充分展開腳底的肌肉。

〔**足部藥浴**〕：取藿香、蒲公英、荊芥、防風、青蒿各9克，水煎，外洗足浴，洗浴時要用生薑汁或黃酒調和手中，或取新鮮藥搗爛加蔥白水煎，外洗足浴，洗足底，每日3克，每次15分鐘。

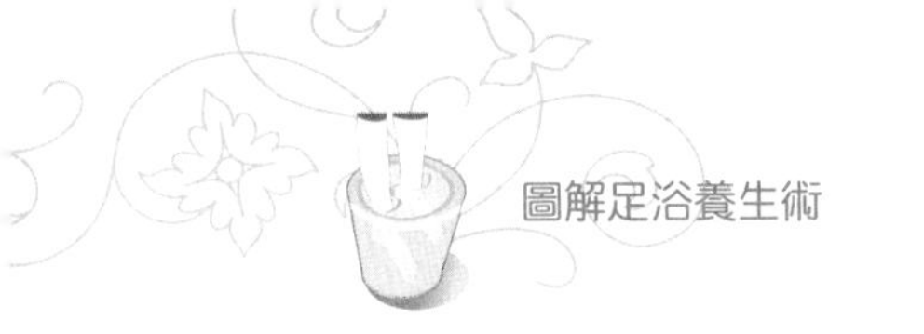

為孩子按摩也提供父母一個沉思的時間。在這個獨特的時刻，你透過雙手，全心全意投入在足浴這件事情上。如果在足浴過程中，你分心到別的事物，效果就會減少。按摩前把手腕甩一甩，這是讓手放鬆的好方法，如果你發覺自己分心了，就再甩甩手，把思緒拉回來。按摩時，凝視孩子的眼睛，並對他說話，一邊按摩，一邊告訴孩子，你正在按摩哪個部位，正在怎樣移動哪個肢體。

按摩時要隨時注意手上的按摩油夠不夠，並經常補充，即使用得太多也比用得不夠要好，按摩結束後，即可把油擦掉。這有雙重目的，既有助按摩順利，又可清潔皮膚。如果用純植物油，因皮膚會吸收，更需要經常補充。孩子的皮膚應該是光滑潤澤的，而你的手必須可以在皮膚上輕鬆滑動，如果油用得不夠，被按摩的感覺可能並不舒服。

〔**足浴配方**〕：

1. 茵陳、車前子、百合各15克。研末，與牛奶調塗足心及手心，乾則再換，不過3次即癒。
2. 生南星、生大黃各等分。共研為末，用醋調和後敷兩足心即癒。
3. 胡黃連3克。共研為末，人乳調和後敷足心，男左女右，有神效。

（十）小兒四肢冰冷

四肢冰冷是小兒陽氣虛弱的表現，也可見於小兒危重寒症中，也可見於內寒病症。洗浴時將艾葉500克，加水3000cc煎熬濃縮成1000cc。每次取250cc加入溫水浴盆中（水溫37℃～38℃）。在洗浴過程中可緩慢加入熱水，保持水溫為39℃～40℃。每次浸泡15～20分鐘，至病兒皮膚逐漸變紅。

（十一）小兒腹瀉

腹瀉，又稱泄瀉，即西醫學之腸炎，是兒科常見的腸道疾病。以夏秋暑濕當令、瓜果亂投之時發病較多。臨床主要症狀為排便次數增多、糞便稀薄或呈水樣；或暴瀉無度，為病急驟。採用足浴治療可以有效地治療本病。

足浴時，榨樹皮、鬼針草、穿山龍、白頭翁、豬苓，將中草藥粗粉倒入盆內加水1000～1500cc，煮沸10～15分鐘，涼至水溫可耐受（約42℃）時，將患兒的雙足浸入盆內藥液中，反覆擦洗膝關節以下部位。重點擦洗足三里、三陰交以及腹瀉特效止瀉穴（位於足外踝垂線與足蹠底皮膚相交處）。水溫過涼時可適當加溫繼續洗浴。每次10～30分鐘。每日用洗瀉停1劑，每劑洗瀉停藥液可供早、午、晚各洗1次。

足浴時採用無花果葉3～5片，水煎薰洗雙足。小兒腹瀉是兒科的常見疾病。夏秋季節發病率最高。多見於2歲以下的嬰幼兒，本病的致病因素多為外感時邪、內傷乳食。表現為大便次數增多，排出如蛋花般水樣或稀薄的糞便，或有少許黏液，夾有未消化的食物。相當於現代醫學中的病毒性腹瀉和飲食性腹瀉。

足浴時，屈肘懸腕，兩手拇指挺伸，指腹著力，餘指略屈以為支撐。腕和指節發力，力道適中，連續不間斷。多用於足踝部。分法行氣和血，平衡陰陽；開胸理氣，助運化滯。合法和血理氣，調和陰陽；開胸理氣，助運化滯。

足浴時，以拇指螺紋面置於小兒內踝上3寸的三陰交穴，揉運50～100次。雙穴同取。

（十二）小兒流涎

流涎，指兒童口涎不自覺地從口內流溢出來的病症，以3歲以下的幼兒最為多見。長期流口水，致使口周潮紅、糜爛，尤其以兩側

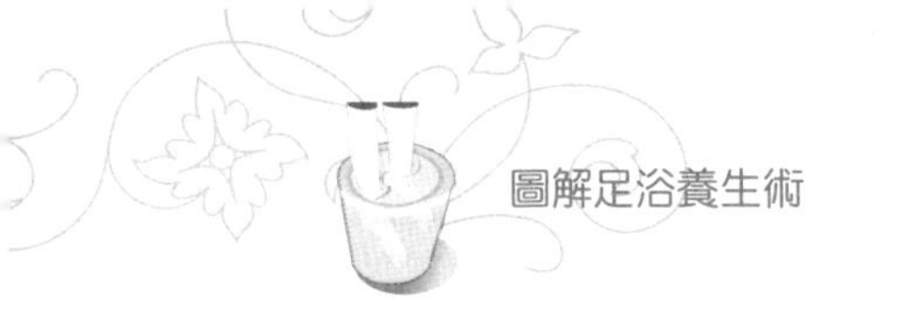

口角為著。常因口、咽黏膜炎症、顏面神經麻痺、腦炎後遺症等神經系統疾病引起。

〔**足浴方**〕：

1. 南星30克。水煎取水以醋適量調劑浴足，每日1～2次。
2. 焦梔子10克。研為細末，用開水煮煎、水浴。

（十三）小兒夜啼

小兒夜啼主要是心中有熱，洗浴時可採用以下足浴配方，進行足浴並按摩。

〔**足浴配方**〕：夜交藤100～200克。10週歲以上的患者，用夜交藤200克，加水1000cc濃煎，每日分2次外洗，為1日治療量；10週歲以下的患者，用夜交藤100克加水700cc，可足浴。

〔**足浴法**〕：洗浴時，可按摩左右足內側第2趾第2蹠骨頭的凹陷處，各5～7分鐘。能健脾消食。

（十四）小兒麻痺後遺症

〔**足浴配方**〕：足浴時，可將黃耆30克、葛根20克、白礬15克，煎煮1000cc，先薰後洗二足掌，每日3次，每日一劑。

〔**足浴法**〕：

1. 足浴時，正坐屈膝成90°，按摩者以手掌後第1橫紋正中按在髕骨上緣中點，手指併攏押在大腿上，當中指尖端所到達的地方即是陽明穴。《內經》說：「痿獨取陽明。就是指可利用再生脾胃後天之血的方法治療小兒足痿病症。」洗浴時按摩左右兩穴，各3～5分鐘。能補筋壯骨，活血通絡。
2. 足浴時，患者仰臥，按摩者擦摩膝關節時，可以先用兩手將膝部或膕窩托住，然後再用拇指指腹和大魚際擦摩60次。注

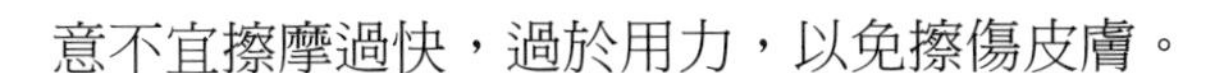
意不宜擦摩過快，過於用力，以免擦傷皮膚。

五、骨傷科疾病

（一）下肢疼痛

〔足浴法〕：

1. 患者坐或臥，足浴者以一手固定患者一腿，以另一手拇指和4指相對成鉗形，鉗住下肢相應部位，以拇指為支點，其他4指進行擦摩：或以4指為支點，用拇指進行擦摩。祛風止痛、消腫。注意按摩力量不宜過猛、過重。
2. 兩掌相對置於被搓的下肢兩側，相對用力，方向相反，來回搓動肌肉。動作要輕快協調，雙手力量要均勻、連貫。頻率一般較快，但搓的速度要由慢而快，又由快而慢地結束。能益脾生血。操作手法輕重視情況而宜，可達皮下組織、肌肉，甚至深達骨面。此法使皮膚、肌肉、筋膜鬆弛，血液暢流，有促進組織代謝，消除肌肉痠脹、疲勞，提高肌群工作能力等作用。用於四肢的肌肉及肩膝關節處。常用於按摩的最後階段。
3. 足浴時，將拇指的關節置於小腿肚上，用中等的力量朝垂直方向按壓10秒。
4. 足浴時，欲指壓膝關節臏骨四周的穴位時，須將五指略張，以五指平均分布膝蓋為五部分來指壓臏骨四周，用中等的力量向中心部位按壓10秒。
5. 足浴時，若能正確地指壓小腿前部穴位，則可促進局部血液循環，使腿部有輕快、舒適的感覺，如能持之以恆地做下去，就會使腿部呈現出美麗的線條。將拇指成十字形重疊，用中等力量朝垂直方向按壓10秒。

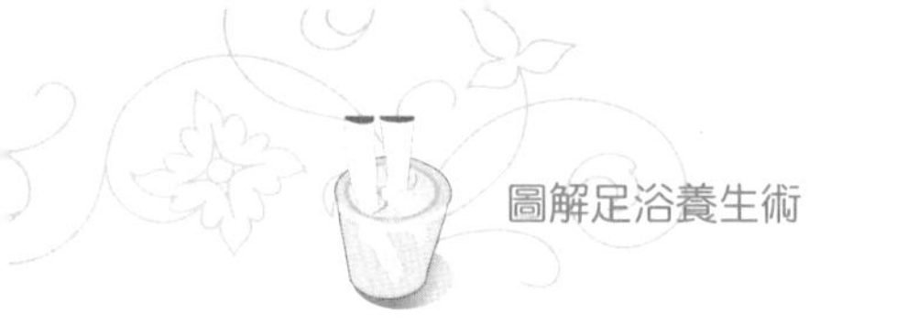

6. 足浴時，指壓脛骨前肌時，須將拇指充分彎曲，以第二指關節置於穴位上，用中等力量朝垂直方向按壓10秒。
7. 足浴時，指壓內踝至外踝間的穴位時，須將拇指充分彎曲，以第二指關節置穴位上，用中等力量朝垂直方向按壓10秒。
8. 足浴時，指壓蹠骨間的穴位時，須將食指充分彎曲，以第二指關節置於穴位上，用中等力量按壓10秒。

（二）下肢痙攣

〔**足浴配方**〕：以刺柏、冬青葉、紅柳葉、麻黃、白蒿為主藥的一種傳統藥浴療法，其治療原則為祛風除濕、疏通經絡。方法是用煮沸的五藥蒸氣和藥水浸泡。

其中，刺柏、冬青葉各1.5公斤，白蒿4.5公斤，紅柳葉、麻黃各3公斤，加鍋內煮沸，增加其他藥物時，要根據患者的病別，靈活變化。針對病情對症下藥，如風濕性疾病，加除濕藥物，白雲香、草決明、野麻子、黑子香、文宮木等；寒性（冷性）病症者應加馬、驢等動物的骨骼和酒麴；經絡韌帶病症者加苦參、麝、羊等動物的筋骨適量。

將上述五藥按劑量加入鍋內後，要用100公升水煮沸，煎到50公升時取出藥水，第二次再加入100公升水，煮沸到剩40公斤藥水時取出。第三次再加100公升水，煎到剩30公升左右時將藥渣過濾，然後將前幾次煮沸的水50、40、30公升藥水，倒在浴盆或浴池內即可。藥浴，如增加藥物時，依照病別對症下藥，並將增加的藥物再次加入鍋內煮沸，煎到一半時，將藥水取出倒入上述藥水中藥浴。

按病人體質可7、14、21天各為一個療程，根據體質、病邪輕淺、病情輕重，自己掌握療程。每日2～3次，每次20分～1小時。在浴療過程中，早期和後期應浴多休，中期為治療期應多浴多泡。早期水溫應保持在34℃～35℃左右，中期應加熱到36℃～40℃，後期再將溫度降到34℃～35℃。禁用於高血壓、心臟病、傷寒、實熱症、水腫、傳染性疾病、風濕病活動期、重度體弱等病人。

足浴時，要從涼到熱，逐步增加熱度。浸浴時應對病變部位、病側，多洗、多泡。對臟腑的病症要多摸多按，如誘發病區疼痛應停浴，對症處理。

〔注意事項〕：

（1）加強營養、臥床休息、多飲開水、多吃羊肉及羊肉湯，注意保暖。

（2）浸浴時應先從頭部沖洗，這樣可防止血壓上升。

（3）加強護理，禁用一切刺激性食物。

（4）做好皮膚的保養和護理，預防皮膚燙傷。

（5）血、希拉熱性病症，先清熱解毒或以瀉法處理後做治療。

（6）泉澡最佳時機為陽曆五月至六月，澡療3～5天即可進行放血療法。

（7）體質虛弱，病程較長，病情較重者不宜浴療。

（三）膝關節病

足浴時，足部血管擴張，炎症物質及毒素均能得到有效的吸收，對膝關節以下的器官大有幫助。正如我們所看到的，高跟鞋會使人的足弓失去作用，使人的身體向前傾、重心前移、步履不穩，產生許多病變，如：拇趾外翻、拇囊炎、錘狀趾、胼胝、雞眼、足疼痛綜合症、足腕疼痛綜合症、足跟疼、扭傷等。而這些腳病如果不能及時治療則會引起心臟、腎臟、血管等病變。從這個角度看，長期站立與運動的人，如運動員、售貨員、理髮師、美容師、教師等易患腳病或與腳有密切關係的疾病。

日常生活中，不少人在站立或坐下時膝蓋會有疼痛現象發生，因膝蓋疼痛而使步行發生困難，外出次數也就逐漸減少。但是，如果不常走路的話，不但是膝蓋，連腳部、腰部的肌肉也將慢慢的萎

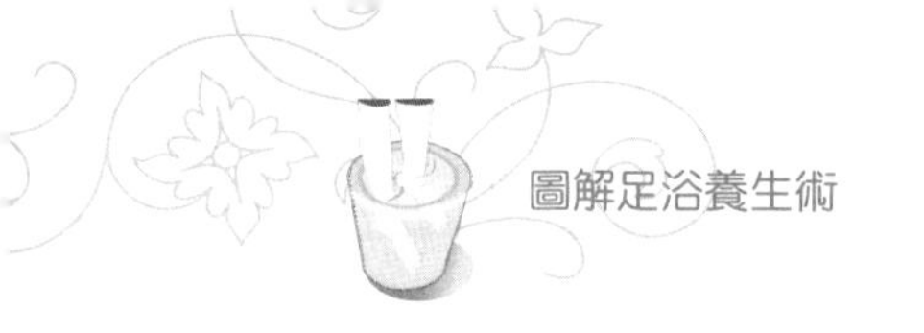

縮退化，最壞的結果就是躺在床上度過餘生。因此，盡量多走路、多運動以防止老化。膝關節的疼痛主要是因膝蓋冰冷，血液循環不良所引起的。而入浴則可使患部得到溫熱，促進血液循環，緩和膝部的疼痛。

記住，足浴時一定要用手握住患腳前腳掌，小幅度搖動踝關節。並用手指由下向上輕摩、輕柔患處，以產生消腫的作用。

除此之外，採用中藥足浴效果也很良好。例如關節疼痛常見於各種關節外傷和關節炎症中，主要原因是由於局部的氣血循行受阻，導致不通則痛的病症。採用中藥外洗有通利關節、消腫止痛的作用。故常運用於關節疼痛的治療中。

〔足浴配方〕：

1. 採用桑枝90克，甘草30克。上藥水煎後溫洗或浸泡患處，每日2次，泡足後保溫。
2. 冬瓜皮30克，茄秧、茄根30克，艾葉15克，桂皮10克。煎水洗足，溫洗。

（四）風濕痛

風濕性關節炎與甲型溶血性鏈球菌感染後引起身體的變態反應有關，表現為肢體關節、肌肉、筋骨發生疼痛、痠麻、沉重、屈伸不利，受涼及陰雨天加重，甚至關節紅腫、發熱等。從另一個角度來看，膝關節是下肢的主要關節，支持全身的重量，運動時起槓桿的作用。長久站立工作或受涼，都容易患膝關節炎，這是風濕症裡的多發病。每天揉按膝關節，既可預防又可治療膝關節炎，又通連胃經。揉按至少32次，膝關節炎患者可以增加一兩倍。

足浴時，揉搓湧泉、三陰交穴（內踝尖直上3寸，當脛骨內側面後緣處）各5分鐘，每日1次。或用手拇指用力按壓委中（膕窩橫紋中央，俯臥屈膝取穴）、承山（直立，足尖著地，足跟用力上提，小腿肚正中「人」字縫尖凹陷處）兩穴，至疼痛消失為止。

〔**足浴配方**〕：威靈仙500克，生甘草60克，松樹針60克，先薰後洗患側手掌，每日1～2次。蘆根30克，天竺根30克，枸杞根30克，桑樹根30克，金銀花根30克，先薰後洗患處足掌約30～60分鐘，每日一次。

〔**足浴法**〕：

1. 搓揉足拇趾、第四趾及小趾各5分鐘，每日2次。
2. 左右旋轉腳踝，用手抓住腳掌，向上扭轉，盡量使腳心朝上，然後，如此反覆向下轉，以使腳踝呈車輪狀旋轉，每次5～8分鐘，每日2次。
3. 先用熱濕毛巾對準腳心，直到腳部產生灼熱感時移開，待灼熱感漸消後，再進行第二次，如此反覆進行10分鐘，每日2次。
4. 高位足浴，以一手手背經膝關節再沿小腿外側滾向足背，上下往返3～5遍，約5分鐘，一側操作完畢，用同樣的方法操作另一側。能通經活絡、祛風勝濕。注意按摩方向及路線，由輕漸重進行。

洗浴前雙足併攏，著地，雙膝自然分開，再相互碰擊。操作時，動作要靈活、協調，有一定節奏、著力要富有彈性，用力要由輕漸重，由重漸輕，以出現溫熱，麻脫感為佳。也可反覆對擊數十次，以加強對擊效果。

另外，也可以左手拇指放於外踝前方，中指背於食指上，放於內踝後側，以食指沿內踝後側向前推按，並用力按壓脛後神經的所在部位，此時足趾前端麻木。此法適合用於疼痛病症、氣血不通病症。

（五）類風濕性關節炎

類風濕性關節炎簡稱類風濕。是一種以關節為主的慢性全身自

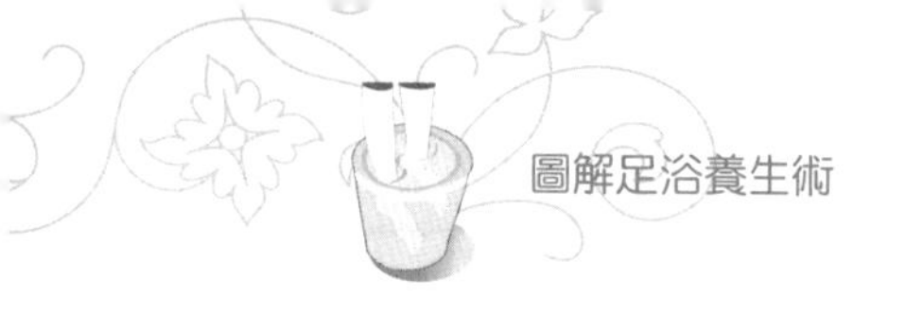

身免疫性疾病。好發年齡為20～50歲，女性發病率高於男性。易侵害手指、足趾、腕、踝等小關節。早期呈紅、腫、熱、痛和運動障礙；晚期為關節強直或僵硬。

〔**足浴配方**〕：

1. 羌活60克，獨活60克，防風50克，桑枝100克，威靈仙60克，麻黃30克，川芎30克，北細辛30克，桂枝60克，防己60克，全當歸30克，雞血藤100克，蒼朮60克，白朮60克，白芍60克，制川烏60克，炙甘草30克。上藥水煎沸30～50分鐘，去滓，待溫，根據情況，局部沐浴。能緩解風寒濕痺引起的風濕性、類風濕性關節炎，寒濕腰腿痛等。具有祛風除濕、蠲痺通絡之效。
2. 取透骨草、尋骨風、老鸛草各30克，黃蒿20克，乳香、沒藥、桃仁、獨活各10克，水煎趁熱洗足，每日2次，用於下肢關節炎。
3. 取雞毛熬水，趁熱洗足，使藥液淹沒下肢關節，治下肢關節炎。
4. 白礬31克。研末，醋調包腳心，每日一次。
5. 秦艽30克，當歸60克，川芎30克，紅花10克，伸筋草50克，絲瓜絡30克，羌活30克，獨活30克，牛膝50克，透骨草60克，落得打15克，木瓜30克，補骨脂50克，桂枝30克。上藥水煎30分鐘，濾液，去滓，浸浴，或浸洗腳。此方適用於四肢關節活動不利、腿腳麻木，或關節肌肉損傷疼痛、疲勞過度，浸浴可以促進體力恢復，尤其適用於運動員、體力勞動者的身體恢復。具有舒筋活血、通絡止痛、通利關節、消除疲勞的作用。

〔**足浴法**〕：

1. 被按摩者肌肉要放鬆。按摩者用掌、指輕輕抓住肌肉，進行短時而快速的振動，或雙手拉住被按摩者肢體末端，進行上下快速抖動60次。能通利關節、舒經活絡。注意速度由慢而快，再由快而慢，用力不要過大。目的在於使肌肉、關節放鬆。多用於肌肉肥厚的部位和四肢關節。

2. 病人採坐姿，兩腿側分，按摩帶橫放在足掌下。先開始按摩腳掌，兩手各握按摩帶兩端，依靠滾球軸承，反覆拉動按摩，由腳掌緩慢地向前斜伸，從足部至膕窩的方向按摩小腿肚子（腓腸肌），但膕窩處不要按摩。
3. 按摩小腿外部時，腿部前伸，能使腿部肌肉放鬆。按摩帶由下而上，從足部至膝關節，有規律的反覆拉動按摩。練習5～7次，重複2～4次。注意按摩大腿時，可由腿的後側從腋窩至臀部進行之，方法同前。練習7～8次，重複3～4次；按摩大腿的前部和外側部時，也是由下而上，練習7～8次，重複3～4次；按摩內側部時，動作宜輕緩，次數相對減少一些。
4. 足浴時用拇指、食指緊握腳趾關節，向內、向外作環形搖動1～3分鐘。本法可舒筋活絡、消腫止痛、滑利關節。用於治療趾、蹠趾、踝等關節腫脹、疼痛、僵硬等疾病。
5. 採高位足浴，挽起褲腿，洗浴時掌心在髕骨部旋轉按揉30次。可主治膝關節黏連與各種風濕痺症。能祛風利濕、消炎。注意按摩時應平揉髕骨，順時針進行按摩，以局部發熱為準。

（六）足跟痛

足腰痛是中老年人的多發病。中醫學認為，腰與腎臟密切聯繫，腰為腎之府。腎與膀胱相表裡，足太陽經脈循行經過腰背部，若腎氣虛衰，足太陽經脈失調或經絡閉塞不通，即可造成足腰痛。因穿鞋不適而導致的足跟疼痛，稱為鞋性足跟痛。這是現代文明的一種反自然疾病。由於長期穿高跟鞋，致使跟骨發生畸形，或產生跟腱周圍的炎症等。

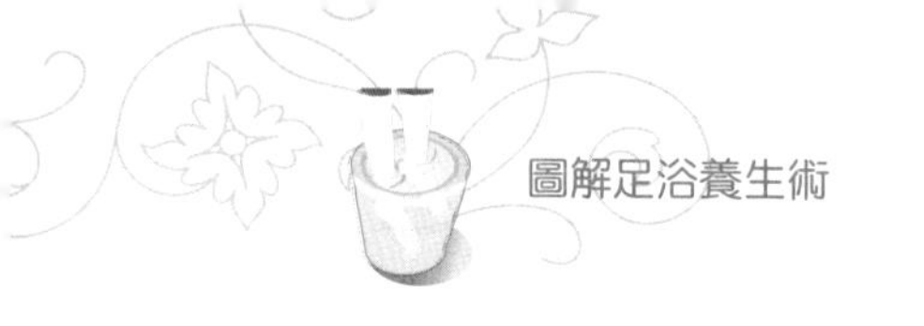

常見的足跟痛原因有：1.久病，臥床時間長，足的內部肌肉因長期不用而變得軟弱，而病後行走過度。2.體重超重的中年人，特別是肥胖婦女，由於長期缺乏鍛鍊所致。3.用前足跑跳過多。發病後足跟部疼痛，行走不便，往往在下床行走時疼痛，稍加活動後減輕，勞累或行走過多時又加重。如將患足上蹺，蹠底腱膜被繃緊，疼痛加劇；反之，將患足向足底方向壓，使蹠底腱膜鬆弛，疼痛即減輕。

研究證實，足跟痛還與長時間站立、行走的職業有關，所以營業員、理髮員、交通警察等需要長時間站立工作的職業發病率較高。因此曾從事上述工作的朋友，工作一定時間後要注意坐下休息或變換體位，避免足部肌肉、韌帶過度疲勞。

〔**足浴配方**〕：

1. 核桃1個（不打破殼）、艾葉60克、防己30克、皂角刺30克，制草烏、當歸、蘇木、元胡各15克。將上藥加水煎煮5～10分鐘，將藥液與核桃一起倒入腳盆內，待不燙腳時，趁熱浸洗患足，並使患足跟用力踩核桃5～10分鐘，每日晚間治療1次，連續7～10天為1療程。
2. 苦參150克，公豬膽汁四五枚。苦參切片，用河水三四瓢煎藥數滾，摻水三瓢，停火片刻，濾去渣。臨洗和公豬膽汁四五枚攪勻淋洗癢處，3日一次。3次即可痊癒矣。
3. 以黑胡椒85克，穿山甲10克，冰片5克，共研為末，足浴時熱水泡足，撒少許藥粉，用膠布貼敷固定，並用指端壓解溪穴片刻，增強局部刺激，每週1次，10次為一療程。
4. 米醋1～2公斤。將米醋或其他優質醋1～2公斤加熱後，傾入盆中浸泡患足1小時，每日1～2次，10次為1療程。溫度下降可再加熱，浸1個療程後，足跟痛可緩解。可連續浸泡1～2個月。
5. 皂角60克、頭髮15克。上藥共煎，薰洗患足，每天2～3次，連用3～5次。洗得次數越多，效果也就越明顯。

〔足浴法〕：

1. 足浴時，先行高位足浴。熱水浴。患側屈膝，使足底向上，先探明壓痛點，另一人一手握其足前掌，一手拿木棒（接觸皮膚處的一頭宜為扁平面），對準壓痛點處，先用輕力捶擊6～8下，後突然改用重力猛擊2～3下後結束。
2. 一般人患了足跟痛，總會不自覺地用手去按揉患處，要想用按壓方法治療足跟痛，首先要找到局部痛點，然後用按揉法在壓痛處及其周圍施治，約進行5分鐘；再用彈撥法在壓痛點上（壓力不要太大）施治約1分鐘，最後用拇指按揉法在湧泉穴上施治約5～30秒後，用拳頭敲擊足底。一般需5～7次方可。每一次按壓前可先用熱水泡患足7～10分鐘。

（七）中風後遺症

蘆薈具有疏肝清熱、活血通脈、使血管變柔軟、增強血液循環的功用。一般用來作為治療高血壓的輔助藥物。每日服用少許蘆薈後洗足，能夠清除血管中的污穢，恢復血管壁的彈性，並預防症狀惡化與合併症狀的發生。也就是說在接受醫院醫生診斷治療之際，若同時使用蘆薈則效果更佳。

（八）足無力

〔足浴配方〕：蜂渣250克、艾葉50克、黃酒50克。將蜂渣（蜜蜂房、蜂蜜、死蜂等混合物）與艾葉混合，拌入黃酒（或白酒）再用紗布紮成1包放入沙鍋加水煮熬，用此水先薰後洗患處。

〔足浴法〕：

1. 取高位足浴，在浴盆中將一隻腳踩在另一隻腳的腳背上，用力踩一會兒，再交換，反覆做幾次。
2. 洗淨兩足，以一手捉足，一手按摩足心湧泉穴，足心覺熱

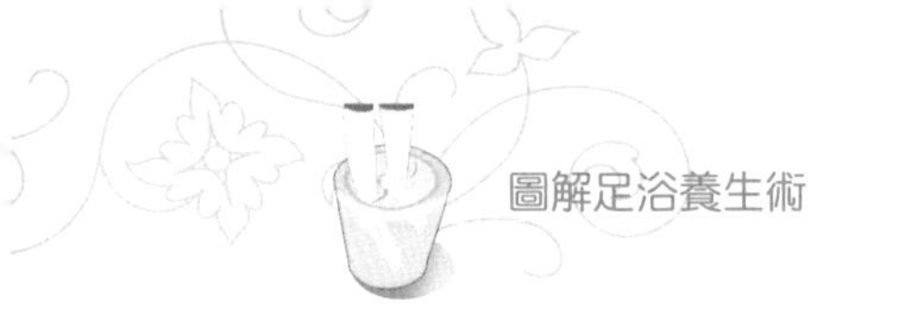

時，收腳趾，使腳趾略微轉動，然後再換另一足按摩，每天可行2～3次，每次30分鐘左右。

（九）足痙攣

〔足浴配方〕：

1. 葛根120克、白礬15克。將葛根與白礬加水適量煎煮15～20分鐘，待溫後浸洗患足。洗後配劑不必倒掉，可於次日加溫後再洗。每劑藥可連續洗4～5次後再換藥劑，仍依前法使用。
2. 紅蘿蔔或白蘿蔔0.5公斤。將紅或白蘿蔔切成碎塊，煎煮10分鐘，待溫洗足，連洗數次。
3. 毛麝香12克、大風艾12克、海風藤根12克、桂枝12克、大羅傘15克、入地金牛根12克。為一次用量，分別研成粉劑，並以400cc開水沖藥浸洗。熱水洗足，每天1～2次，每次30分鐘。
4. 一枝黃花15克，虎杖15克，苦參12克，黃柏12克。為一次用量，分別研成粉劑，並以400cc開水沖藥浸洗，溫水洗足（忌熱洗）。每天1～2次，每次30分鐘。

（十）疲勞症

〔足浴法〕：

1. 點按擦拭腳底中央稍靠拇趾側。用手的拇指好好地按壓，如畫圓般地揉捏。用啤酒瓶輕輕敲打也是既簡單又有效的方法。刺激湧泉能去除身體的疲勞，使身體輕盈，能逐漸消除倦怠感。
2. 溫水或冷水浴。對每根腳趾都要揉捏，儘早去除腳趾的疲勞，使腰恢復元氣。要去除腳底筋膜的疲勞，先前談及的按摩有效，溫冷浴也有效。
3. 先準備兩個水桶，一個放冷水，一個放熱水。冷水溫度為

15℃～45℃，大致是腳放在水中感到舒服的溫度。準備好之後，坐在椅子上，最初10分鐘兩腳放在熱水中，然後移到冷水中，大約放1分鐘。這個動作反覆進行2～3次，脈搏跳動會加快，證明了血液循環順暢，對疲勞症有奇效。在熱水中轉動腳踝，屈伸腳趾，使腳充分活動，成效更好。結束後，抬高腳尖休息。此法可說是在腳疲憊浮腫發燙時，最簡便有效的處理法。

除了足浴法，還建議使用柔軟素材製造的鞋墊，能夠提高加諸於腳底之衝擊的吸收力，市售的軟鞋墊不僅能減輕腳的疲勞和疼痛，也有防止水泡、厚繭、雞眼的效果，能夠溫柔地保護腳，同時也能減輕疲勞和疼痛。

（十一）肩痠痛

肩痠痛是多發病，主要致病原因為：內臟異常引起的肩痛；運動、勞動負荷過重引起的肩痠痛；心因症引起的肩痠痛；感受風寒、濕邪引起的肩痠痛。

〔足浴法〕：

1. 肩點位於雙腳腳掌外側，小趾骨外緣凸起的趾骨關節處，右肩痛按摩右腳，左肩痛按摩左腳。由上向下在其周圍按摩3分鐘。
2. 將瓶子倒著拿，多花點時間敲打湧泉穴，兒童用5分鐘，大人用15分鐘，用感覺舒服的強度敲打。太溪和湧泉同屬腎經的穴道，在內踝後方。
3. 以拇指和中指相對用力，反覆捻揉患者足部各趾，時間為1～3分鐘。
4. 以中指指端用較重的手法，反覆點揉患者雙側足心，時間為1～2分鐘。

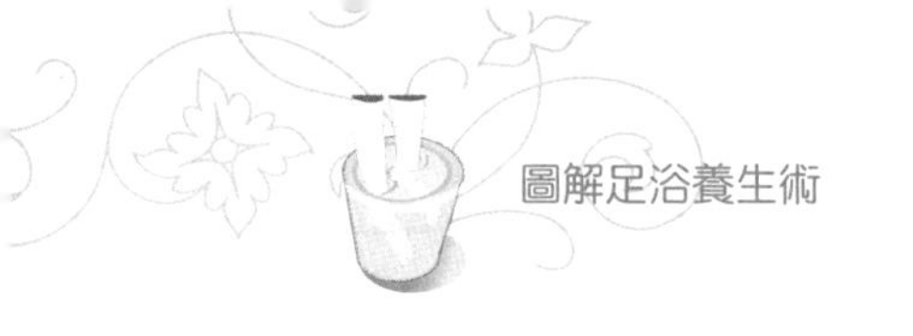

（十二）頸椎增生

〔足浴法〕：

1. 以拇指或中指持續按揉患者足部的頸部反射區，時間為1～3分鐘。
2. 足浴時以中指指端反覆點揉患者足部的頸椎、骶骨、尾骨、斜方肌、肩部反射區，每個反射區操作半分鐘。
3. 以掌根反覆搓擦患者的足底，重點是足底前部，使局部產生溫熱感為宜。
4. 足浴時以拇指和食指相對用力，反覆捻揉患者的雙側拇趾，時間為1～3分鐘。

（十三）腰椎間盤突出症

〔足浴法〕：

1. 高位足浴。以拇指和中指相對用力，反覆捻揉患者雙側足大趾，時間為0.5～1分鐘。
2. 平時可採用正坐的姿勢，可產生預防和治療腰痛的作用。方法是：要自然地伸直脊背，足趾相互併攏，疲勞後可以左右腳輪換。每次在睡覺前、起床後做2～3分鐘即可。閃腰點位於雙腳腳背距骨端。可主治：腰背疼痛、閃腰岔氣、腰椎間盤疾病等。方法是自上向下點按，約3分鐘。

（十四）膝關節黏連

高位熱足浴。浴足時挽起褲腿，以掌心在髕骨部旋轉按揉30次。此法能祛風利濕、消炎。注意洗浴時應平揉髕骨，順時針進行按摩，以局部發熱為準。

（十五）下肢偏癱

〔**足浴配方**〕：雞血藤30克、當歸5克、桂枝10克，水煎，洗足，每日1次。

〔**足浴法**〕：

1. 高位足浴，患者俯臥，按摩者立於其旁，以兩手拇指切入患者膕窩部的委中穴，切30次。此法能行氣活血、止痛。注意力量宜適中，以局部有麻脹感放射至遠端為準。
2. 高位足浴。患者仰臥，按摩點以拇指或其餘4指面緊貼患者膝部膝眼穴位，作不間斷的反覆迴旋揉動30次。能健腰壯膝、祛風勝濕。注意按摩時宜由輕漸重。
3. 洗浴者肢體放鬆。按摩者一手握關節近端肢體，另一手握關節遠端肢體，根據關節活動的範圍作屈、伸、內收、包展、內旋、外旋和繞環活動。能祛風除濕、通利關節。

注意：

① 按摩者的指甲應修短，以免損傷被按摩者的皮膚。

② 按摩一般應順著淋巴流動的方向進行，淋巴結所在的部位不宜進行按摩。

③ 發燒和皮膚病變部位、傷口出血處、急性損傷血腫處、骨折未癒合處，均不宜作按摩。

上方法能夠加強關節的靈活性及肌肉、韌帶的彈性和柔韌性。常用於四肢以及各個關節按摩結束時。

4. 高位足浴。洗浴時囑病人髖、膝屈曲，兩手抱住膝關節。醫者一手托住背部，另一手扶住膝關節，囑病人來回搖動30次。此法能健腰止痛、活血通絡。注意不宜搖動幅度過大，以患者能忍受為準。

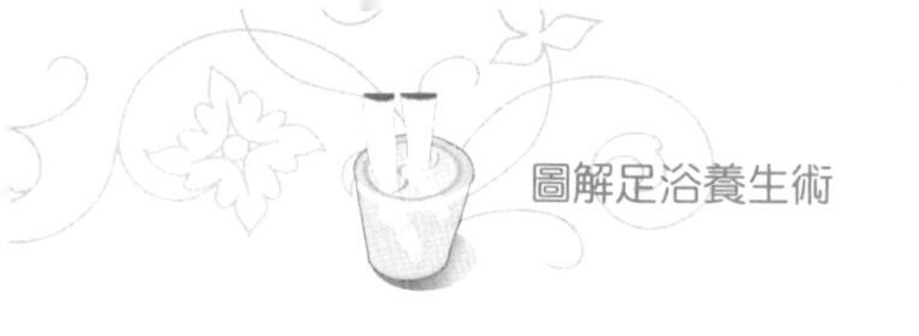

（十六）肌肉緊張

〔足浴法〕：高位足浴。患者俯伏，按摩者4指併攏，拇指分開，手成鉗形，將掌心及各指緊貼於皮膚上，拇指與4指相對用力將肌肉略往上提，沿向心方向做旋轉式移動。在前進過程中，掌指不應該離開被按摩的皮膚，手指不要彎曲，用力要均勻，避免僅指尖用力。能祛風止痛。

注意：操作有捏、有揉，同時進行，作用力達肌肉組織。根據需要，可以單手或雙手進行。用雙手揉捏時，兩手並排，向同一方向進行。

上法能促進肌肉的血液循環和新陳代謝，增強肌肉功能，解除肌肉痙攣、黏連。是消除肌肉疲勞、痠痛、瘀血腫脹、鬆解肌肉黏連、防止肌肉萎縮的主要手法。常用於四肢肌肉及肩胛部等處。

（十七）外踝痛

〔足浴法〕：

1. 以生附子30克研細末，調拌白酒，沐浴金門穴。
2. 患者仰臥，按摩者立其身邊，一手托住足跟：一手握住足蹠部拔伸，同時將踝關節盡量背伸，做蹠屈環轉運動。能清利關節、通經止痛。按摩時宜注意按要求進行緩慢旋轉，不可過快過猛。
3. 足浴時，按摩者坐對面，一手托住足跟；一手握住足趾部拔伸，同時將踝關節盡量背伸，做蹠屈環轉運動，除治療踝關節扭拉傷造成的疼痛外，還能清利關節、通經止痛。按摩時宜注意按要求進行緩慢旋轉，不可過快過猛。洗浴時，以手掌背沾薄荷水擦揉湧泉100次，有清風熱的作用。
4. 洗浴時，以食指點蘸紅花油擦揉委中穴50次左右，能舒解瘀血，祛除代謝產物。再用手指點按委中，力道先重後輕，每次點按50次以上。

5. 洗浴前先用手沾白酒點按拍打下肢內外側各穴，點按拍打時力道輕緩有力，有節奏感，快慢適度。每次治療次數在300次左右為準。也可於洗浴前，以一手抓住患者的足掌向左右搖擺下肢關節，或用空心拳叩擊足跟各50下。
6. 高位足浴時，可用手指沾浴液，趁勢推揉足小腿處與足三里穴30～50次。
7. 兩足浸泡在浴桶中，伸直兩腿，以兩手掌揉按膝部（通稱「膝蓋」），由內向外揉按32次。膝關節是下肢的主要關節，支持全身的重量，運動時起槓桿的作用。長久站立工作或受涼，都容易患膝關節炎，這是風濕症裡的多發病。每天揉按膝關節，即可預防又可治療膝關節炎，又通連胃經。揉按至少32次，膝關節炎患者可以增加一兩倍。
9. 低位足浴時，用手指點沾活血浴液點揉三陰交穴，力道偏重，感脹痛為準，然後點按力道放鬆。輕揉數次，重力點按在20次以上。
10. 洗浴時，以手足點揉摩擦湧泉。
11. 洗浴時，以兩足抉定患者足踝部在藥液中搖轉踝關節左右各30～50次。
12. 洗浴後，囑病人俯臥，用半濕的毛巾擦拭足部小腿肚部。

（十八）坐骨神經痛

〔足浴法〕：

1. 足浴時，一手固定腳部，另一手則沉肩、屈肘，用前臂著力作內外旋轉滾動於臂根部，這種臂滾法應反覆滾動30至45次。此法能祛風勝濕，止痛。注意滾動時應向下加重力道。
2. 足浴時能正確地指壓大腿後部的穴位，則可促進大腿的血液

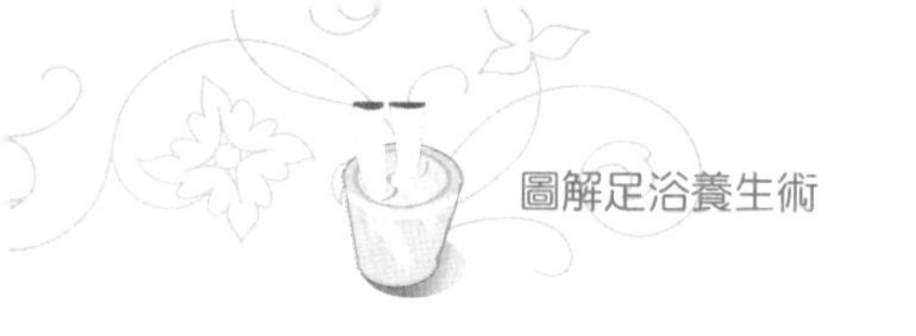

循環，使腿部感到輕快而又無沉重的感覺。如能持之以恆加以按壓則可除去大腿部過多的肉，使腿部變的結實、苗條。欲指壓大腿前部中央線上的穴位時，須將拇指充分彎曲，使第二指關節置於穴位上，用中等力量按壓10秒。

3. 足浴時用手掌或拇指按推足心及足跟，由前向後反覆20～30次；按揉湧泉、太沖、然谷、太溪、崑崙、解溪穴各1～3分鐘；最後用手掌搓足心和足跟各50次，隔日1次。
4. 足浴時患者取俯臥位，將患肢放在床邊，或取坐位，將患肢平放在腳架上，先上下左右推動小腿3～4次，使其皮膚潮紅；按摩足跟部及疼痛點各2～3分鐘。

（十九）足痿不收

〔足浴配方〕：

1. 海孚6克、王不留行12克、威靈仙20克、核桃20克，研為細末，調拌白酒後洗浴足部，或用凡士林沐浴足部並按摩僕參穴。
2. 骨碎補鮮根30克，搗爛，用黃酒洗浴並按摩僕參穴。

〔足浴法〕：

1. 養生家睡眠時，進行足浴右側在下，手足屈曲。養成習慣，則營衛周流，不生疾病。其中湧泉穴為重點。湧泉穴在足心上2/5處，屈趾於足心有皺紋可見。是腎經的井穴，可直達腎經。此法對腎虛寒、腰痛、腿軟、腎囊潮濕、陽痿等症均有效，須堅持天天不斷，方能鞏固。
2. 洗浴時一手握足，另手擦湧泉，在足心一往一復，經過湧泉穴一百次，越多越好，至少每晚做一次。

（二十）腰腿痛

〔足浴法〕：

1. 熱水泡腳法，用熱水泡腳20～30分鐘，然後在腰部痛處拔一火罐，約20分鐘左右，取下火罐，注意不要拔起水泡。拔罐後在痛處與腳心湧泉穴各貼傷濕止痛膏1～2張，2天後即可痊癒，不癒者第2天再重複治療1次。
2. 患者俯臥，按摩者在患側下肢點委中穴10至20次。能祛風通絡、止痛。注意雙側穴位同時進行刺激時療效最好，雙側穴位的按摩力道應基本相同。
3. 患者仰臥，按摩者以兩手指按切按於雙側骼窩中央的沖門穴各30次。能行氣活血、止痛。注意力量宜適中，以局部有麻脹感放射至遠端為準。
4. 腰痛點位於雙腳腳掌第5蹼骨與楔骨外緣的邊緣區，成帶狀。方法是自上向下推按，約3分鐘。
5. 在第二趾側面（靠近小趾邊），即趾甲邊際上貼膠帶，沿著足背擦搓兩圈，在手掌那一面跨越第一關節，再擦搓兩圈半，於靠近第三趾邊的側面結束。小趾也從外側擦搓起，在靠近第二趾邊的側面結束。可擦搓雙手。右腰痛擦搓右手，左腰痛擦搓左手。
6. 先擦搓好第二趾與小趾，其次在靠近拇趾邊的第四趾側面，即趾甲邊際處擦搓兩圈，於靠近第三趾邊的側面結束。右腰痛擦搓右腳，左腰痛擦搓左腳。
7. 足浴，由膝關節沿小腿前外側滾向足背進行按摩，上下往返3～5遍，約5分鐘，一側按摩完畢後，用同樣的方法按摩另一側。此法能通經活絡、祛風勝濕。注意洗浴方向及路線，由輕漸重進行。
8. 足浴浸泡於40℃的水中，然後按摩點以拇指或其餘四指面緊貼患者膝部膝眼穴位，做不間斷的反覆迴旋揉動30次。此法可主治膝關節炎、膝部勞損，能健腰壯膝、祛風勝濕。按摩時宜由輕漸重。

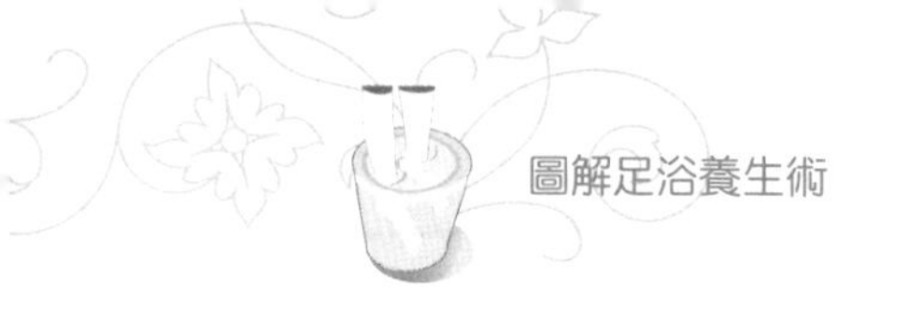

9. 高位足浴，用兩手掌搓動大腿，由髖骨至膝，左右各36次。再用手捏動小腿部腓腸肌，由上至下到跟腱部各36次。採臥位時，可用一腿膝蓋或腳跟頂擦另一腿大小腿，兩手掌心緊按兩膝先齊向外旋轉36次，再齊向後內轉36次。或兩手全按在一膝上左右旋轉也可以。然後手用拇指掐三陰交、陰陵泉、足三里穴。由於小腿內側是陰經所經，並有三陰交、陰陵泉等要穴。大腿後為殷門所在，多搓可以防治腰背痛。膝彎有穴為委中，常按摩能增加血液回流，預防兩腿抽筋，對腰背痛更為有效。
10. 腳部低位足浴主要是擦湧泉穴及揉踝關節兩部分：方法是，用掌尺側擦湧泉穴，快速用力直至腳心發熱為止，先左後右而施，採臥位時，可用一腳邊骨擦另一腳心。另外也可用拇、食二指揉摩腳尖、內踝下、內踝後各36次。再擦摩腳跟踝後、大筋處各36次。由於兩足心的湧泉穴是腎經的起點，擦摩此穴可使泉水（津液）上達咽喉，不致咽乾口燥。同時對陰虛腎虧所引起的頭痛眩暈、心中結熱等症很有療效。搓此穴可使上身虛火下降，對舒肝明目有很大的作用。
11. 內踝下3公分左右是照海要穴，乃奇經八脈中陽蹻脈要穴，此穴經氣下通腳心，上達咽喉，揉此穴對失眠、咽喉痛、生殖系統病有療效。洗腳時，按摩者用雙手同時按摩患者雙足的方法為：按摩者的手掌置於患者雙側小腿外側，同時向下按摩至足背，再至足底。按著從下往上按摩小腿內側至膝上停止。如此往復數次，也是小腿外側從上到下，內側則從下往上按摩。

（二十一）腰膝痠痛

〔**足浴法**〕：一腳平踏於浴盆底，五趾自然張開，另一腳足跟抬起，以足跟著力，呈頓挫性彈性依次擊打著地五趾。用力由輕到重，有一定節奏，動作協調，反覆擊打數十次，兩側交替進行。此法有舒筋活絡、壯腰補腎、行氣活血之功用，對下肢癱瘓、麻木不仁、趾痛、腰膝痠痛，足跟痛等病症，均有一定防治作用。

（二十二）腰椎關節病症

〔足浴法〕：

1. 洗浴時，一手握踝關節近端肢體，根據關節活動的範圍作屈、伸、內收、包展、內旋、外旋和繞環活動。主治腰椎關節病症，可以祛風除濕、通利關節。注意洗浴者的指甲應修短，以免損傷被按摩者的皮膚。按摩時應順著淋巴流動的方向進行，淋巴結所在的部位不宜進行按摩。發燒和皮膚病變部位、傷口出血處、急性損傷血腫處、骨折未癒合處，均不宜作按摩。
2. 足浴時，將膝屈曲，兩手抱住膝關節。來回搖動30次。能主治腰肌勞損。功效有健腰止痛、活血通絡。注意不宜搖動幅度過大，以患者能忍受為準。

（二十三）腿肌僵硬

足浴能潤滑足踝關節，幫助防止腿腳腫脹和腿肌僵硬。

〔足浴法〕：

1. 腳跟離地，翹起腳尖，雙足畫大圓圈。每一方向重複做15次。
2. 坐著，手肘放在膝上，身向前屈，全身重量壓在膝上，腳跟盡量提高。放下腳跟，翹高腳尖，如此重複30次。

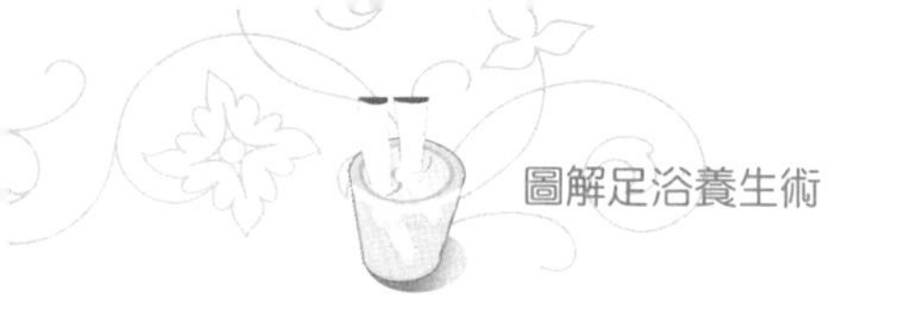

（二十四）腓腸肌痙攣、小兒咳喘病

〔足浴法〕：

1. 患者俯臥，按摩者一手托患者下肢，另一手腕關節稍背伸，將手掌掌根放於按摩的小腿上進行往返重複的擦摩60次。此法能運脾胃、瀉虛火。注意不可著力過度，以免搓傷皮膚。
2. 洗浴時採用高位足浴。用手握點穴棒，棒尾頂於足心湧泉穴處，棒體緊貼食指，棒夾與食指尖齊平，腕部用力下壓棒尾，用棒頭的力點由輕到重按增生部位和壓痛點，再點按經穴，共操作15分鐘，每日1次，1次30分鐘，6次為1療程。

（二十五）落枕

足浴治療重度落枕引起的陣陣作痛，其方法是，先擦搓好第二趾與小趾，再擦搓過足背，朝第二趾方向擦搓並於靠近第二趾邊的側面結束。

〔足浴配方〕：

1. 炮薑、附子各60克，白酒適量，熱熨足掌，直至四肢升溫、微汗出為止。
2. 皂角、葛根各500克，枳殼100克，加水3000cc，煎煮半小時，藥液趁熱在足掌部持續熱敷，直到氣通病減，每次約一小時左右。
3. 甘遂60克、蓖麻籽仁120克，採高位足浴，每日1次。
4. 生附子（去皮臍）15克、當歸、吳茱萸、桂枝及木香各15克。研為細末，每次9克，取生薑自然汁調合如膏，與上方一起煎，取汁做低位足浴。
5. 川烏頭（去皮臍）10克生用。研為細末，以醋調塗後，塗於紗布上敷足心，須臾痛止。

（二十六）關節增生

雙下肢自然伸直，膝關節部放鬆。用五指指端著力，按壓於臏骨周圍，用力拿住臏骨，並稍提起，作緩慢持續的上下左右活動，以理想、舒服感為佳。兩側交替進行或同時拿捏。此方法有舒筋活動、滑利關節之功用。對膝關節炎、臏骨軟骨病、膝關節增生有療效。

足浴時，將下肢自然伸展，盡力伸仰兩腳趾，行勻細、深長的5次自然呼吸，後以右腳跟勾左腳拇趾向右擺動5次，再以左腳跟勾右足拇趾向左擺動5次。雙腳回復正位後，又同步向兩側擺動30次。進行這些動作時，仍用自然呼吸。然後，雙膝靠近，兩腳跟向外，腳尖相對，進行振腹7次，再將兩下肢自然伸展，以右手拉左足跟放於右膝上，行7次深長呼吸，回復原位，再以左手拉右足跟放於膝上，行7次深長呼吸。最後，靜息3～5分鐘。

（二十七）關節腫脹

關節腫脹是關節病的常見症狀之一，常見於遭受風濕、熱毒以及外傷所致，嚴重時可以影響到關節的運動功能，從而影響患者的日常活動。採用中藥外洗可以減輕局部腫脹、疼痛症狀，見效迅速，針對性強，具有比內服中藥更為快捷的特點。

取踞坐姿勢，以兩手用力拉腳掌向上，同時，仰頭伸腰，然後放鬆。每牽拉伸腰時用鼻深吸氣，放鬆時慢慢呼氣，以上動作反覆共行7次。再將兩手向後撐地，仰首伸腰，每用力撐地伸腰時，深吸氣，放鬆時呼氣，也反覆進行7次。此後伸展右下肢，兩手抱左膝，仰首伸腰，配合行深呼吸，共7次。最後，靜息3～5分鐘。

（二十八）足痛

腳痛有許多原因，皮鞋不合腳可能是主要的原因，但是另外

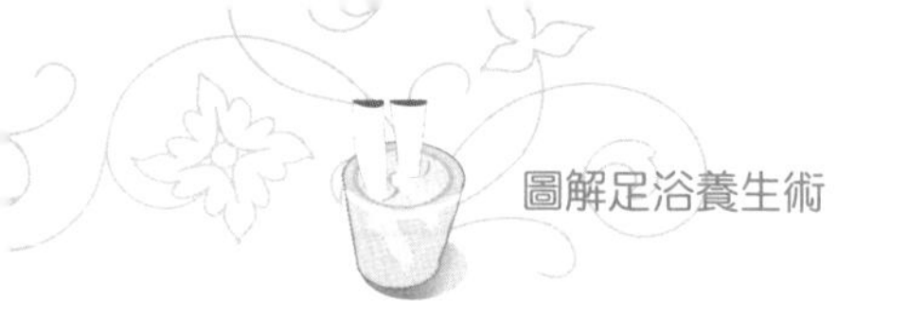

還有一些使腳部疲倦和衰弱的因素，像行走、坐、立的時候，或在需要長時間站立或行走的活動中，腳部的姿勢不適當。不管腳部疲乏的原因是什麼，適當的運動可以消除疲勞並加強腳部的肌肉。同時，應注意穿合腳的鞋，對於足弓較平坦、腳面較寬的人來說，更應購買較寬大的鞋。

〔**足浴法**〕：

1. 把兩腳的腳趾向內轉，使彼此相對，停住。也可以使兩腳的腳趾相對，停住。
2. 在浴盆內做第二節加強蹠骨及縱方向的腳弓，足浴時：
   （1）把兩腳的腳趾蜷緊，在這部分動作中一直保持蜷緊的姿態。
   （2）使兩腳的腳趾相對，停住。
   （3）把腳趾向膝蓋的方向拉起，停住，放鬆。做10次。
3. 在浴盆內做第三節加強蹠弓，足浴時將兩腳伸直，腳尖向上蜷緊腳趾，將腳趾向膝蓋方拉起。停住。放鬆。
4. 在浴盆內做第四節加強腳部向外轉肌肉。注意兩腳保持適度的放鬆。腳跟固定，兩腳腳趾先相向轉動，再反方向轉動，轉動的時候要有一定的節奏。向內外各轉20次。

注意：在站立的時候，身體的重量應由腳跟、腳底外緣和腳掌來承擔。不要用腳的內部來負擔你身體的重量，以免使縱方向的弓弓向下塌。

（二十九）足蹠疣

足蹠疣生長在腳底上時，其皮膚明顯增厚。疣是由病毒所引起，治療的關鍵是除去這種足蹠疣而盡可能不留下傷疤，因留在腳上的傷疤有時有可能比原來的疣更痛。水楊酸硬膏可用以治療足蹠疣，每天換藥幾次。一段時間後，疣就會消失。也可以用刀修削，或用冷水或熱敷來消除。催眠術對某些人是成功的治療方法，但其原因仍不完全清楚。遺憾的是，許多人總是不能把這種疣根治掉。對於那些患較多足蹠疣的人來說，在進行更痛苦的治療方法以前，不妨首先試用洗足法。

〔**足浴配方**〕：鴉膽子20克、土茯苓20克，水煎，取汁，泡腳。每日1次。

（三十）全身軟組織損傷

〔**足浴配方**〕：雞血藤50克、紅花50克、赤芍30克、乳香20克、沒藥20克、川斷30克、蘇木25克、生薑50克、川軍30克、伸筋草50克、米醋250克。

將上方前十味藥用水煎煮，先用武火燒開10分鐘後，改用文火煎煮20分鐘，取其藥液，反覆三次，將煎的藥液混合，約半盆左右，這時將米醋放入盆內。趁熱薰蒸足部，待稍涼，皮膚可耐受時，則可將足部置於盆內泡洗，或用毛巾浸濕藥液外敷，此時損傷關節可主動或被動功能的活動。每次約半小時，每日午、晚各薰洗一次，一劑藥可連用3日。此法適合治療四肢及其關節的軟組織損傷、扭挫傷、擠壓傷、關節脫位復位及術後出現的軟組織腫脹、黏連、攣縮所引起的疼痛和功能障礙，以及肩凝症等。

（三十一）手足乏力

兩足浸泡在足浴液中，兩下肢屈曲，小腿盡量內收，雙足底相對併攏，雙手分別按壓於兩側膝關節上，用力要均勻，有彈性，頓挫性按壓。

〔**足浴配方**〕：川芎10克、細辛5克、藁本10克、白茯苓15克、白附子10克、雞血藤30克、藿香15克、甘松10克、白芷10克、白芨10克、冬瓜15克、檀香10克。上藥加水適量，煎煮15分鐘，去滓，溫度適宜後，沐足，每次10～15分鐘。此方還適用於日常皮膚保健。

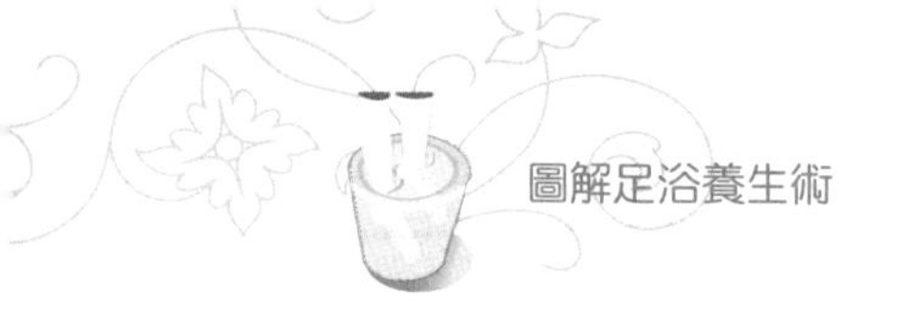

足浴常用穴位共有6個，它們是：

1. 外踝尖。本穴在外踝尖上（左右共二穴）。
2. 光明。從外踝尖直上五寸，靠腓骨前緣，就是本穴。
3. 懸鐘。從外踝尖直上三寸（或四橫指），靠腓骨後緣，就是本穴。
4. 丘墟。本穴在外踝前緣直下線與下緣平齊橫線的交叉點上，正當一個凹窩中。
5. 足臨泣。本穴在第四趾、小趾的趾縫上，當第四、五蹠趾關節後五分的地方。
6. 足竅陰。本穴在第四趾外側（小趾那邊）距離趾甲根角一分許的地方。

〔**護足常識**〕：如果你從事的工作需要經常站立，那就應當利用一切適當的機會赤腳跑步，並盡可能多地活動你的雙腿兩腳。有空坐下來時，要盡量墊高雙腿，睡覺時也應將腳適當墊高，因為這樣可以促進腿部的血液循環。白天應經常換穿鞋跟高度不同的鞋。長統襪或某些有益健康的便鞋有助於減輕腳部和關節的負荷，並產生保護作用。

久立時，左右腿應交替承載身體的重量，但應注意保持脊椎的正直和昂頭。即便是要不停地走動，如家庭婦女或售貨員，也應注意不要總使部分肌肉群保持活動量，因為單調的肌肉活動很容易導致肌肉疲勞和痙攣。經常站立的人最需要進行的是可以產生調節作用的放鬆練習。

（三十二）下肢靜脈曲張

〔**足浴法**〕：

1. 足浴時，採高位足浴，注意下肢膝關節屈曲，雙手十指交叉於股前，用兩手掌根部或大魚際、小魚際部著力，向中間擠壓股部肌肉，一緊一鬆，呈頓挫性，自上而下移動擠壓。用力要均勻，有一定滲透力。股前擠壓完後，再擠壓肌後側、股內側、股外側，再用同樣方法擠壓下肢遠端小腿部。根據需要也可以反方向擠壓，為了輕鬆、舒服的完成擠壓下肢，可適當變換體位，因為，擠壓部位不同，雙手和下肢要配合協調。兩側要交替進行擠壓，均以舒服、溫熱感或反覆擠壓數十次為準。此方法有舒筋解痙、和絡止痛功用。

2. 足浴擦摩膝關節時，可先用兩手將膝部或膕窩托住，然後再用拇指指腹和大魚際擦摩60次。可主治四肢肌肉萎縮、行走無力。能健肝腎、益氣血。不宜擦摩過快，過於用力，以免擦傷皮膚。

足浴時以一手固定患者一腿，以另一手拇指和四指相對成鉗形，鉗住下肢相應部位，以拇指為支點，其他四指進行擦摩；或以四指為支點，用拇指進行擦摩。能主治下肢疼痛、活動受限。可祛風止痛、消腫。注意按摩力量不宜過猛、過重。

（三十三）肌肉硬結

肌肉硬結多由長期肌肉緊張、炎症導致，當炎症或過度負重導致肌肉緊張不能放鬆，就會發生肌肉硬結的現象。足浴時能夠改善肌肉的血液循環，使肌肉達到充分放鬆。

足浴時四指拼攏，拇指分開，手成鉗形，將掌心及各指緊貼於足的小腿部，拇指與四指相對用力將肌肉略往上提，沿向心方向作旋轉式移動。在前進過程中，掌指不應該離開被按摩的皮膚，手指不要彎曲，用力要均勻，避免僅指尖用力。可主治肌肉緊縮、下肢關節炎症。能祛風止痛。注意操作有捏、有揉，同時進行，作用力達肌肉組織。根據需要，可以單手或雙手進行。用雙手揉捏時，兩手並排，向同一方向進行。

上法能促進肌肉的血液循環和新陳代謝、消除肌肉疲勞痠痛、瘀血腫脹、鬆解肌肉黏連、防止肌肉萎縮。

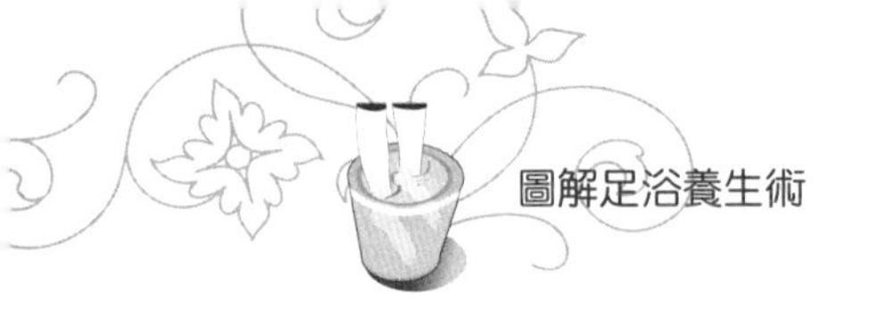

六、呼吸疾病的足浴

（一）流感

流行感冒因其傳染性強、發病快而使人生畏。足浴療法能夠有效地提高人體免疫能力，使人少感冒、發燒。

〔足浴配方〕：

1. 紫蘇葉90克、四季蔥90克。上藥用水煎煮5分鐘，連渣倒入腳盆中，盆中放一小木凳，將鞋襪脫去，雙足踏在小凳上，並用大毛巾將其膝部以下連盆圍覆遮蓋薰之。待周身有微汗時，旋即擦乾腿足，且靜臥片刻，通常醒後即能狀況好轉。
2. 蔥白適量、豆豉6克。將蔥白與豆豉搗爛如泥，外敷於足心，4小時候去掉。用於鼻塞、流涕、微惡寒發熱的輕型感冒。
3. 白礬、小麥粉各適量。上藥研末，醋浸浴足。6小時後開始降溫，12～36小時體溫降至正常且不再回升。
4. 麻黃15克、桂枝15克、荊芥15克、白芷15克、紫蘇15克、連鬚蔥頭3根、生薑10克、柴胡25克、羌活10克、獨活10克。上藥水煎沸10～15分鐘，薰洗足部。此方用於風寒感冒，具有發汗解表、散寒退熱的作用。
5. 取速效感冒傷風膠囊10粒，溶於熱水中，或用生薑50克、蒲公英100克煎湯浴腳，每次20～30分鐘，至湧泉穴發熱。

〔足浴法〕：準備兩個較大的洗臉盆，其中一盆內倒入42℃～43℃溫水，另一個倒入15℃～16℃冷水，水量均以能淹沒腳踝為準。先將雙腿浸入溫水盆內1分鐘，然後再浸入冷水盆內1分鐘。如此交互進行，反覆3次，以溫水浴開始，冷水浴結束，需要注意的是，盆內的溫水在浴腳時不斷變涼，會影響效果，所以每浴1次，要加入適量的熱水，使水溫保持在42℃～43℃，每3次冷水浴後，要用乾毛巾把腳擦乾，穿上襪子，以免腳部受涼。

（二）高燒

凡體溫超過39℃即可診為高熱。高熱常見於急性感染性疾病、急性傳染病、嚴重灼傷、中暑等疾病。

〔足浴法〕：

1. 足浴時用單指或手掌大小魚際及掌根部附著於足部，緊貼皮膚進行往復、快速直線運動。

注意：腕關節應自然伸直，前臂與手近似水平，搓擦的指端可微微下按，以肩關節為支點，上臂主動帶動指掌作往返直線移動；亦可視部位不同分別以腕部、指掌關節及指間關節為軸施行。著力不滯，迅速往復，以出現溫熱感為佳。一般常用於開始治療時，或足底操作。

2. 置於溫度較高的水（37℃～40℃）中5～10分鐘，用單指或手掌大小魚際及掌根部附著於足部，緊貼皮膚進行往復、快速直線運動。亦可視部位不同分別以腕部、指掌關節及指間關節為軸施行。著力不滯，迅速往復，以出現溫熱感為佳。

（三）肺炎

肺炎是由於細菌、病毒、過敏反應及化學物質引起的肺部組織炎症。一年四季均可發生，但以寒冬、早春多見。主要表現為發熱、寒顫、咳嗽、咯黃痰、鐵銹色痰或痰中帶有血絲、胸痛、伴有呼吸困難、紫紺等症狀。

〔足浴配方〕：

1. 生蘿蔔100克、菊花20克，水煎，外洗足底，一日2次。可防肺炎。
2. 魚腥草30克水煎，泡足10分鐘。

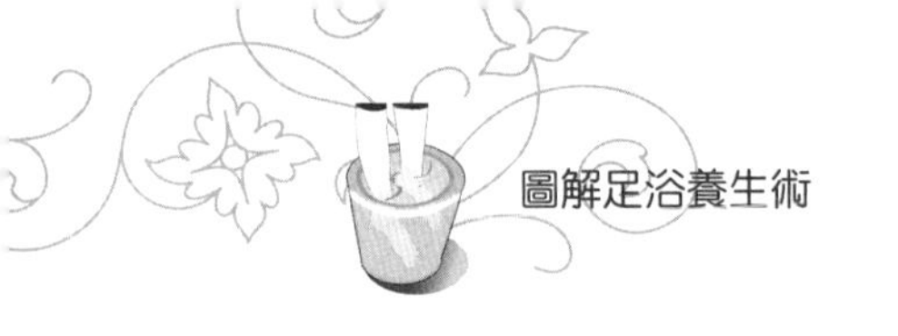

（四）支氣管哮喘

支氣管哮喘是一種常見的支氣管過敏反應性疾病，此病好發於秋冬季節，是一種變態反應性疾病。其臨床特點為間歇性發作。不發作時與正常人一樣，間歇期很不一致，有的幾天一次，有的可幾年不發作。發作前常有鼻癢、流清涕、打噴嚏或全身不適等前兆。繼之感胸悶、呼吸困難、咳嗽、咳痰，哮喘的發作可短暫或持續。

而發病開始症狀不明顯，部分患者出現咳嗽、咯痰，尤以清晨最明顯。痰為白色黏液泡沫狀，黏稠不易咳出，在感染或受寒後症狀加重，痰量增多，黏度增加，呈黃色膿性或伴有喘息。寒咳所採用的足浴法是熱水浴。

〔足浴配方〕：將公丁香0.5克、肉桂5克、麻黃5克，蒼耳子3克研為細末，用開水泡開，洗足，點壓大鐘穴，每天洗足一次，6次為一療程。

〔足浴法〕：

1. 熱水泡足5分鐘，再用大毛巾將兩腳連熱水袋一同裹起，捂15分鐘後，立即壓揉湧泉穴5～10分鐘，每日1次。
2. 拇、食兩指按揉腳大拇趾和第四趾各5～10分鐘，用食指單勾法按壓足心5～10分鐘，每日2～3次。
3. 左右腳相互對搓，每次15～20分鐘，每日3～4次。
4. 在哮喘急性發作時，用力緊握捏按雙腳的第二、三趾之間處5分鐘，並且按揉橫膈膜反射區3～5分鐘。

（五）咳嗽

咳嗽是肺系疾患的一個常見症候。外感或內傷的多種病因導致肺氣失於宣發、肅降時，均會使肺氣上逆而引起咳嗽。咳嗽有外感咳嗽和內傷咳嗽之分。外感咳嗽發病急、病程短，咳嗽的同時多伴有怕冷、發燒、頭痛等症狀。若咳痰色白稀薄，頭身疼痛較重，多屬風寒所致；若咳痰色黃黏稠、咽喉腫痛，多屬風熱侵襲。

〔足浴配方〕：

1. 白礬50克、陳醋30克、大蔥白3根，用水煎洗。洗腳時，按摩者以雙手掌托住患者的足跟腱部，配合患者的吸氣先向前拉伸，然後配合患者的呼氣向上仰翻。如此36次。能祛風濕，通經絡。
2. 足浴時將公丁香0.5克，肉桂5克、麻黃5克，蒼耳子3克研為細末，開水泡開，洗足，點壓大鐘穴，每天洗足一次，6次為一療程。貼藥時，先在大鐘穴上拔火罐，然後再貼藥。

〔足浴法〕：

1. 足浴時，將熱水袋墊於足下，再用大毛巾把兩腳連熱水袋一同裹起，捂15分鐘後，立即壓揉湧泉穴5～10分鐘，每日1次。
2. 拇、食兩指按揉腳大拇趾和第四趾各5～10分鐘，用食指單勾法按壓足心5～10分鐘，每日2～3次。
3. 左右腳相互對搓，每次15～20分鐘，每日3～4次。
4. 在咳嗽劇烈時，可用力緊握捏按雙腳的第二、三趾之間處5分鐘，並且按揉橫膈膜反射區3～5分鐘。

（六）肺結核

肺結核是因結核桿菌感染至肺部而致病。一般發病緩慢，病人常有午後低熱、夜間盜汗、面頰潮紅、咳嗽、咯痰、咯血、胸部隱痛、疲倦乏力、精神萎靡等症狀。足浴療法對於調節人體氣血、提高身體免疫力有較好的療效。

〔足浴法〕：

1. 咳喘穴，位於第二趾與第三趾分岔處的腳掌上，右側肺部病按右腳，左側肺部病按左腳。自內向外按摩5分鐘。該穴是治療肺結核穴位中最為有效的穴位，洗足時，應首選此穴。在

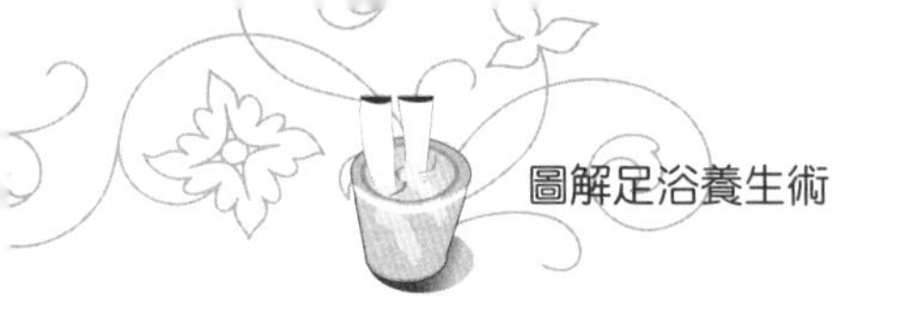

家裡用手點按很有效。每天2次，洗15次，肺結核病症便會停止。

2. 將兩手指轉動，由外踝移到內踝的上邊，由內踝向大腿內側直推到腿根。手掌手指要緊貼大腿的皮肉。這樣的動作反覆32次。
3. 每天睡覺前足浴時掐捏足第二趾1分鐘，力量應大點，時間較長些，否則效果不佳。揉壓第四趾、第五趾各10分鐘，尤其是趾尖應多揉壓。
4. 推外踝，兩足浸泡在高浴盆中，兩腿伸直，兩手伸指放在大腿根部的外側，兩手由腿根向下推到外踝，初練可能推不到外踝，推到哪裡算哪裡，經長時間練習後自然可推到外踝。

七、消化系統疾病的足浴

（一）消化不良

下面介紹的這一套浴足操能夠促進人體腸胃運動，對胃部疾病和消化不良特別有效，可以治療震顫性麻痺，改善身體的血液循環狀況，減少腹部脂肪。特別適合足浴前操作。

〔浴足操〕：

1. 坐在地上，兩腿分開約76公分或更多，腿伸直；雙臂左右伸開，與肩平齊。
2. 深吸氣，雙臂仍保持伸直狀態，身體向右轉。用左手伸向右腳尖處，同時右臂劃向後方，手接觸到腳尖時不要用力。這個練習會自動地改善你的軀幹、腿部和臂膀的柔韌性。不論你能否觸到腳尖，都不要使腿和腳離地。
3. 稍停片刻，用同樣的方法用右手努力觸及左腳尖，同時用鼻子呼吸，左手劃向身後。

4. 雙足平穩著於浴盆，十趾略分開，抓地，足跟抬起，開始踏跺腳，踏跺力量由輕漸重，有一定節奏，踏跺20次左右。然後，足跟著地，腳掌尖上翹抬起，向下彈擊地面，彈擊力量由小到大，動作協調，彈擊20次左右。可單足踏跺或雙足同時進行踏跺。

（二）胃及十二指腸潰瘍

胃、十二指腸潰瘍是一種常見病。急性潰瘍穿孔又是胃、十二指腸潰瘍嚴重併發症之一。男性發病率高於女性，年齡多在30～50歲，其中胃穿孔較多。本病症發病急、變化快，如不及時治療，常因嚴重感染而危及生命，初期特點為突感上腹部劇烈疼痛。想及早治療胃及十二指腸潰瘍，可以採取家庭足浴法。

〔足浴法〕：

1. 用手掌或小魚際附著在一定部位，進行直線往復的一種摩擦手法。操作時動作要均勻連續，用力要穩，頻率較快，每分鐘可達100～150次。注意治療時要充分曝露皮膚，並在皮膚上塗抹潤滑劑（如凡士林、藥物油等），可防止擦破皮膚。本法是一種柔和的溫熱刺激，具有溫經通絡、行氣活血、健脾和胃、祛風散寒、溫補元陽等功能。
2. 用手掌心或小魚際搓擦腳底前1/3處湧泉穴，兩腳交替進行，每隻搓擦2分鐘。
3. 用手指點按脛骨外側足三里穴，兩側交替進行，以出現痠、麻、脹感為準。

（三）貧血

貧血是一種常見的疾病，多因失血或造血障礙所致。

〔足浴法〕：

1. 兩足平放靠近、微屈膝下蹲，雙手放在膝部，讓膝關節向左

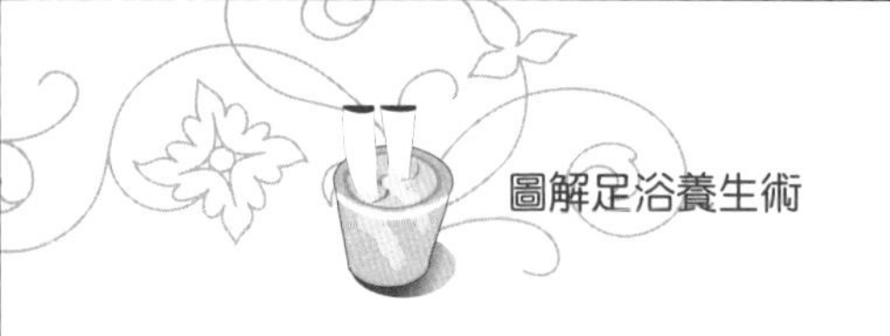

右呈圓圈轉動，左右各轉半分鐘。

2. 以兩手拇指分別按揉兩側足三里穴（膝眼下3寸，稍外處），按揉約半分鐘。
3. 以手指點按內踝上3寸，脛骨內後緣處的三陰交穴2分鐘。
4. 以手指點揉膝下3寸，距脛骨前脊外側1橫指處的足三里穴，點揉3分鐘。

（四）減肥

肥胖已成為一種社會病，已引起人們的廣泛注意，足浴減肥透過人們的反覆實踐，已摸索出一整套方法，其中：

1. 足浴時採用大腿中央線上的五個點，將大腿中央線分成五個部分，均勻分割後，按壓穴位，將拇指充分彎曲，以指關節置於穴位上，用中等力量垂直方向按壓10秒。如此反覆做3次。
2. 足浴時採用膝關節四周的點。將膝關節分成上下左右四個部分，將五指指紋部分別置於穴位上，用中等力量朝髕骨中心部位按壓10秒。如此反覆做3次。
3. 足浴時採用小腿脛骨前肌的五個點。將小腿脛骨處從上到下分成五個部分，將雙手拇指充分彎曲，重疊交叉成十字形置於穴位上，用中等力量朝垂直方向按壓10秒。如此反覆做3次。
4. 足浴時採用內踝到外踝間的四個點。將內踝至外踝的連線分成四個部分，將充分彎曲的拇指指關節置於穴位上向下按壓10秒。
5. 足浴時按壓各個腳趾骨，將充分彎曲的拇指指關節置於穴位上，朝垂直方向按壓10秒。此穴位非常複雜，故需重複做3次。
6. 足浴時採用將大腿後面中央線分為五個點。將充分彎曲的拇指指關節置於穴位上，垂直方向按壓10秒。如此反覆做3次。

7. 足浴時採用小腿肚中央線上的五個點。將充分彎曲的拇指指關節置於穴位上，垂直方向按壓10秒。如此反覆做3次。
8. 足浴時採用足部跟腱上的四個點。以拇指指關節與食指指紋部抓住跟腱，水平方向按壓10秒。如此反覆做3次。側臥位時，著床側下肢屈曲，上側膝關節自然伸直，髖關節和腰部向前彎曲，上側手掌著力膕窩。以上姿勢均以操作方便、持久、舒服為準。操作時，手掌伸直，掌面著力下壓，呈上下往返摩擦，以透熱為準，兩側交替進行。
9. 用手指捏拿小腿腓腸肌，自上而下，用力溫和，以痠脹為宜。伸開手掌，輕拍下肢前、側、後面，從上至下，反覆3次。

（五）胃下垂

胃下垂是指整個胃部下降，而產生一系列胃腸症狀的病症。胃下垂患者早期一般無症狀。隨著病理的延長，病情的加重，可出現食後飽脹、食欲不振、消化不良等，以後上腹飽脹感最明顯，食量減少，經常噯氣，並有腐敗氣味，大便溏薄或便祕，或稀薄與便祕交替出現，體重下降。

坐位時，被施術側下肢略屈曲，足著地，施術側下肢屈曲，足背著力擦對側下肢。

站位時，被施術側下肢伸直，單足著地、站穩，另一側下肢屈曲抬起，足背著力擦對側下肢。

操作時，著力部位要緊貼皮膚，稍用力下壓，作上下往返連續不斷的直線摩擦，擦下肢外側、後側、以透熱、舒服為準、兩側交替進行。

坐位、仰臥位時，雙腿均要抬起，站立時則一足著地站穩。然後，以一側足背著力，擊打另一側下肢，被擊打下肢要配合動作。

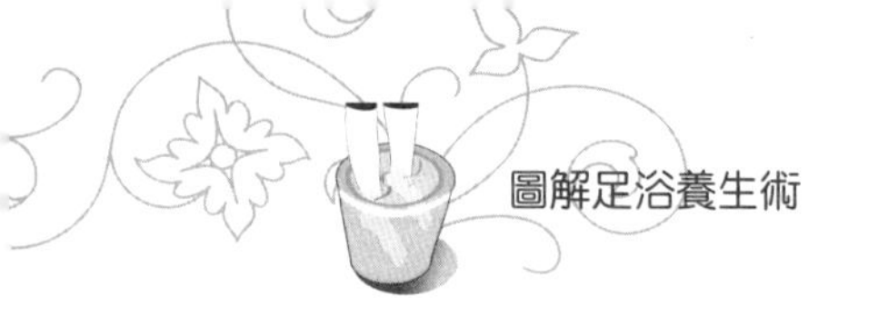

此方法關鍵是動作配合要協調，注意尋找適合自己的動作技巧。用力要由輕漸重，隨起隨落，有彈性，輕鬆自然。可先從膕窩部開始擊打，從上到下，至足跟，再從小腿外側至足外側。也可根據自己的具體情況，從遠端向近端擊打或只選擇某一部位擊打。以舒服、溫熱、麻脹感為準，兩側交替進行。

（六）腸炎

潰瘍性結腸炎是一種原因不明的直腸和結腸慢性炎性疾病。醫學上認為此病的發生可能與免疫遺傳、食物過敏、感染、神經精神等因素有關。其臨床表現為，除少數病人起病較急外，一般起病緩慢，且病情輕重不一。症狀以腹瀉為主，排出含有血、膿和黏液的糞便，常伴有陣發性腸痙攣性疼痛，裡急後重，排便後可獲緩解。

〔足浴法〕：

1. 將雙足浸泡於溫熱的水中，並有意識的進行腹式呼吸。
2. 將雙足膝蓋彎曲，用力於腳趾上，反覆做屈伸運動3次以上。
3. 就寢前，將雙足在溫熱的水中浸泡約20～30分鐘。
4. 低位足浴也十分有效。以從腳踝起五橫指的水位，進行腳部的藥浴也可得到相當良好的效果。
5. 足浴時，以拇指和中指相對用力，反覆捻揉患者雙足各趾，時間為1～3分鐘。
6. 以拇指按揉患者足部的中區，每個部位各操作0.5～1分鐘。
7. 足浴時反覆點按小腸穴，由上向下按摩5分鐘。小腸位於雙腳腳掌蹠骨、楔骨部位至腳跟骨凹入區域。可主治胃腸脹氣、腹瀉、腹部悶痛、疲倦、緊張、急慢性腸炎。

（七）胃病

胃痛是胃脘部臨近心窩處，經常發生疼痛為主症的病症。常由寒邪侵襲、飲食失節、情志不暢等原因引起。

〔足浴法〕：

1. 足浴時，一手握住一足背，用另一手拇指指腹，與拇指扣成環狀，然後用力突然滑脫而彈出，使指背著力擊中被施術的足趾，並依次彈擊五趾，動作要配合協調，用力要由輕漸重，以能忍受為準，兩側交替進行。
2. 足浴時可點位於左腳腳底拇趾上的「安心點」至腳趾根，腳底前方約三分之一處的「湧泉」，湧泉下方往腳跟方向的「對向湧泉」，以及約位於腳底中央的「睡眠點（失眠）」等穴道，以感到舒適的痛感左右的程度的力道，按摩約5～6秒各3次。

（八）肝炎

肝炎是由肝炎病毒引起的急性傳染病。慢性肝炎大多由急性肝炎高燒不癒或反覆發作所致。

〔足浴法〕：

1. 足浴時由腿根向下推到外踝，初練可能推不到外踝，推到哪裡算哪裡，日久自然推到外踝。脊柱伸直，隨著手向前傾斜，坐姿不變。
2. 足浴時再將兩手移至內踝上際，這時手指轉動，由外踝移動到內踝的上邊，由內踝向大腿內側直推到腿根。手掌手指要緊貼大腿的皮肉。這樣的動作反覆32次。
3. 足浴時兩手拇指按壓足三里，其他四指平放，拇指用力按32次。
4. 足浴時以拇指和食指相對用力，反覆捻揉患者足部的第四趾，時間為1～3分鐘。
5. 足浴時以掌根反覆搓擦患者雙側足心，使局部發紅發熱為準。
6. 足浴時以拇指指腹持續揉摩患者手部的肝膽反射區，時間為

1～2分鐘。操作方法：坐位、臥位時，雙下肢均需抬起。站位時，一足著地站穩，以一側拇趾和腳掌內側部著力，用快速、有彈性的擊打，用力要由輕漸重，有一定節律、有滲透力。雙下肢的動作要配合協調，以施術側腳掌內側部著力擊打。從膝關節至足末端均應擊打到，重點是膝、踝部和相應的重點穴位。以舒服、熱、麻脹感為準，兩側交替進行。在足背側，當足第1、2蹠骨間隙的後方凹陷處。洗足時按摩該穴3～5分鐘，能疏肝理氣，調理氣血。中醫認為此穴居於足厥陰肝經中，既疏肝之氣，又利肝之熱，兩者同治，效果明顯。

（九）黃疸

黃疸是由於膽汁溢出皮膚黏膜所致。黃疸可以分為陰黃、陽黃，可採用熱水足浴及涼水足浴予以治療。

〔足浴法〕：

1. 足浴時，點按膝關穴。在小腿內側，當脛骨內上踝的後下方，陰陵泉後1寸，肥腸肌內側頭的上部。洗足時，按摩該穴3～5分鐘，能疏肝利膽，清熱退黃。此為經驗方。
2. 選取三陰穴。足太陰脾經穴。正坐垂足，在內踝中點上3寸脛骨後陷中取穴。洗足時按摩該穴3～5分鐘，能疏肝理氣，柔肝止痛。

三陰交為肝與脾、腎二臟相交之要穴。灸此穴，肝之元氣補益效果好，又能柔肝疏肝，阻止肝病加重。

（十）肝硬化

肝硬化是一種以肝細胞變性壞死、纖維增生為主的慢性疾病。多因血吸蟲、慢性肝炎、慢性營養不良、慢性酒精中毒等原因引起。早期有上腹疼痛、噁心、嘔吐、腹脹、腹瀉乏力、食欲不振，晚期出現面色黝黑、消瘦、腹水、黃疸、朱砂掌、蜘蛛痣、肝脾腫大或肝萎縮、腹壁靜脈曲張、肝功能損害，甚者肝昏迷、上消化道出血。

〔**足浴法**〕：

1. 足浴時，用手指抓住第一趾，慢慢地如畫圓般地轉動腳趾，加以揉捏。這種方法反覆進行約10次。放鬆身體的力量慢慢進行。
2. 肝臟的反射區位於右腳腳掌第4蹠骨與第5蹠骨之間，在肺反射區之下方。自下向上按摩5分鐘。此外，亦可於股骨內上髁上4寸處取穴。洗足時，按摩該穴3～5分鐘，能疏肝理氣，消腫化積。也可選取商丘，為足太陰脾經穴。內踝前下方凹陷中取穴。

（十一）膽結石症

膽結石症是指膽道系統（包括膽下和膽管）的任何部位出現結石的疾病。臨床表現為膽石在膽道內嵌頓導致膽絞痛，痛多在中上腹或右上腹，開始時呈持續性鈍痛，以後逐漸加重至難以忍受的絞痛，病人常坐臥不安，彎腰打滾，用拳頭緊壓腹部，甚至哭喊，疼痛時大汗淋漓，面色蒼白、噁心、嘔吐，發作多較緩，一般不超過數小時。

先用手指抓住第四趾，然後慢慢地轉動腳趾。要注意絕對不可突然用力地轉。接著以同樣的方法按壓第五趾。

選取風市、陽陵泉。

1. 風市：足少陽膽經穴。膝上7寸，在腿外側正中線上。
2. 陽陵泉：足少陽膽經穴。正坐屈膝，膝外側關節下，兩筋陷中。

洗足時，按摩該穴3～5分鐘。能行氣排石，緩痙止痛。

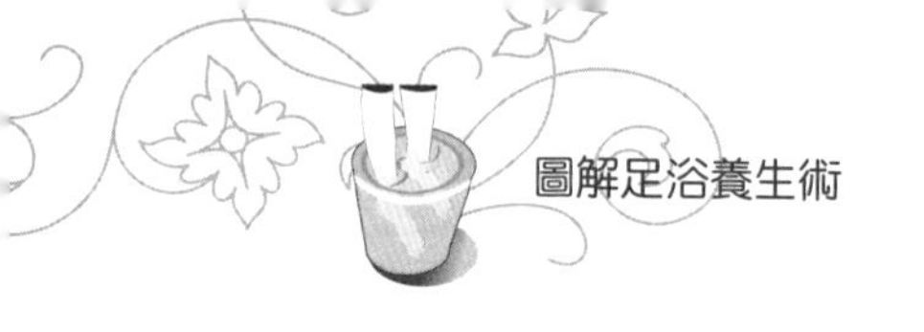

（十二）澳抗陽性

肝臟功能開始變弱以後，右腳掌上肝的反射區會出現筋肉發硬，按壓時會有劇痛。為此，要耐心堅持每天揉肝的反射區，一直到硬塊變軟和疼痛減輕為止。另外，還要刺激膽囊、胸椎、胃的反射區，之所以要刺激胃的反射區，是為了增加食欲，加強消化功能，使肝臟能得到營養。

〔足浴法〕：

1. 足浴時用拇指按壓第三厲兌穴（腳第三趾趾甲底側正中間）及第三趾趾腹各5～8分鐘，每日1～2次。
2. 足浴時揉搓足第一趾、第二趾、第三趾、第四趾及小趾15～20分鐘，揉摩足後跟、大都穴各5分鐘，每日1次。
3. 足浴時若第二趾趾關節僵直、彎曲時困難，並且感到疼痛者，容易得胃潰瘍，故每日須按摩第二趾，並且拉趾尖，將趾頭往下彎曲。一般活動10～15分鐘，每日1～2次即可。
4. 足浴時重擦足內外緣及足底，每次20～30分鐘，每日1～2次。

（十三）胃痛、嘔吐

嘔吐為臨床常見病。病因極為複雜，無論外因（六淫）、內因（七情）和非內外因（飲食、勞倦、房欲等）皆可為患。概括起來，不外乎是「風、熱、氣、瘀、食、蟲、虛」等相因而起。足浴時主要刺激位於雙腳腳背蹼骨、楔內關節形成之橫跨腳背左右側的帶狀區域。可明顯改善打嗝、橫膈痙攣引起的腹部膨脹、腹痛、噁心、嘔吐等症狀。

〔足浴配方〕：

1. 薑汁、蜂蜜各適量，丁香各10克，以上共搗汁，藥汁加開水兌開適量洗足，並以藥汁塗抹太白穴。

2. 吳茱萸研末，以水洗足，洗後以醋調敷兩足心，過一晝夜換。敷至數日為止。

〔足浴法〕：

1. 足浴時，按摩者以左手拇指掌側置患者足外踝下方崑崙穴處，其餘四指置太溪、水泉穴處按壓並固定踝關節，再以右手拇指、第四指緊握其足大趾末節，向外下方牽拉，反覆操作2～5分鐘。
2. 也可選取翻胃奇穴進行足浴。洗足時，用手3指按摩骨踝下稍斜向前排處的翻胃奇穴3～5分鐘。能降逆止嘔，調和胃氣。

（十四）腹痛

腹痛由腹腔內臟器官的器質性或機能性病變引起。腹中臟腑、經絡受外邪侵襲，或內因所傷、所使氣血運行受阻，氣機鬱滯不通，或氣血不足以溫養，皆能產生腹痛。凡遇腹痛，尤其是急腹症病人，必須詳細詢問病史，仔細檢查病情，力求儘早做出正確診斷，病情嚴重者，應儘早送醫院救治，以免延誤時機。

〔足浴配方〕：

1. 以萊菔子30克浸黃酒中取出滴入溫水中足浴，也可浴後再塗擦隱白穴。
2. 以黑附子12克、吳茱萸、桂圓肉、胡椒、乾薑各10克，研為細末，用開水調成膏敷中封穴上，外加熱敷。

足浴法將雙下肢伸直，將一側下肢屈曲外踝部置於另一下肢膝關節以上，使之呈4字形，在用同側手按壓屈曲呈4字形的下肢膝關節上，另一側手握住踝關節，按在膝關節上的手做向下有彈性、頓挫性掀壓，用力要均勻，不可用蠻力，以能耐受舒服為準。雙手放鬆，腿伸直，用相同方法對另一側下肢施術，兩側交替進行，可反覆數次。

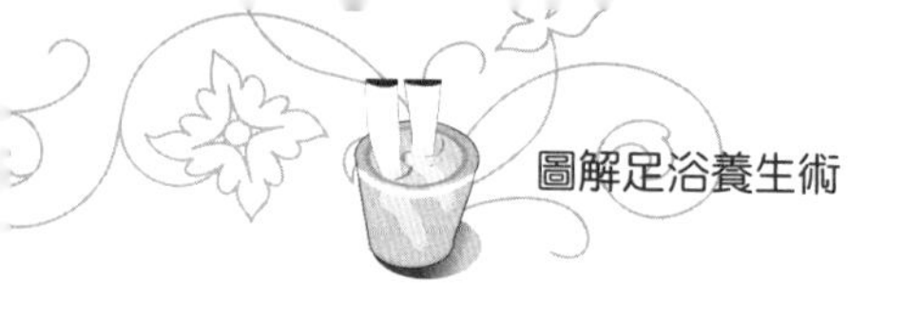

（十五）腹瀉

腹瀉是消化系統中的一種常見症狀，指排便次數多於平時，糞便稀薄，含水量增加，有時脂肪增多，帶有不消化物或含有膿血。表現為大便時溏時瀉、消化不良，稍進油膩之物則大便次數增多，納食減少，脘腹脹滿不適，面色萎黃，倦怠乏力，舌淡苔白，脈細弱。

中醫認為，凡外感淫邪、飲食所傷、情志失調、體虛久病等皆損傷脾胃而致病。

〔足浴配方〕：

1. 取生薑30克搗爛，蔥白30克，加水300cc，煎煮30分鐘，用食指蘸藥塗擦足部太沖穴，或蘸液在患者拇趾及小趾根部掌面向外塗擦12次。適用於水瀉，效果較好。
2. 馬齒莧適量30克，搗成泥汁，放入開水盆中，用蓋將盆密蓋，過10～15分鐘，待水溫下降後，將洗淨的腳放入馬齒莧水內浸泡約20～30分鐘，將腳擦淨。也可以先用冷水浸足10分鐘，再用溫開水浸足10分鐘，每天2～3次。
3. 胡椒9克、艾葉15克、透骨草9克。上藥用水煎煮，去渣後浸洗雙足，每次洗30～60分鐘，水涼後熱一熱再洗，每日3次，連用數天。本法適用於大便稀溏、腹痛綿綿、胃寒身冷之虛寒腹瀉。
4. 葛根50克、白扁豆100克、車前子150克。上藥水煎20～30分鐘，去渣取液，放入浴盆中，兌適量溫開水，水面以超過足踝為準，水溫保持在30℃左右，浸泡腳部30～60分鐘，每日2～3次。
5. 鮮野艾300克。加水2000cc，煎熬10分鐘，去渣，趁熱先薰後洗。1日3～5次。

〔足浴法〕：

1. 仔細揉搓足小趾5分鐘，用力按壓至陰、湧泉穴各3～5分鐘，每日1～2次。
2. 揉搓足大拇趾、第二趾各5～10分鐘，對足大拇趾、第二趾的趾根用力按壓各3～5分鐘，每日1～2次。
3. 指壓小腿三頭肌上的穴位時，須將拇指充分彎曲，以第二指關節置於穴位上，用中等力量按壓10秒鐘。
4. 仰臥，兩下肢伸直，洗浴者以兩手四指並置於小腿內側陰陵泉穴處，自上向下逐漸下移，經地機、漏谷、三陰交至踝下照海穴處2～3分鐘。以四指摩動經然谷至隱白穴止；並將足大趾向下按壓，反覆操作3～10分鐘。

（十六）大便難

大便祕結不通，排便時間延長，欲大便而艱澀不暢。病後、產後及老年氣血兩虧，使大腸傳送無力、津液枯竭，不能滋潤大腸而發生便祕。

便祕為排便次數比病人正常時排便次數明顯減少，同時糞質乾燥，常伴有排便困難的感覺。

〔足浴配方〕：

1. 以芒硝10克、大黃1片，曬乾，水煎，浴足並點擦丘墟穴。
2. 取肉蓯蓉15克，硫磺6克，共搗，一半握手心，一半敷臍。尤適宜陽虛便祕者。
3. 要防止便祕，使肛門周邊的血液循環順暢，在足浴中刺激腳心有良好效果。腳底心靠近腳跟附近，有腸的反應點，利用踩青竹壓迫這個位置，可以使腸功能旺盛，防止糞便變硬。腳底心有足心穴，刺激此處可以使血液循環順暢，同時使足腰肌肉鬆弛。足腰有許多肌肉，走路時會伸縮，發揮幫浦的作用。每天多走點路，可以防止血液之瘀血。疼痛去除之後，仍要天天洗足。

4. 足浴時點擦位於右腳掌第3蹠骨與第4蹠骨間，由上向下按摩5分鐘。
5. 足浴採取坐位，兩腳腳跟盡量向右，兩手也同放在右邊。提起腳跟，將腳跟和兩臂同轉至左邊，做30次。

八、心腦血管疾病的足浴

（一）高血壓

高血壓是我國常見的心血管病，其發病率高，且有逐漸上升趨勢。高血壓是指血壓超出正常範圍，正常人血壓不超過18.7/12kPa（140/90mmHg），成人高血壓為21.3/12.7kPa（160/95mmHg）以上。

本病與長期緊張引起高級神經中樞功能失調、食鹽攝入過高、某些營養成分攝入過多、肥胖、職業與環境、遺傳等因素有關。足浴方法適用於緩慢型高血壓Ⅰ、Ⅱ期，並有良好療效。

〔**足浴配方**〕：

1. 取夏枯草30克，鉤藤、菊花各20克，桑葉15克，煎水浴足，每日1～2次，每次10～15分鐘。
2. 取鉤藤20克煎碎，布包冰片少許，於每日晨起和晚睡前放入木盆內，加熱水浴腳。每次30～45分鐘，10日為一療程。
3. 羊角辣椒5個、生薑7片。上藥熬水外洗，水溫以60℃為宜。洗浴足部約10分鐘左右。
4. 吳茱萸，研為細末，水煎浴足，於晚上敷雙湧泉穴，次日除去，連貼10～15次。
5. 吳茱萸46克，硫黃、麵粉各16克。研磨拌勻，以酒炒熱。用男左女右法。
6. 川柏、生大黃、鮮生地各3克。用陳酒浸透，水煎浴足兩足心。至癒為準。

〔**足浴法**〕：

1. 足浴時點按大腦反射點（雙腳趾肉球尖部），共10個反射點。右半部大腦病按左腳，左半部大腦病按右腳。也可以治療高血壓、腦中風、腦震盪、頭暈、頭痛、頭重、失眠、腦性麻痺、腦血栓、視覺受損。方法是，由上向下按摩5分鐘。
2. 足浴時，患者取仰臥位，操作者用雙手拇指與食指按揉雙側太沖穴。揉按20～30次。本法有疏肝順氣、清利頭目的功效。以拇指指端，掐點患者足部各趾甲根，反覆操作1～2分鐘。然後，以拇指和中指相對，捻揉各足趾，時間為1～3分鐘。
3. 以掌根反覆搓擦患者足踝周圍，使局部產生溫熱感為準。
4. 以大魚際直擦患者雙側足底，使局部發紅發熱為準。
5. 以拇指指端，掐點患者足部各趾甲根，反覆操作1～2分鐘。
6. 在足浴時對上述部位必須使用較大力量指壓時，則可把左右拇指重疊起來，使力量集中在交叉點上。其做法為：先將一隻拇指置於欲壓的穴位上，再將另一拇指按於其上。即使在手指重疊情況下，下面的拇指也須彎曲。

欲指壓跟腱上的穴位時，須將拇指及食指的指紋部抓住跟腱，以中等力量朝水平方向按壓10秒鐘。

踝腳部按摩主要是擦湧泉穴及揉踝關節兩部分：

足浴時也可以採取臥位，可用一腳邊骨擦另一腳心。用拇、食二指揉摩腳尖、內踝下、內踝後各36次。再擦摩腳跟踝後、大筋處各36次。

按摩此處治療疾病機制是：兩足心的湧泉穴是腎經的起點，擦摩此穴可使泉水（津液）上達咽喉，不致咽乾口燥。同時對陰虛腎虧所引起的頭痛眩暈、心中結熱等病症很有療效。搓此穴可使上身火下降，對舒肝明目有很大的作用。

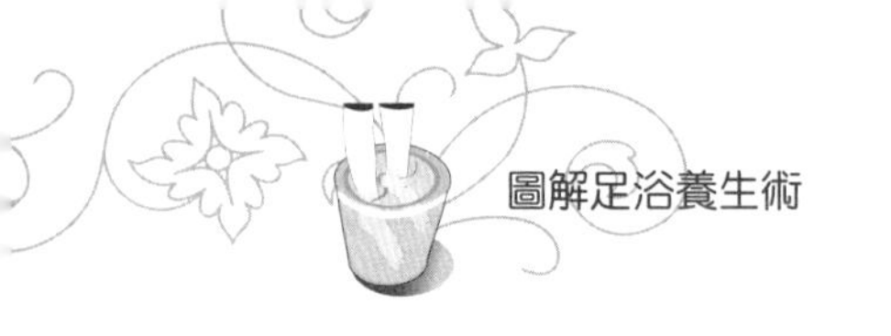

（二）腦血管痙攣

本法在足浴時穴位要找對，點按力量因人而異。一般是胖人宜重，瘦人宜輕，病重人宜重，病輕者宜輕。本法可透過按摩產生疏通經絡、調和氣血的作用。

足浴時採坐姿，抬左腿，雙手抓住踝骨上部，用力抖動左腳，這時左腳的腳踝要放鬆。換右腳重複上述練習。用手依次彎曲和展直每個腳趾，然後再將腳趾依次掰開並合攏。

足浴時也可選取足三里、懸鐘穴。

足三里穴以本人的手掌按在膝蓋下，當中指點到的地方即是穴。而懸鐘穴則在外足踝骨中線直上3寸處。洗足時，按摩該穴3～5分鐘。能平肝鎮風、降壓活血。懸鐘、足三里為氣血在四肢關節的重要調節穴位，點按此2穴能活血行氣。故合而降壓，效果較好。

足浴時也可採用自我洗腳操，方法是：

1. 抬左腿使左腳背外側橫放在右腿上；右手中指腹置於足大指與足小指之間右手，拳面置於左腳心處；兩眼微閉。
2. 兩手放鬆。右手中指點按兩處穴位，眼微閉。動作相同，換右腳再做一遍。一左一右為1次，共做9次。然後還原成預備式。
3. 足浴時以捏、揉、壓的方式按摩兩腳的拇趾3次。另外，腳部的趾間穴也須認真的按摩。
4. 將腳伸至極限，以兩腳的拇趾抵住浴槽壁，用力壓2次。接著，以5根腳趾同時用力的壓浴槽壁2次。此動作兩腳也可同時進行。
5. 用腳跟中央的部分（睡眠點）敲擊浴槽壁2～3次。最後，以拇指指腹按壓腳心中央的神闕穴約2～3次。兩腳皆進行。
6. 用手指點按腿部膝關節外膝眼下3寸處足三里穴，內踝尖上3寸處足三里穴，內踝尖上3寸處三陰交穴，內踝下方凹陷處照海穴，以出現痠、麻、脹感為準。

浴後推拿至少每週堅持2次，或每週沐浴1次，推拿2～3次；天氣熱時，每天堅持沐浴後推拿，能很快消除症狀。

（三）偏癱症

中風又名卒中，起病急驟，症狀多樣且變化迅速，是以卒然昏仆，不省人事，伴口眼歪斜，半身不遂，語言不利或不經昏仆而僅以半身不遂為主症的一種疾病。早期症狀為：足或足趾麻木，一般來說有兩種情況：一是風濕外入，一是血虛不榮。本方主要用於風濕外侵者。症見足麻木伴疼痛，天陰或冬季加重。患者應提高警惕，最好去醫院檢查一下，嚴防中風的發生，因為本病常是中風的先兆，所以中老年人尤應注意，早預防，早治療。

〔足浴法〕：

1. 用一手拇、食兩指螺紋面或指端著力，捏住被撚的足趾根部兩側，向趾遠端撚動，五趾依次進行。用力要均勻，動作協調，兩側交替進行。
2. 高位足浴，按摩者以兩手拇指切入患者膕窩部的委中穴，切入30次。可主治各種原因的下肢偏癱病者。能行氣活血、止痛。注意力量宜適中，以局部有麻脹感放射至遠端為準。

〔足浴配方〕：

1. 鮮桑枝60克、虎杖根15克。水煎服，1日1劑，分早晚服。
2. 桑樹枝250克。取新鮮桑樹枝（嫩者佳），於鍋內煎煮後，濾去藥渣，先薰後洗，一般1～2次可見效，輕者可癒。足浴時先擦搓好基本法的第二趾與小趾，其次在第三趾上靠近第二趾邊的側面，即趾甲邊際位置擦搓起，朝趾根方向擦搓過去。擦搓兩圈，從手掌處跨越第一關節，再擦搓一圈半，於靠近第四趾的側面結束。

另外，晚上浴足之後，盤腿坐著，雙手拇指重疊抵著足心。

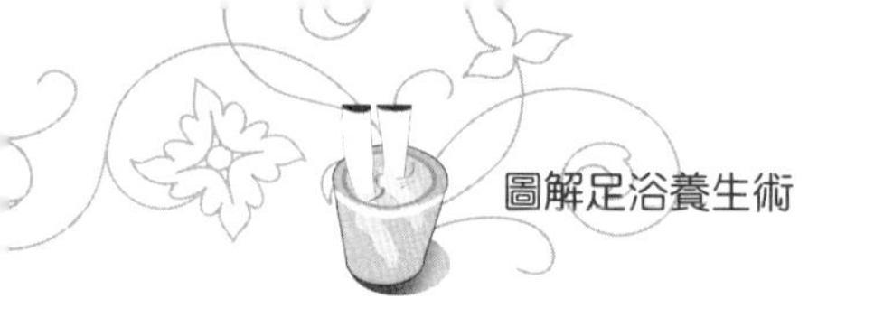

剛開始時，輕輕劃圓，然後慢慢深入按壓，過一會兒之後，每一根腳指都要仔細揉捏，揉捏之後，腳趾往上彎曲，拉長腳底，靜止30秒鐘。浴足時，在浴盆裡放類似青竹的東西，將青竹抵住腳底心的中心，慢慢踩青竹50～100次。一旦此處瘀血，就表示腦血管某處瘀血。泡澡時充分揉捏第一趾，用手指將整個腳趾慢慢揉捏，放鬆之後，最後再進行溫冷水交互淋浴，最後淋冷水。

3. 制川烏15克、食鹽少許，混合煎煮，水浴足部。
4. 吳茱萸20克，研末，醋調煎煮，水浴足部。

〔**足浴法**〕：

1. 曲膝坐，低位足浴。用雙腳的腳掌來回滾動水中的一顆皮球或是一瓶塑膠瓶。數至50結束。然後，將兩腿略微抬起，同時向左和向右轉動雙腳的腳踝。各轉15圈。腳在轉動時，動作要盡可能圓滑，結束時輕輕按摩雙腳。也可在水中兩腳向上伸直，然後迅速上下活動雙腳，即交替做繃直腳面和向上蹬足跟的動作。數至20後結束。
2. 坐在椅子上，雙腳著地，腳趾延伸——此時你應可感覺在你腳上半部從腳趾的延伸力。接著將腳朝內彎，同樣會牽動腳外側的肌肉。此時再將腳趾盡量往上朝腿方向拉引。重複10次。
3. 為了拉長外面的肌肉，將腳趾及腳向外。用你的大腳趾畫大圓圈，順反時針方向各做20次。
4. 腳交叉，上面的那一隻順時針旋轉20圈，再逆時針20圈，接著換腿。也可用腳趾站立，數5下，再放下腳跟，重複10次。
5. 足浴時，選取膝眼。正坐屈膝成90°或仰臥屈膝120°，髕骨下緣，髕韌帶（髕骨與脛骨之間大筋）兩側凹陷處是穴。洗足時，按摩該穴3～5分鐘。能通利關節，祛風活絡。膝部為關節宗筋，為百絡所結之所。按摩此穴可祛邪除風，故能治療中風。

（四）低血壓

低血壓是一種慢性疾病，一般認為血壓低於12/8kPa（90/60mmHg）者稱之為低血壓。其主要臨床表現為體質消瘦、虛弱、疲乏無力、頭暈、耳鳴、失眠多夢、記憶力減退、胸悶心悸。

〔足浴法〕：

1. 浴足時，對自己腳背上的太沖穴進行按壓。太沖穴位於大腳趾與腳踝連線的中央。按壓這個穴位，會有一種感覺順腿而上，似乎直達心胸。
2. 刺激足心和足三里。足心在腳底心的中央。刺激足心的方法是用啤酒瓶敲。晚上泡完澡後，輕鬆地敲打50次。足三里在膝下方，手指由脛骨往上摩擦時停留在骨的凸起處，在脛骨外側拇指寬度的位置。

（五）心悸

心悸是自覺心跳快而強，並伴有心前區不適感。西醫認為，心血管疾病（包括先天性心臟病、後天性心臟病、心肌病、心包疾病、心律失常）及非心血管疾患（如貧血、肺部及胸腔疾病、精神因素等）皆可引起心悸。

〔足浴配方〕：

1. 鹽附子、生地各等份。共研為細末，用開水煎煮，洗足。每日1次。
2. 吳茱萸31克，生薑3克。研末，酒煎煮，洗患者兩腳心。

（六）心絞痛

心絞痛是心血管系統常見病。表現為胸悶，發作性心前區或胸骨後悶痛，持續3～5分鐘，休息或口服硝酸甘油或速效救心丸後可緩解。足浴時，以拇指或中指按揉患者足部的心臟、腎臟反射區各1分鐘，然後，以掌根重擦患者雙側足心、足跟及足跟腱與內外踝結合部，如此反覆操作1～3分鐘。當患者體質恢復較好時，可做踏板按摩，每次2～5分鐘。

由於足趾不能像手指那樣屈伸自如，可伸直兩腿，用一柔軟繩套，套在趾端，用手拉放100次即可。在繩的另一端結一小圈，用時套上，拉完取下，非常方便。

足浴時，坐床上，兩足相對，距離半尺許，以手搓同側足心，由足趾到足跟100次。另一方法為，一手握同側足趾，另一手搓足心，由足趾到足跟往復算作一次，搓50次。

心臟反射點位於雙腳腳掌第1蹠骨上端，位於雙腳胃反射區的上緣，是心臟第二病理反射區。可用於心臟各種疾病之輔助治療。方法是，自上向下推按，約3分鐘。

當離心臟較遠的血管變硬，變窄時，心臟要將血液送達此處的力量增強，就會使血壓升高。活動身體時肌肉會伸縮，而肌肉中有很多血管，肌肉的伸縮具有幫浦的作用，有助於血液的循環。血液不能光靠心臟的力量流通，還要靠血管本身的伸縮、肌肉的加壓等，從腳尖再回到心臟。用手指揉捏要很有耐性。突然給予太多太強的刺激並不好，一定要慢慢增加才行。使用足腰的肌肉也能使血壓下降。至陰穴在第五趾趾甲生長處的外側，可說是身體最末端的部位，要用手指充分揉捏。

（七）風濕性心臟病

風濕性心臟病是由風濕性心內膜炎引起，以慢性心臟瓣膜病變為主的心臟病。多見於20～40歲，女性多於男性。臨床上以單純二尖瓣病變最為常見，其次為一尖瓣和主動瓣聯合病變。其臨床表現有多種多樣，二尖瓣狹窄可見頭昏乏力，心慌，氣短，呼吸困難，夜間咳嗽，痰中帶血絲，口唇輕度紫紺，兩頰紫紅。二尖瓣閉鎖不全早期常無症狀，晚期可出現心慌、乏力、呼吸困難等。

足浴時反覆點揉左腳腳掌第4蹠骨與第5蹠骨間30～50次。自內向外按摩5分鐘。

主治心絞痛、心力衰退、心律不齊、心臟缺損、先天性或後天性心臟病、循環疾病。

也可反覆點揉雙腳腳掌拇趾，自上向下點按，約3分鐘。

（八）冠心病

冠心病是冠狀動脈粥狀硬化性心臟病的簡稱，多見於中、老年，是由冠狀動脈粥狀硬化導致不同程度的心肌缺血缺氧而發病。其發生與高血壓、糖尿病、高血脂、肥胖、遺傳等因素有關。冠心病常見症狀有心慌，心律失常，胸悶，氣短，心前區疼痛，噁心，嘔吐等。

足浴時用力壓湧泉穴2～3分鐘，將足第二、三趾向右旋轉各2～3分鐘，然後捻揉各足趾，推擦足心正中線至皮膚潮紅，每日2次。

（九）貧血

缺鐵性貧血是由於飲食中含鐵量不足或需鐵量增加，鐵的吸收不良，失血過多等導致的缺鐵性病變。本病一般表現為疲倦無力、心悸、頭暈、失眠與食欲不振等。

足浴時兩掌相對置於被搓的下肢兩側，相對用力，方向相反，來回搓動肌肉。動作要輕快協調，雙手力量要均勻、連貫。頻率一般較快，但搓的速度要由慢而快，又由快而慢地結束。可主治下肢痿弱無力，能益脾生血。沐浴手法輕重視情況而定，可達皮下組織、肌肉，甚至深達骨面。

此法使皮膚、肌肉、筋膜鬆弛，血液暢流，有促進組織代謝，消除肌肉痠脹、疲勞，提高肌群工作能力等作用。

也可點揉左腳腳掌心臟區之下方約一指幅寬之區域，有補氣養

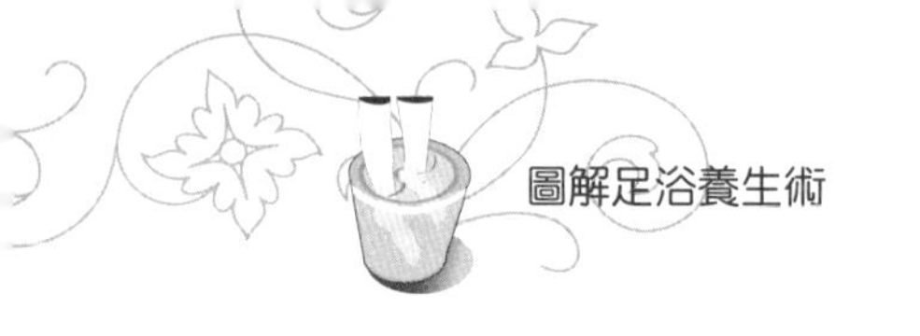

血的作用，可用於血紅素不夠引起貧血、食欲不良、感冒、發炎、癌症等抗體之加強。足浴時注意由上向下按摩約4分鐘。

（十）下肢靜脈曲張

下肢靜脈曲張是指由於靜脈長期處於回流受阻的狀態，導致靜脈血不能夠回到心臟而在靜脈中大量瘀積的病症。下肢靜脈曲張多見於長期從事站立工作和腳部支撐重壓的肥胖病人或搬運工人，肝門靜脈高壓時也可出現下肢靜脈曲張，使用水浴的效果較好，這是因為靜脈由於炎症或其他原因致使靜脈瓣膜發生病變，血液的回流受阻，加之重力作用，靜脈中血液鬱積，形成曲張，難以修復。水浴時可促進下肢的血液回流，消除瘀積的血液。根據以上原理，對於原因不明的腳腫，也能產生很好的治療作用。

〔足浴配方〕：

透骨草15克，伸筋草15克，川烏15克，草烏15克，川椒9克，祁艾30克，蘇木30克，細辛6克，乾薑15克，秦艽15克，紅花9克。將藥物浸入4000cc的水中，煎水成2500～3000cc，先薰後洗足，每日二次，每次半小時。

（十一）脈管炎

血栓閉塞性脈管炎是一種周圍血管的慢性炎症病變，導致血栓形成和血管腔閉塞，進而引起肢體缺血乃至壞死。多見於40歲以下吸菸男性，絕大多數下肢患病，初期患肢足趾麻木、發涼、痠痛，且逐漸加重，並出現間歇性跛行，即行走一段路，則出現下肢疼痛，跛行，休息一會後，又恢復正常。病情進一步發展出現患肢持續性疼痛，以夜間為重，甚至出現患趾發黑、壞死、脫落。患側足背動脈搏動減弱或消失。採用洗浴方可以改變血管長期痙攣收縮的狀況，改善血管內腔變窄所造成的血管栓塞，從而使周圍血管恢復正常的彈性。

〔足浴配方〕：

1. 取水蛭、地龍各30克，土元、桃仁、蘇木、紅花、血竭、乳香、沒藥各10克，牛膝、附子、桂枝、甘草各15克，水煎取液，倒入木桶內浸洗，自小腿以下，都浸浴在溫熱的藥液之中。
2. 莪朮、茜草、赤芍各50克，共煎煮兩次，每次加水7000cc，煮沸15分鐘，用紗布過濾，取濾液備用。將中藥水煎劑放入長方形琺瑯桶或塑膠桶中，再將患側足掌浸泡在藥液中。藥液溫度38℃～40℃。將患足浸浴在37℃～45℃的溫水中10分鐘。每日1次，15次為1療程。

九、神經內分泌疾病的足浴

（一）內分泌失調

內分泌失調是由於人體內分泌腺的異常所導致的。它將導致臟腑功能失常，引起器官功能紊亂並導致疾病。

用一手環形握住一側小腿，另一手對足踝部進行環形摩擦，手指緊貼皮膚，用力均勻，有一定滲透力的熱感舒服為佳。

以感到舒適程度的力道，按壓兩側的足三里穴約5～6次。足三里的找尋方式為，先將膝蓋彎曲，以腳之相對側的手掌中央蓋住膝蓋。此時將中指順著小腿骨往前伸直，於中指的前端起，往小腿的外側方向畫一道橫線。接著在食指前端往下畫一道直線，在兩條線的交叉處即為足三里。注意，要用拇指按揉膝眼下3寸（小兒的3橫指），脛骨外1橫指處的足三里穴，一般取雙穴，每穴旋轉按揉60次。也可根據下列方法，洗浴足五趾。例如，洗浴拇趾時，從拇趾外側朝向第四趾擦搓。洗浴第四趾時，從靠近拇趾一邊的側面向第三趾方向擦搓。洗浴第三趾時，從第二趾一邊的側面朝第四趾擦

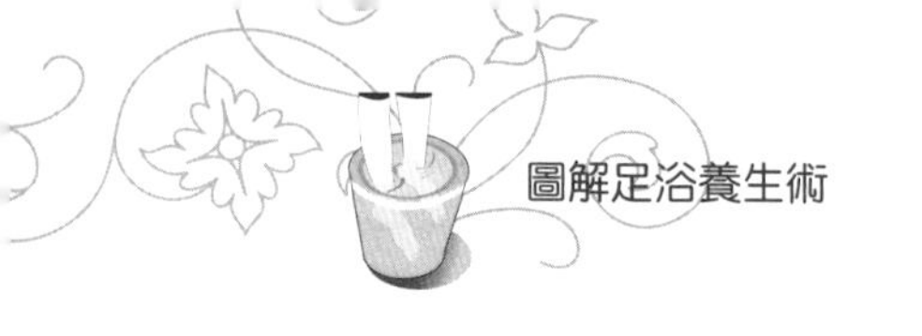

搓。洗浴第二趾時，從小趾外側朝第二趾擦搓。洗浴小趾時，從小趾外側朝第二趾擦搓。

（二）神經衰弱

神經衰弱表現為煩躁失眠、記憶力下降的症狀，本症多因思慮憂鬱，勞倦過度，心脾血虛，或因腎虛致心腎不交，或因驚恐膽怯或因胃中不和，或因病後、產後氣血虛弱所致。病多內因，症有虛實。一般沒有明顯器質性病變者，多屬神經衰弱病。使用足浴法對神經系統有鎮靜作用，可治療各種神經衰弱引起的失眠煩躁病症。能鎮靜安神。

〔足浴法〕：

1. 在第三趾靠第二趾一側的趾甲縫處沿趾甲縫向第四趾方向擦搓兩圈。由手掌處跨過第一關節，再擦搓三到四圈。仍從手掌處跨過第二關節，再擦搓一圈半。於靠第四趾一邊的第三趾側面結束。
2. 擦搓二圈，中間留出間隔，在手掌那一面跨越第一關節。

注意：第一關節與第二關節間的「中節」長度因人而異，約莫擦搓3～4圈，然後再從手掌那一面跨越第二關節。擦搓過第二關節後，再擦搓一圈半，最後在靠近第四趾邊的第三趾側面結束。

（三）糖尿病

糖尿病是一種由於體內胰島素絕對或相對分泌不足而引起以糖代謝紊亂為主的全身性疾病。主要臨床表現有多飲、多食、多尿、消瘦、尿糖及血糖增高。

洗足刺激點：刺激點1，在靠跟腿內緣。刺激點2，在內側面的中央，靠脛骨後緣。刺激點3，在脛骨前緣向內一公分半處。刺激點4，在脛骨前緣與腓骨前緣的中點。刺激點5，在外側面的中央，靠腓骨後緣。刺激點6，在靠跟腿外緣。

〔足浴法〕：

1. 以手指點按內踝上3寸脛骨內後緣處三陰交穴，點按2分鐘。
2. 以手指點揉膝下3寸，距脛骨前脊外側1橫指處足三里穴，點揉3分鐘。

注意：足浴時，洗浴者四指併攏，拇指分開，拿握下肢，操作時手接觸皮膚，沿著淋巴流動的方向輕輕向前推動。注意由輕漸重，沿淋巴流動方向由下向上按摩。

（四）疲倦

現代生活工作緊張，許多患者常感到全身疲勞，打不起精神，造成這種情況的原因是由於肌肉精神一直處於重大的壓力之中，不能夠得到鬆弛，而採用沐浴法則可以使患者在舒適的水中逐漸放鬆，從根本上調劑疲勞的狀況。所以在全天的工作之後進行一次得法的沐浴，將對你精神的恢復造成意想不到的效果。

〔足浴法〕：

1. 以冷水（比入浴的水溫低即可）從腳尖、膝蓋下方起澆淋。皮膚在緊縮後新的皮下脂肪凝固，之後再以自體體溫慢慢將其溶化而均勻的擴散於皮膚表面形成皮脂膜。

   注意：浴足時要轉動腳掌，不管看報紙或看電視，都可隨時進行。右腳向右轉10次，再向左轉10次，左腳也向左右各轉10次。然後，兩腳同時向左、右轉動。

2. 浴足時要坐著，兩腳伸直，腳掌用力翹起，再垂下，反覆8～12次。
3. 浴足時要在溫熱的浴水中將5根腳趾頭用力的往浴槽的牆上壓至彎曲，連續進行3次。
4. 足浴時以兩手拇指及食指指端合按兩足的崑崙及太溪穴，點按20～30次。本法孕婦禁用。
5. 足浴時以拇指指腹反覆掐點患者各足趾趾甲旁，時間為1～3

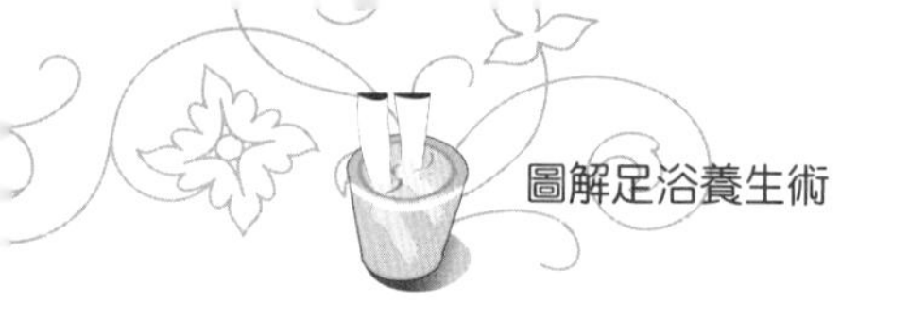

分鐘。

6. 浴足時以拇指或中指反覆按揉患者足部的大腦、小腦和腦幹、三叉神經反射區，每個反射區操作1分鐘。
7. 浴足時要以大拇指指腹，反覆搓擦患者足大趾的掌面，時間為1～2分鐘。
8. 為了改善微血管的血液循環，要刺激上部淋巴腺、腺股溝淋巴腺、骨盆腔、尾骨、骶骨、腹腔神經叢等反射區，特別要以發冷發硬的反射區為主進行治療。晚上因發冷而不易入睡的人，睡前要充分地按摩雙腳。並以夜交藤30克煎水，點按照海穴。

（五）精神緊張

當工作的壓力使你感到精神緊張時，請將拇指彎曲，以第二關節置於欲按壓的足部上。然後將心情先穩定下來，再加以力量按壓，一直壓到「多一分力則痛，少一分力則舒適」的程度，持續此力數秒。

沐浴時，隨著水溫不同，所受的刺激各異。使用溫水沐浴時，當體溫上升1℃就開始出汗、散熱，並消耗體內熱能，同時增加呼吸頻率，加速血液循環，促進新陳代謝。對植物神經的作用，表現在洗高溫熱水浴時能增強交感神經的緊張度，洗微溫水浴時則使副交感神經佔優勢，具有鎮靜作用，有利於消除精神緊張。

本症足浴刺激點位於雙腳腳掌跟骨上方。可治療各類失眠、神經衰弱等症。自上向下點按，約3分鐘。也可以選取足三里，在膝下3寸，腓、脛骨之間，距脛骨約1橫指處取穴。記住洗足時，按摩該穴3～5分鐘。能調理氣血，安神養心。

足三里是足陽明胃經所入為「合穴」，有強壯身體的作用，更為保健之要穴，善治氣血不足諸症。

〔足浴配方〕：

酸棗仁50克，合歡皮150克，夜交藤200克，珍珠母200克，遠志30克，龍骨200克，牡蠣200克，百合150克，丹參50克，石菖蒲50克，五味子50克，梔子仁30克。上藥煎煮30～50分鐘，濾渣後，浸浴足部。

〔足浴法〕：

1. 患者平臥，按摩者四指併攏，拇指分開，拿握下肢，操作時手接觸皮膚，沿著淋巴流動的方向輕輕向前推動。對神經系統有鎮靜作用。多用於按摩開始和結束時。能鎮靜安神。注意由輕漸重，沿淋巴流動方向由下向上按摩。以掌根直擦患者雙側足心，使局部發紅發熱為準，然後，以拇指和食指相對，捻揉患者足部各趾，反覆操作1～3分鐘。
2. 以拇指指端掐點患者足趾甲根，反覆操作1～2分鐘。以拇指和食指相對捻揉患者足部各趾兩側。

（六）末梢神經炎

〔足浴配方〕：

黃耆60克、當歸30克、川芎20克、芍藥10克、桃仁20克、紅花10克、地龍30克，薰蒸患側足掌，每日1次。

〔足浴法〕：

1. 足浴時雙手握空心拳，以第二指節指背面和掌根部著力，兩手相對合力叩擊。自大腿開始，自上而下，先內外側，再前後側，叩擊時，要有彈性，手腕靈活，隨起隨落，輕鬆自然，用力由輕漸重，有滲透力有節律，可反覆叩擊數十次，以舒服輕鬆為佳。因叩擊部位不同，可不斷變換姿勢或單手叩擊，以利施術。兩側交替進行。還可以運用其他的手法擊打。
2. 坐於床上，膝關節屈曲小於90°角，足平踏床上，五趾自然伸展。以同側手食、中、無名、小四指指腹，分別選定八風

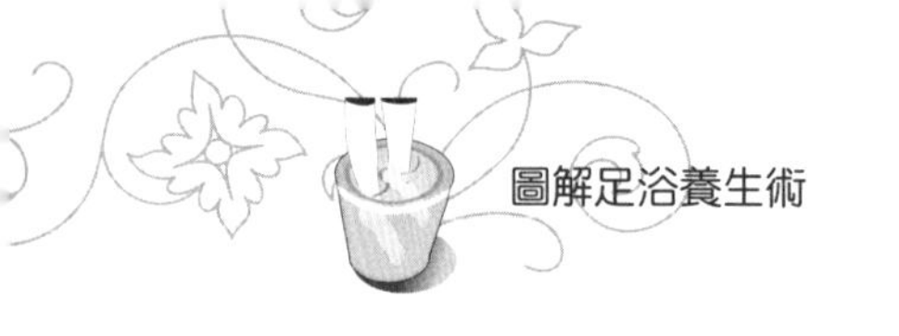

穴，每指選定一個穴位，用力均勻，有一定滲透力，快速往返擦動，達到足趾部有熱感為準，兩側交替進行。

3. 洗浴時一側足抬起，踝關節放於對側膝關節上，然後雙手合掌，相對搓熱。再用雙手快速摩擦抬起的足背、足底至整個足部。摩擦速度要快，有連續性、有滲透力，以舒服和足部發熱為準。也可運用如同洗足狀的動作，至足部搓擦發熱為止。兩側交替進行。此方法有溫通經絡，補腎壯骨功用。

注意：洗腳時，洗浴者要以兩手掌緊貼於患者足底，輕柔按壓的方法。對神經緊張的患者，洗浴者手掌的溫暖感傳給患者，可使患者緊張的情緒可變得沉著穩靜起來，呼吸也變得暖和輕鬆起來，患者不安的精神狀態就逐漸消失了。此法能安神養血。

（七）癌症

〔足浴法〕：

1. 洗浴時以一側足著地，膝關節屈曲，呈90°角。被施術側下肢抬起屈曲，置於著地的大腿上，呈「二郎腿」狀。用拇指與食、中、無名、小指自然張開，相對用力拿捏，一緊一鬆，自足跟部向上拿捏至承山穴處。然後再對拿崑崙和解溪穴。用力要均勻、有節律，手法要靈活、協調、以舒服透熱為準。兩側交替進行。
2. 將青竹剖成兩半，如此獨特的圓潤造型和觸感會給予腳底舒適的刺激。青竹圓的部分和腳底心的拱形非常配合。刺激腳底心就能增加胃腸、心臟、腎臟等的功能。腳力弱的人可以抓住扶手或家具踩青竹。不要一開始就急著做，要慢慢地持之以恆。
3. 足浴時腳底指壓按摩的另一方法是請別人踩自己的腳底，或是用啤酒瓶用力敲打。請別人踩腳底時，好像靜靜走路似的，雙腳交互上抬。用東西敲打的祕訣是輕輕敲打。

4. 還有一種增加身體抵抗力的方法，就是辣椒浴法。用兩匙左右的辣椒粉，倒入腳盆內，同時注入熱水，然後，將雙足踝以下的部位在水中浸泡1～3分鐘。由於人體胸部淋巴腺反射區位於雙腳腳背第1蹼骨及第2蹼骨間縫處區域，因而在洗浴時也可以不斷刺激此穴。

（八）肥胖

人體內脂肪積儲過多，體重超過標準20%以上時為肥胖。中年以後一般會發胖，可分為單純性肥胖和繼發性肥胖。單純性肥胖多見於經濟條件良好的人群，足浴常能獲得好效果，方法是：

〔**足浴法**〕：

1. 洗揉在第三趾靠近第二趾間的側面，剛好是趾甲半月形的邊側，洗浴時注意不要連趾甲也擦進去，沿著趾甲邊緣，小心擦搓下去。
2. 擦五趾後留出間隔向趾根呈螺旋狀洗浴，一圈一圈擦搓過去，每個間隔須留0.2公分以上。
3. 洗浴兩圈後，開始洗浴第一關節，再從第一關節與第二關節間的「中節」洗浴下去。洗浴到關節時，洗浴在關節的足掌那一面而不要洗浴在足背那一面，這樣趾頭可活動自如。
4. 擦搓所有關節，約擦搓三、四圈後，再朝趾根擦搓。
5. 洗浴時，腳趾伸直，擦完後，彎曲腳趾會痛，就是擦得太緊，須放鬆些，擦後15分鐘，趾頭發麻、趾尖冰冷時，表示太用力，則擦力太大，須重新擦搓。基本上，趾頭微微有些壓迫感即可，這種觸感只有本人才能體會，所以不要請別人幫忙，一切必須自己動手。

（九）眩暈

眩暈症是一種常見病症，得此病十分難受。目視昏花、發黑為

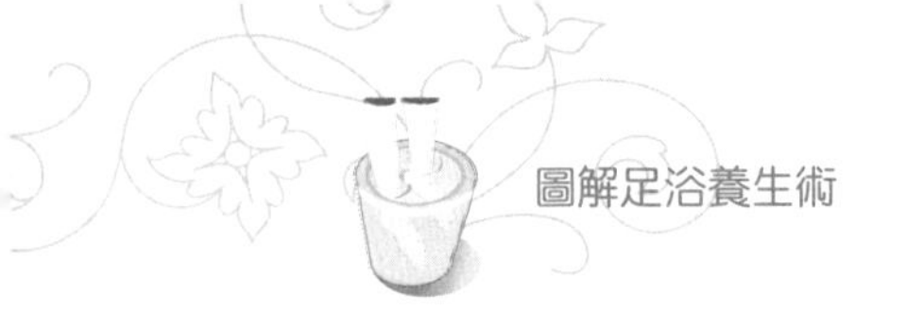

眩，頭暈或視物旋轉為暈，可伴有噁心、嘔吐、出汗、心慌。常見原因為內耳疾病、藥物中毒和腦部病變等。

〔足浴配方〕：

獨頭蒜20克、馬鈴薯去皮20克，共搗為泥狀搓腳，並點按湧泉穴，1日1次。

〔足浴法〕：

1. 每日3～4次揉壓足後跟，每次15分鐘左右。尤其是對奇穴失眠穴，須用大拇指朝腳後跟的方向壓，揉壓10～15分鐘。或在足浴時以拇、食兩指揉搓左足大拇趾、第三趾各5分鐘，用手指邊上下摩擦，揉壓足心5分鐘，每日2次。
2. 以拇指和中指相對，反覆仔細地捻揉患者足大趾各側，時間為1～3分鐘。
3. 正坐垂足，在內踝中點上3寸，脛骨後陷中取穴。洗足時，按摩該穴3～5分鐘。能平肝潛陽，化痰止暈。

（十）癲狂

癲狂是屬於神志失常的疾病，多因七情受傷，心情不能內守所致。臨床上分為癲症和狂症兩類，狂症患者有主動攻擊他人的可能性。

〔足浴配方〕：

膽南海星一枚、石菖蒲20克，煎煮後取汁，以酒洗足，每日1次。

〔足浴法〕：

足浴時用手指深掐患者的人中穴、腳後跟以及足部的隱白等穴。

此外，溫水浴也對癲狂病有良效。臨床上，我們對這類以淡漠、退縮、焦慮、憂鬱、木僵等精神抑制為主的西醫診斷的各類精神病常用熱水淋浴治療。

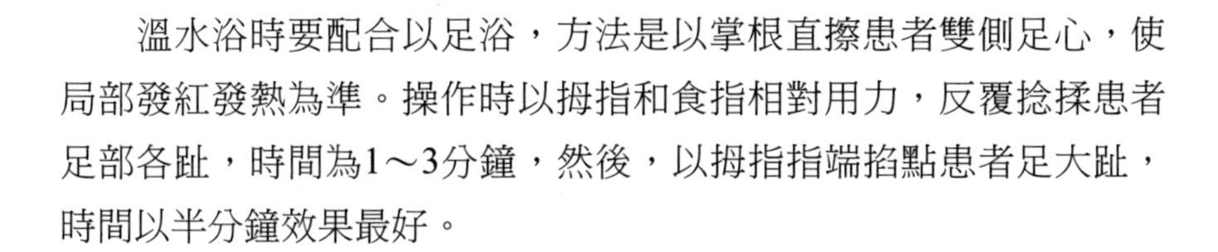

溫水浴時要配合以足浴，方法是以掌根直擦患者雙側足心，使局部發紅發熱為準。操作時以拇指和食指相對用力，反覆捻揉患者足部各趾，時間為1～3分鐘，然後，以拇指指端掐點患者足大趾，時間以半分鐘效果最好。

（十一）頭痛

頭痛是臨床常見的自覺症狀，可見於西醫學內、外、神經、精神等各科疾病中。臨床上常遇到的頭痛多見於感染性發熱性疾病、高血壓、顱內疾病、神經官能症、偏頭痛等疾病。

〔**足浴法**〕：

1. 足浴時患者採坐位，足浴操作者一手以拇指及其餘四指固定足背，另一手以拇指切按雙腳拇指末節外側上中段三叉神經點60次。此法能活血止痛。注意掐切操作時以局部痠脹感向上部放射為準。
2. 在浴洗下肢的時候，可以用手掌快速摩擦患者足心，以膚熱為準。
3. 洗浴者應以拇指或中指按揉患者足部尖上部，各操作1分鐘。
4. 以中指點揉患者足中部，每個部位操作半分鐘。
5. 以掌根直擦患者雙側足背部，使局部發紅發熱為準。注意要根據患者身體素質，在施術中應注意力道的運用，一般為輕揉重按。

〔**足浴配方**〕：

1. 用毛茛鮮草加食鹽少許共煎煮。
2. 用茅膏菜球根或全草，水煎，每日足浴2次。溫水浴。
3. 以胡椒3克，研末，水煎，加入黃酒，每日足浴2次。

（十二）三叉神經痛

〔**足浴法**〕：

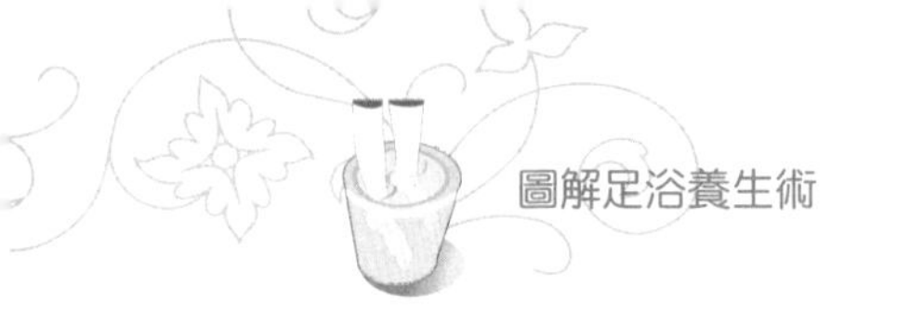

1. 足浴時注重刺激位於雙腳拇指第一節肉球趾內側約45°處，右側病按左腳，左側病按右腳。由上向下按摩5分鐘。
2. 洗浴時，足浴者一手以拇指及其餘四指固定足背，另一手以拇指切按雙腳拇指末節外側上中段點壓60次。此法能活血止痛。注意掐切操作時以局部痠脹感向上部放射為準。
3. 右側痛擦搓右手，左側痛擦搓左手。先擦搓第二趾，再擦搓拇趾的外側，從第一關節到趾甲邊緣的中間位置朝趾根方向擦搓過去。
4. 在拇趾外側上擦搓過足背，向第四趾方向擦搓下去。
5. 從足掌第一關節跨越第二關節，再擦搓一圈半，於靠近第四趾邊的拇趾側面中央結束。

〔足浴配方〕：

取白芷、桂枝各6克，防風、防己各10克，川芎15克，生薑3克，共研成末，加蔥白適量，水煎洗足，令微汗。每日2次，適用於神經頭痛，療效很好。

（十三）一切關節神經痛

足浴，特別是足部藥浴對於風、寒、濕、熱等外邪侵入人體所致的風濕類疾病有特效。如類風濕性關節炎、風濕性關節炎、痛風性關節炎、強直性脊柱炎、風濕性腰腿痛、坐骨神經痛、產後風（這類疾病主要見於已婚婦女，因產後受風或居室潮濕、勞累等引起的全身肌肉關節痛疼、麻木、肢體活動不靈，甚則癱瘓），對某些皮膚病如蕁麻疹、瘡瘍、頑固性皮膚病有一定的療效；對偏癱、小兒麻痺、多發性神經炎、四肢僵硬性疾病，均有舒筋活絡、祛風止痛、活血化瘀之功效。

〔足浴配方〕：

藥浴以五味甘露湯煎湯溫浴為主（配製法請詳見第五篇），另有蒸氣浴法，是將藥物煎煮所產生的藥水蒸氣，薰蒸全身以達治病目的之手法。

第十篇

常見病的家庭足浴中藥處方

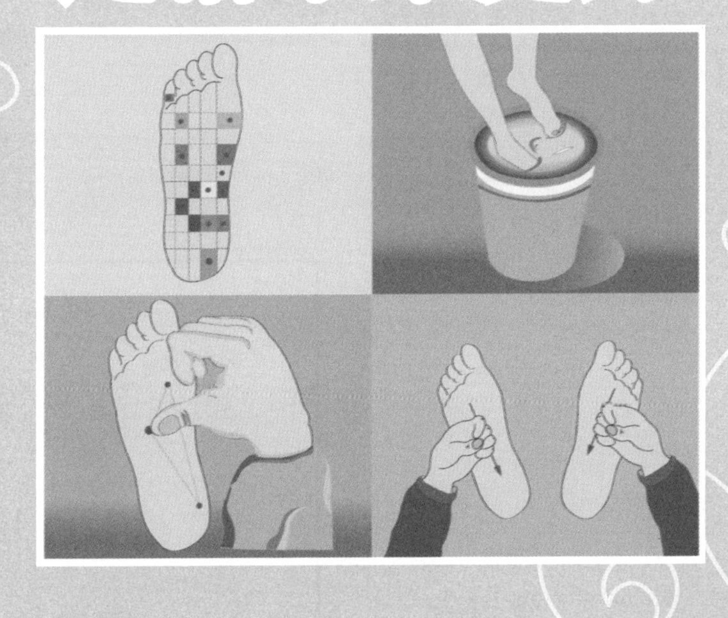

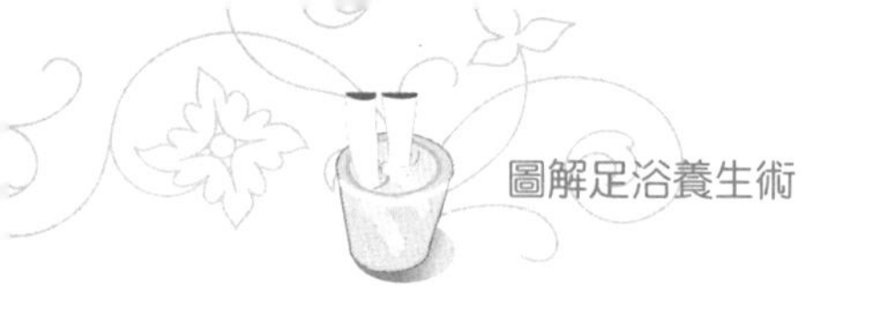

（一）肘關節疼痛

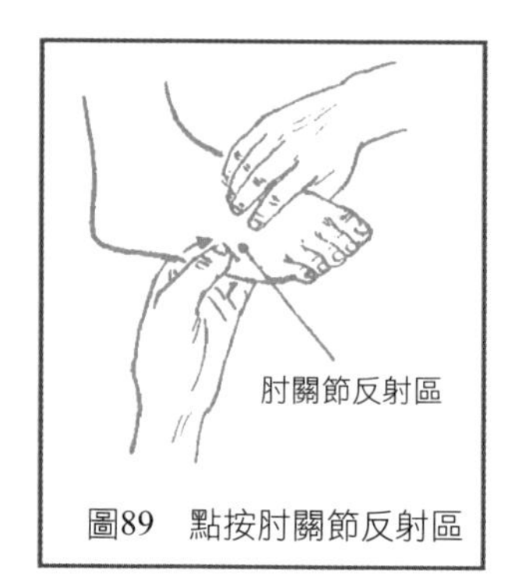

圖89　點按肘關節反射區

〔洗浴方〕：獨活20克，路路通10克，牛漆15克，煎水，溫水浴足。

〔按摩部位〕：足第五蹠骨部（肘關節反射區）。

〔操作方法〕：浴足後，以一手固定足部，另一手拇指點按第五蹠骨近端。（見圖89）

〔功能〕：通經活絡，止痛。

〔操作者〕：自己或他人。

〔原則〕：由輕漸重，以痠脹疼痛能忍受為準。

〔說明〕：經驗方。

（二）肩關節疼痛

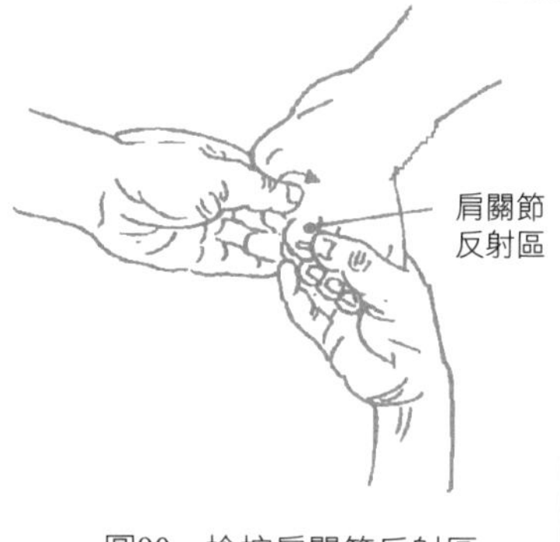

圖90　捻按肩關節反射區

〔洗浴方〕：五加皮、牛膝各15克，煎水，溫水浴足。

〔按摩部位〕：足部肩關節反射區。第五趾骨末梢部。

〔操作方法〕：浴足後，以一手固定第五趾，另一手以拇指及無名指捻按之，以疼痛痠脹為準。（見圖90）

〔功能〕：通經活絡。

〔操作者〕：他人。

〔原則〕：以捻轉為主，兼以壓按、平補平瀉。

〔說明〕：經驗方。

（三）類風濕性關節炎

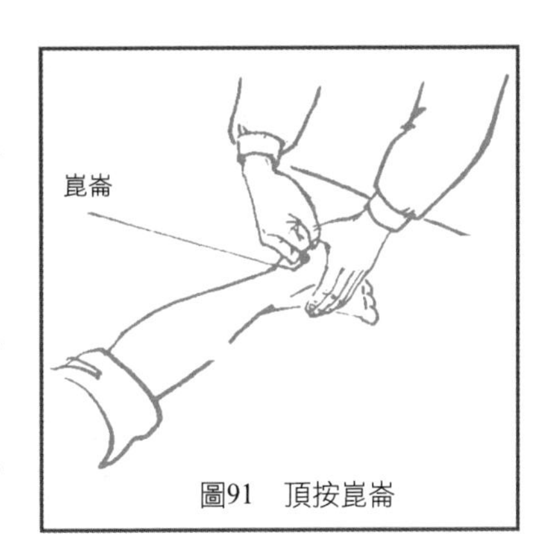

圖91　頂按崑崙

〔洗浴方〕：五加皮、牛膝各15克，紅花4克，煎水浴足。

〔按摩部位〕：崑崙穴，在足外踝下凹陷處。

〔操作方法〕：浴足後以一手固定患者腳，另一手的中指第二骨節頂按崑崙穴60～100次。（見圖91）

〔功能〕：行氣止痛。

〔操作者〕：自己或他人。

〔原則〕：力量由輕漸重，左右足輪流進行。

〔說明〕：經驗方。

（四）足踝扭傷

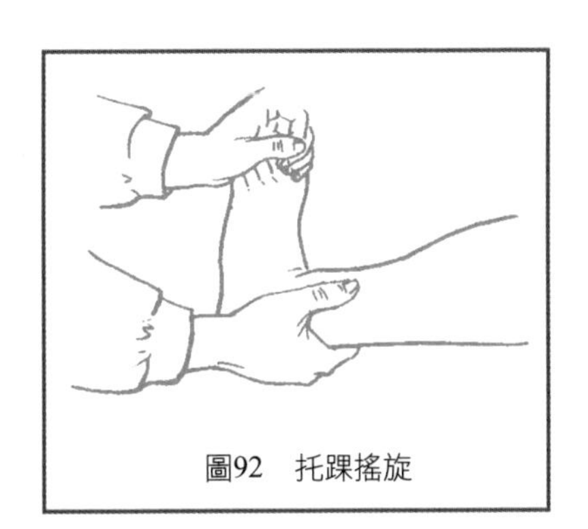
圖92　托踝搖旋

〔洗浴方〕：五加皮10克、海風藤10克，水煎浴足。

〔按摩部位〕：踝部。

〔操作方法〕：浴足後按摩者一手托踝部，另一手握定五趾做滾搖旋轉。如此做15次。（見圖92）

〔功能〕：振奮經氣，通利關節。

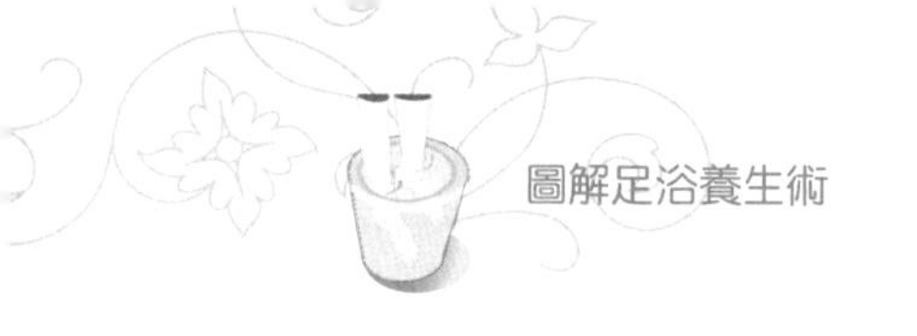

〔操作者〕：他人。

〔原則〕：由輕而重。

〔說明〕：經驗方。

（五）前列腺肥大

〔洗浴方〕：土茯苓、金銀花各10克，水煎浴足。

〔按摩部位〕：足部生殖腺反射區。

〔操作方法〕：洗浴後，以一手固定患者的腳，以另一手食指及拇指捻按雙腳外踝後下方與跟腱前方三角區域的生殖腺反射區30分鐘。（見圖93）

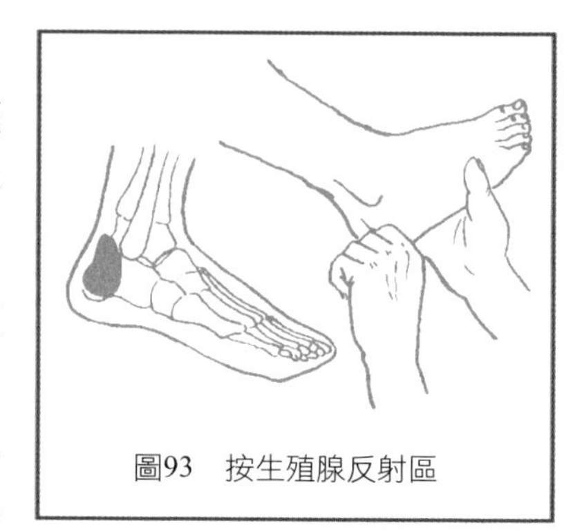
圖93　按生殖腺反射區

〔功能〕：利水通淋。

〔操作者〕：自己或他人。

〔原則〕：平補平瀉。

〔說明〕：經驗方。

（六）內臟下垂

〔洗浴方〕：升麻20克、柴胡10克、白朮15克，水煎洗足。

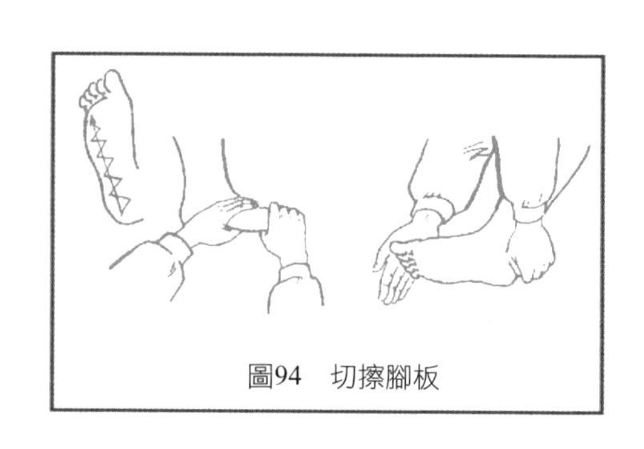
圖94　切擦腳板

〔按摩部位〕：腳板。

〔操作方法〕：洗浴後患者盤坐，以一手扶腳；另一手拇指以指甲呈鋸齒狀進行切擦30遍。（見圖94）

〔功能〕：調理內臟，升提元氣。

〔操作者〕：自己或他人。

〔原則〕：不拘次數，以多為佳。

〔說明〕：經驗方。

（七）甲狀腺〔機能〕亢進

〔洗浴方〕：生地黃10克、白芍10克、甘草10克，水煎洗足。

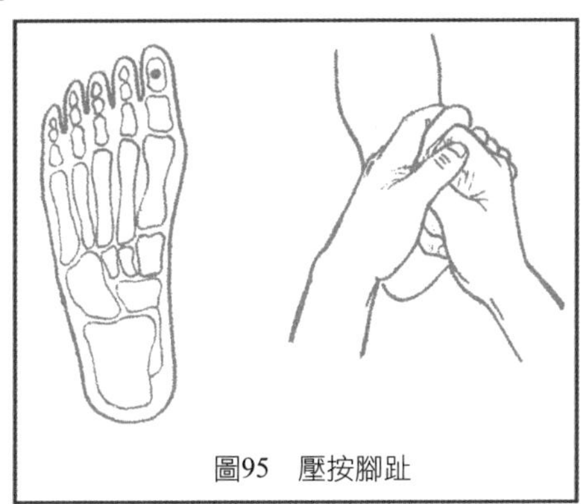
圖95　壓按腳趾

〔按摩部位〕：腳趾部。

〔操作方法〕：洗浴後患者抬腿，按摩者以一手食指第二指節背部頂住患者足大趾趾腹正中央，然後以另一手拇指壓在該手食指第二指節上，用力壓下5分鐘。（見圖95）

〔功能〕：調理氣血，平衡陰陽。

〔操作者〕：他人。

〔原則〕：先重後輕，輪流壓按左右腳部，不拘時間與次數。

〔說明〕：經驗方。

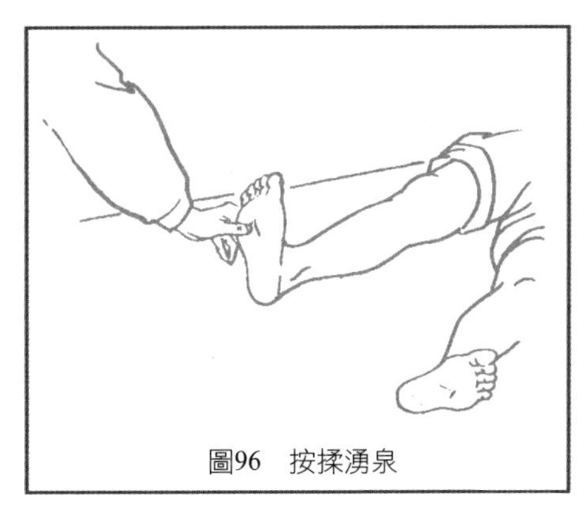
圖96　按揉湧泉

（八）腦中風

〔洗浴方〕：地龍10克、赤芍10克、

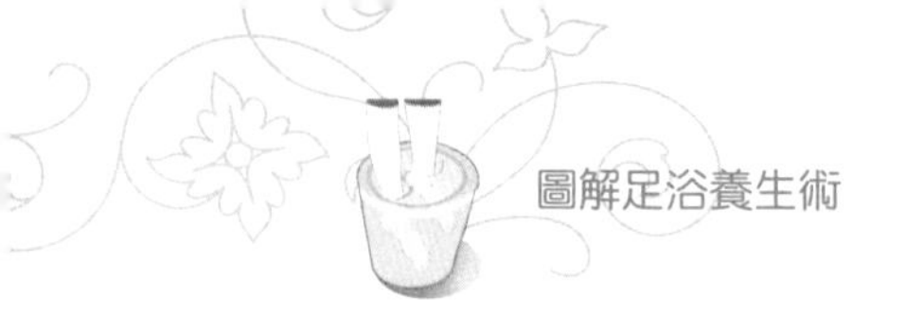

紅花6克，水煎浴足。

〔**按摩部位**〕：腳心的湧泉穴。

〔**操作方法**〕：以拇指掌面按揉患者的湧泉穴，以患者病情好轉為準。（見圖96）

〔**功能**〕：補氣血，通經絡。

〔**操作者**〕：他人。

〔**原則**〕：先重後輕，先瀉後補。

說明：經驗方。

（九）鼻炎

〔**洗浴方**〕：辛荑花10克、桔梗6克、蘇葉20克，浴足。

〔**按摩部位**〕：腳部，鼻反射區。

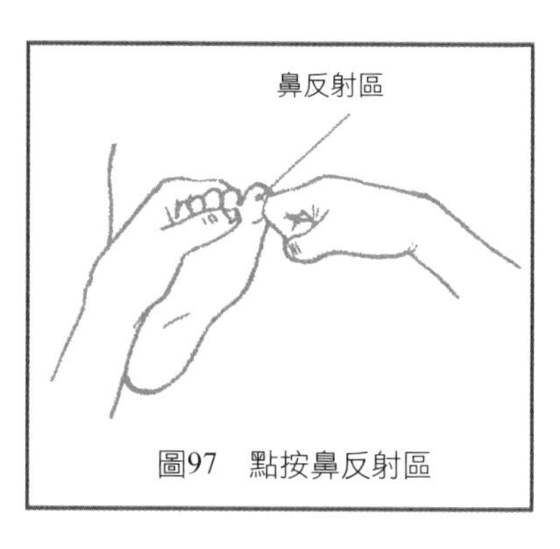

圖97　點按鼻反射區

〔**操作方法**〕：洗浴後以一手固定患者腳，另一手第二關節點按鼻部反射區30～60次。（見圖97）

〔**功能**〕：宣肺通竅。

〔**操作者**〕：自己或他人。

〔**原則**〕：不拘定數。

〔**說明**〕：經驗方。

（十）肋間神經痛

〔**洗浴方**〕：柴胡10克、沒藥10克、乳香10克，水煎洗足。

〔**按摩部位**〕：雙腳第四楔骨與第三楔骨之

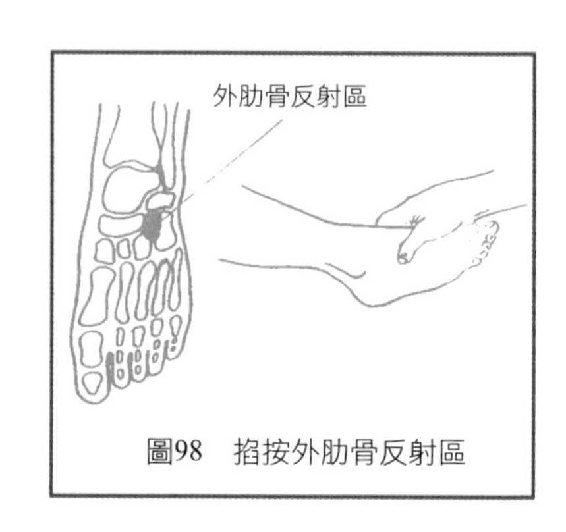

圖98　掐按外肋骨反射區

凹陷中。

〔操作方法〕：洗浴後以一手拇指指甲掐定雙腳第四楔骨與第三楔骨之凹陷中外的外肋骨反射區30次。（見圖98）

〔功能〕：行氣止痛。

〔操作者〕：自己或他人。

〔原則〕：由輕漸重。

〔說明〕：經驗方。

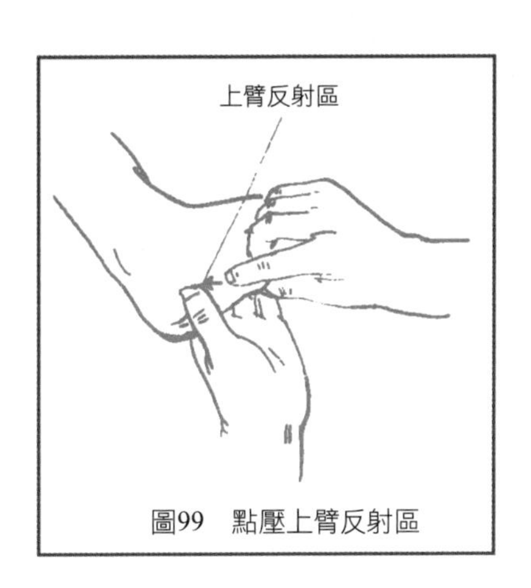

圖99　點壓上臂反射區

（十一）上肢無力症

〔洗浴方〕：升麻10克、赤藥10克、桑枝10克，水煎洗足。

〔按摩部位〕：足部第五蹠骨外側上臂反射區。

〔操作方法〕：洗浴後，按摩者以一手固定患者一足，再以另一手拇指點壓第五蹠骨外側上臂反射區的軟組織部。（見圖99）

〔功能〕：補陽明氣血。

〔操作者〕：他人。

〔原則〕：由輕漸重，以患者自覺有痠脹、麻痛或放射感為準。

〔說明〕：經驗方。

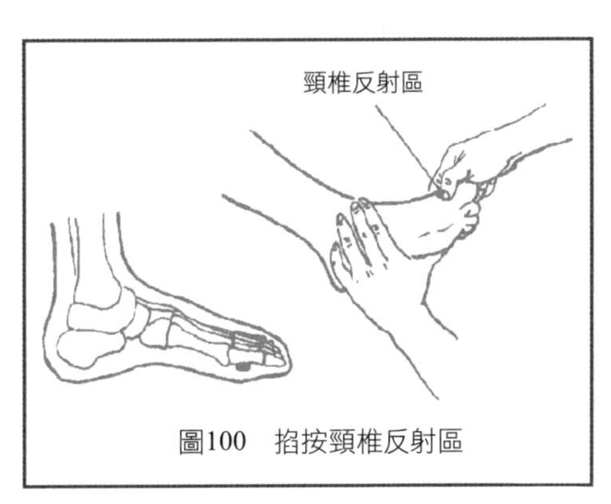

圖100　掐按頸椎反射區

（十二）眩暈症

〔洗浴方〕：澤瀉20克、白朮6克、天麻10克，

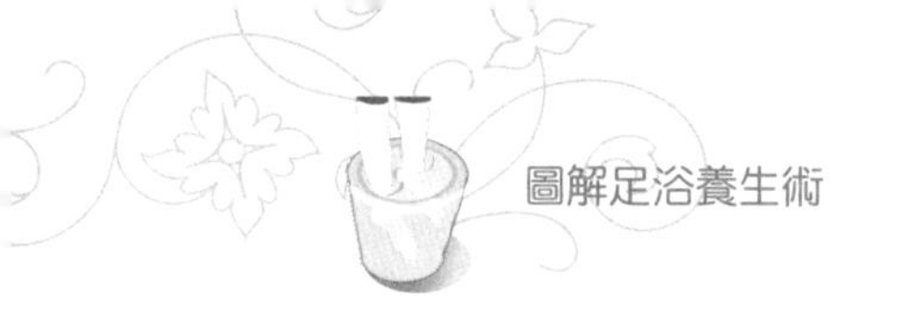

水煎浴足。

〔按摩部位〕：足雙拇趾根部內側橫紋盡頭處（頸椎反射區）。

〔操作方法〕：洗浴後，以一手固定患者腳部，另一手拇指掐按足雙拇趾根內側橫紋盡頭處凹陷區域，如此30次。（見圖100）

〔功能〕：止眩暈，熄肝風。

〔操作者〕：他人。

〔原則〕：按壓由輕漸重，以痠重感傳導為準。

〔說明〕：經驗方。

第十一篇

常見病足浴按壓處方

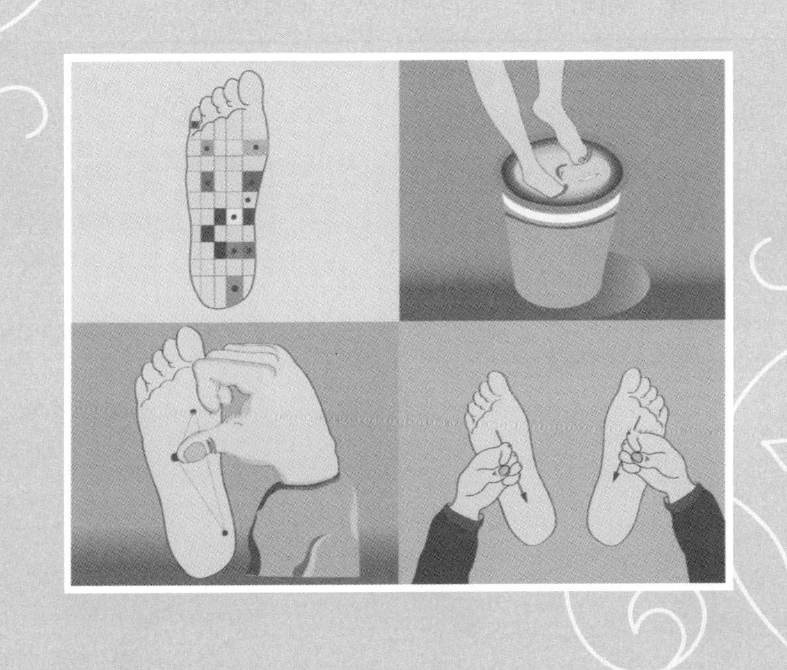

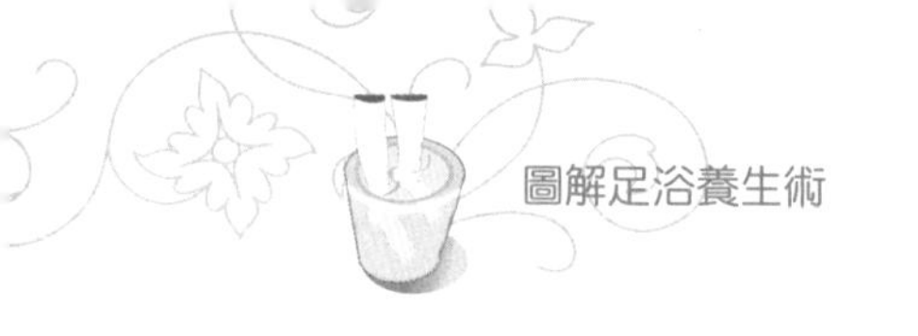

（一）頭痛

〔足浴法〕：

1. 浴足時用拇指揉壓雙腳的大拇趾趾腹，即足反射區頭（腦）、額竇、腦幹、腦垂體、三叉神經、鼻，每隻腳揉壓約10分鐘。嚴重者可加按壓腎臟、膀胱、輸尿管反射區10分鐘，每日1～2次（見圖101）。
2. 浴足時用拇指揉至陰、解溪、申脈、京骨、厲兌、照海、行間、太沖、太溪、俠溪、通谷穴，每次可取4～5穴，每穴3～5分鐘，輪流按摩，每日1～2次（見圖101）。

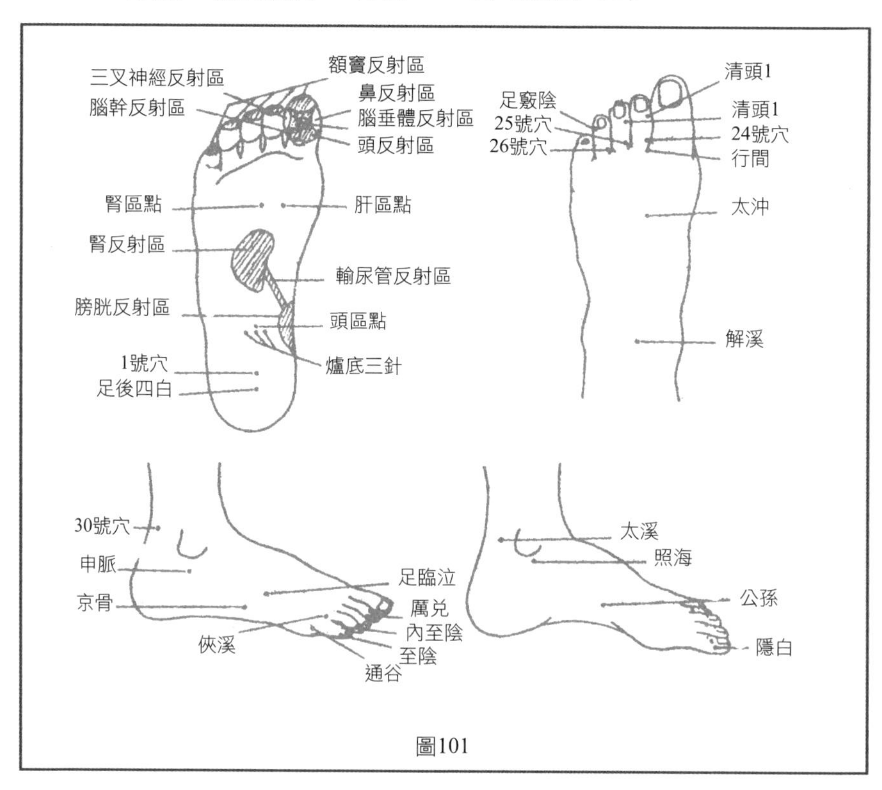

圖101

（二）失眠

〔足浴法〕：

1. 溫水足浴（30℃～60℃）。
2. 足浴後按揉足額竇、頭、脊椎、腹腔神經叢反射區各3～8分鐘，揉壓肝臟、腎臟、輸尿管、膀胱反射區各3～5分鐘，按壓腎上腺、甲狀腺反射區各2～3分鐘。每晚臨睡前堅持做，常有較好的效果（見圖102）。
3. 足浴後，足踝向內、外回轉運動各100次，每日1～2次。
4. 治療失眠效果最好的是足底的失眠穴。浴足時，如果指壓者力氣較大，可用力按壓此穴，每天持續數次，很快就能顯示出效果。

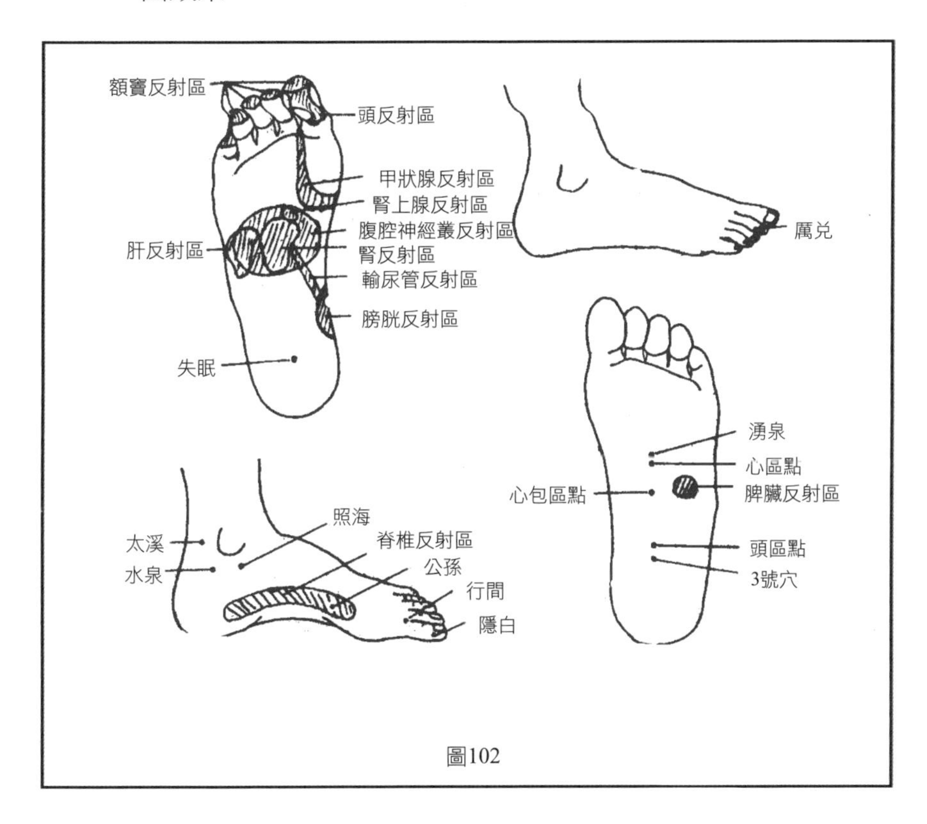

圖102

（三）眩暈

〔足浴法〕：

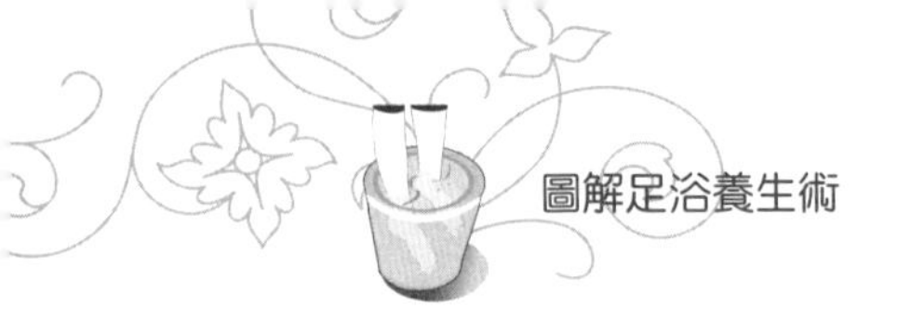

1. 溫水足浴（30℃～60℃）。
2. 用力按壓隱白、大敦、足竅陰、湧泉穴各3～5分鐘，重壓第二大敦5～10分鐘，每日1～2次（見圖103）。

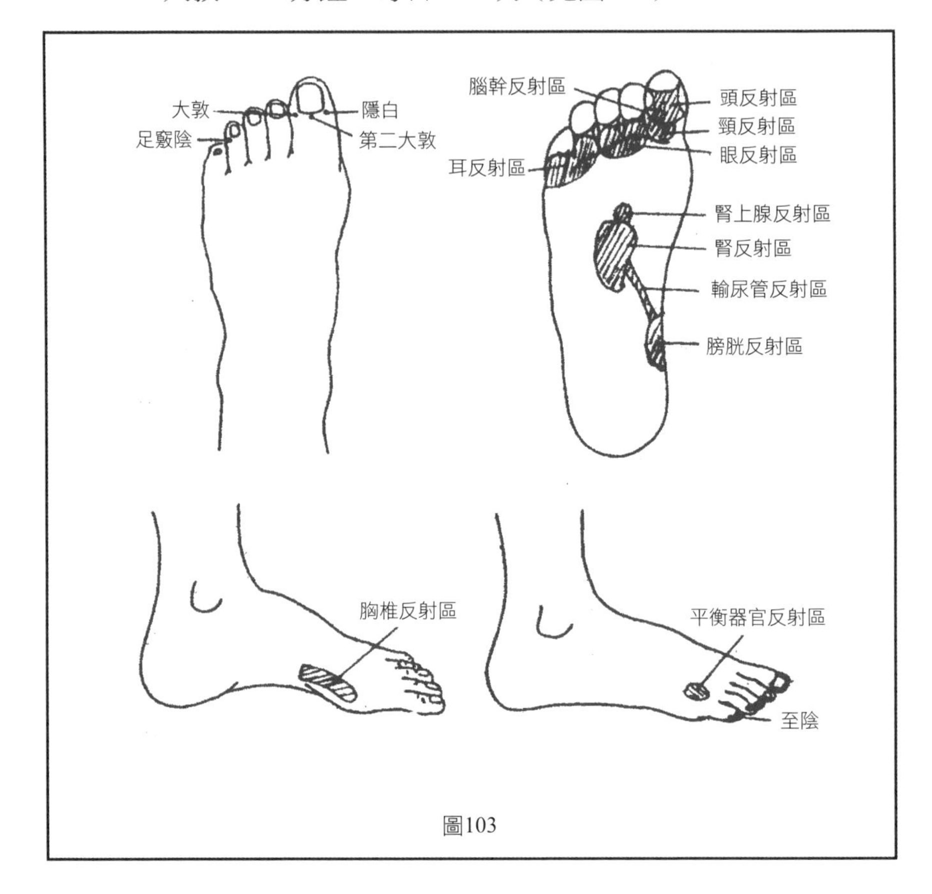

圖103

（四）高血壓

〔足浴法〕：

1. 按揉足部心臟反射區3分鐘，搖撥每一個腳趾15分鐘，推揉足心5分鐘，推按足跟5分鐘，推第一、二蹠骨背側間隙3～5分鐘。每日1～2次（見圖104）。
2. 用拇指指邊推按兩足扁桃腺反射區，每次20～30分鐘，每日1～2次（見圖104）。

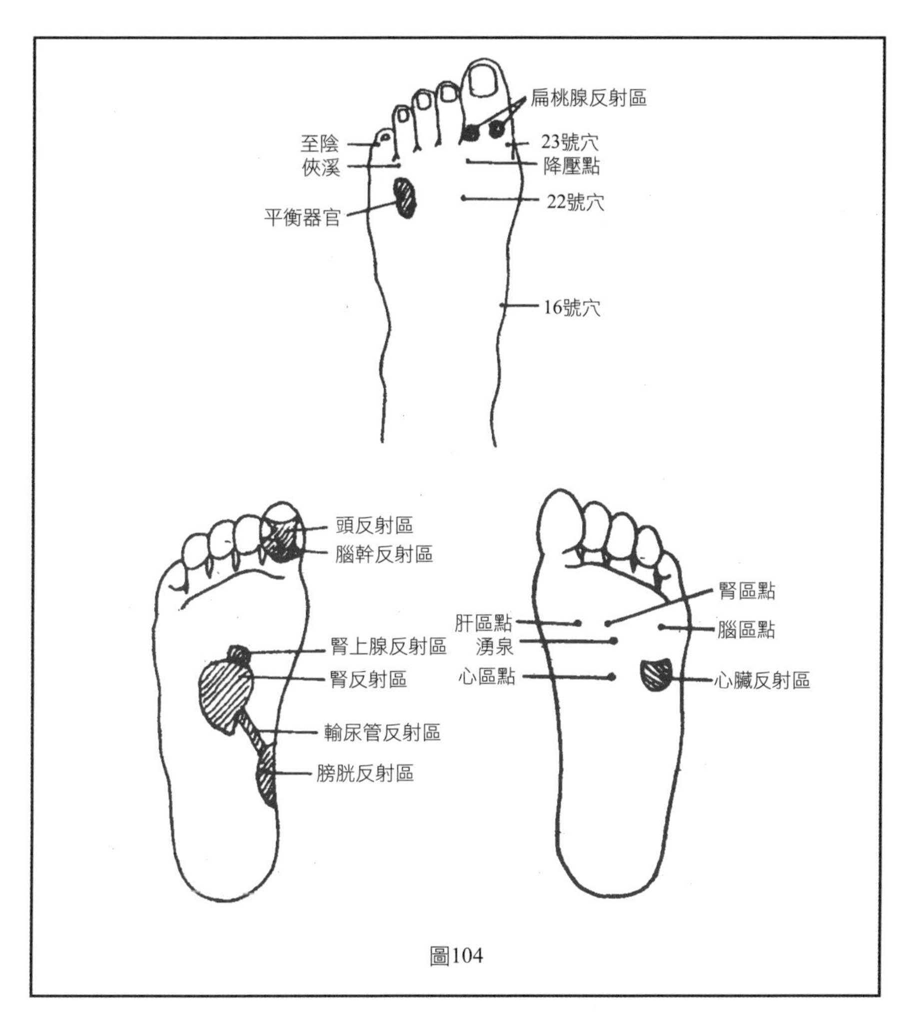

圖104

（五）便祕

〔足浴法〕：

用拇指揉壓兩足胃反射區5分鐘；用手魚際部推揉兩足小腸反射區3～5分鐘；用拇指從下向上推右足的升結腸反射區3～5分鐘；用拇指從外向內推右足的橫結腸反射區3～5分鐘；用拇指從內向外推左足的橫結腸反射區3～5分鐘；用拇指從上向下推按左足的降結腸反射區3～5分鐘；用食指單勾法從外向內按壓直腸和肛門反射區5分鐘（見圖105），每日1次。

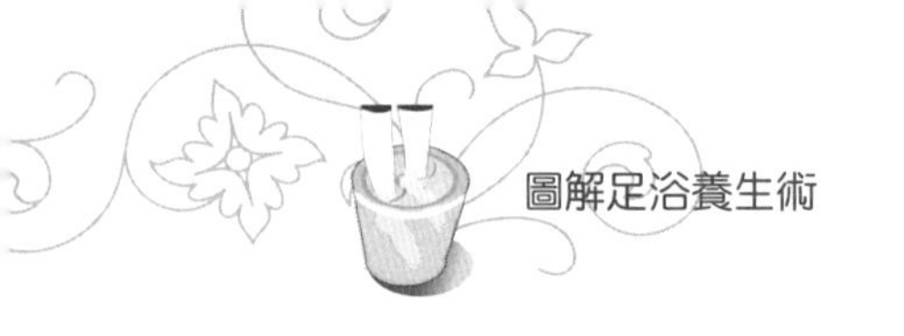

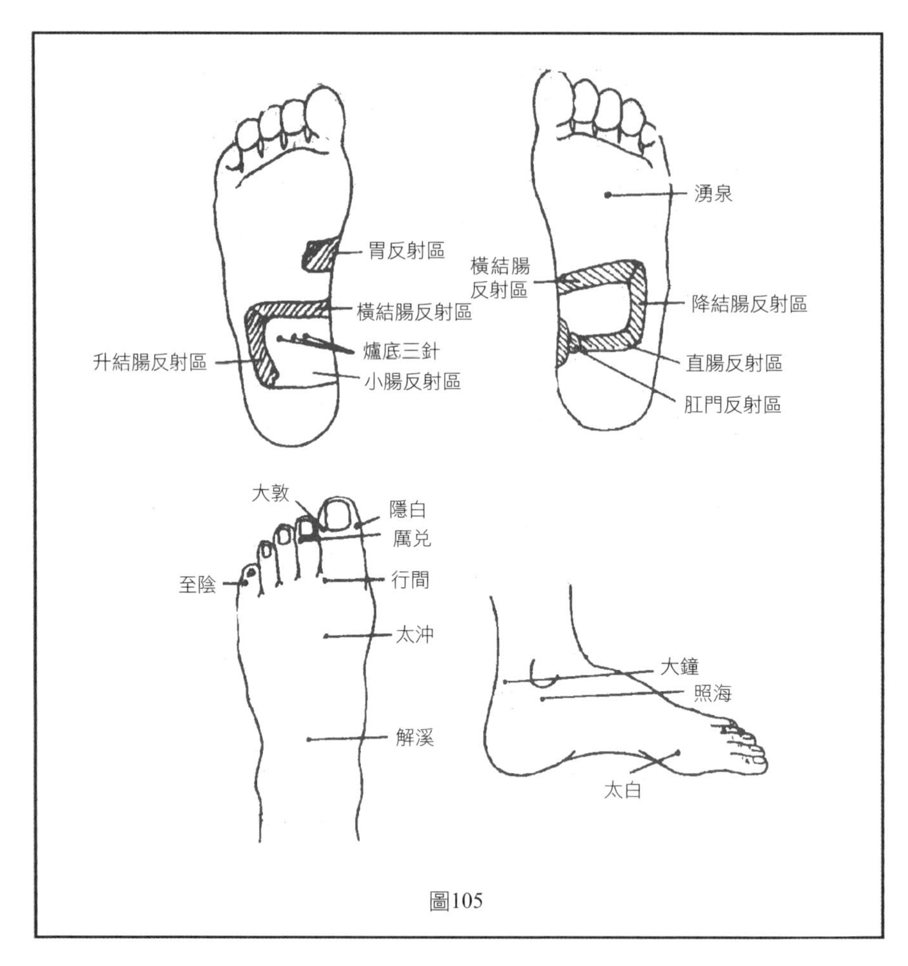

圖105

（六）慢性胃炎

〔足浴法〕：

揉搓腳大拇趾、第二趾、第三趾各5～10分鐘，每日2次，並須揉散第二趾、第三趾及腳後跟的硬結；若左大拇趾的趾腹根部長繭，須按摩使其柔軟；每日揉按第四趾、大都穴各3～5分鐘；將第二趾趾頭往下彎曲，每日2次，每次2～5分鐘；若胃痛嚴重，用兩手手指壓內庭穴約20秒左右，常可止痛；沒有食欲者，將大拇指按在解溪穴上，上下挪動3分鐘，最後用力一壓（見圖106）。

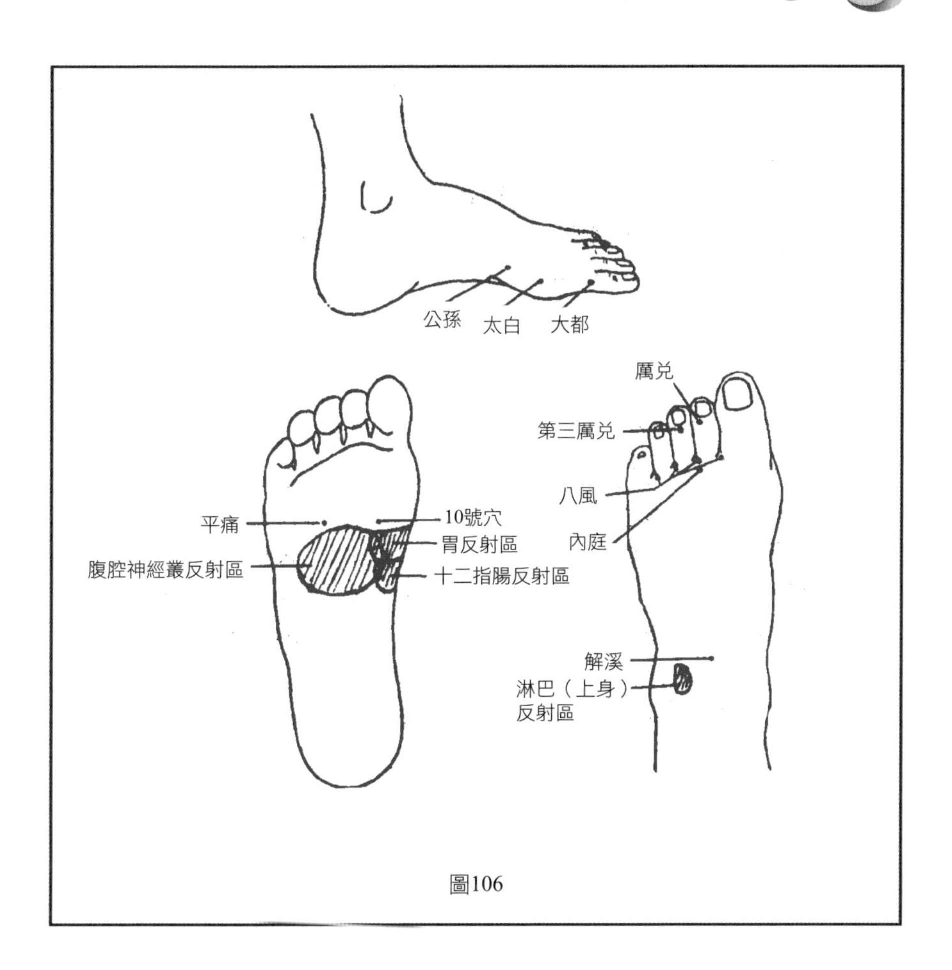

圖106

（七）足跟痛

〔足浴法〕：

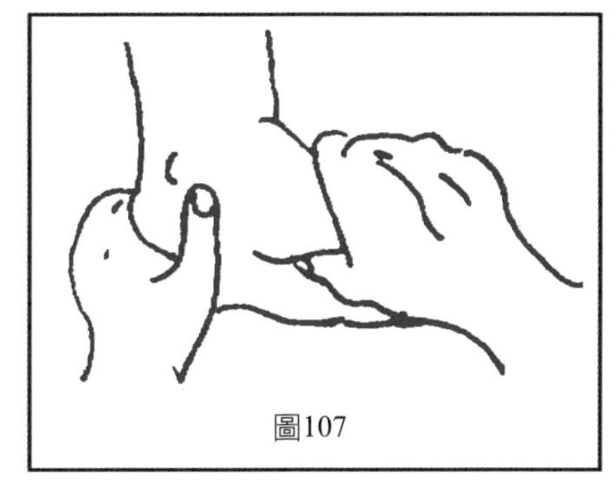
圖107

浴足時首先要找到局部痛點，然後用按揉法在壓痛處及其周圍施治，約進行5分鐘；第二步是用彈撥法在壓痛點上（壓力不要太大）施治約1分鐘；第三步是用拇指按揉法在湧泉穴上施治約5～30秒（見圖107）；第四步是用拳頭敲擊足底。以上四步反覆操作，一般需5～7次方可。

為了增加按壓效果，每一次按壓前可先用熱水泡患足7～10分鐘。

（八）痛經

〔足浴法〕：

在足底與足背臨泣穴相對的地方，有一個調經穴（見圖108），刺激它也可以治療痛經。痛經穴並不難找，按壓的方法也很多。一般來說，浴足按壓時多用大拇指；而為他人按壓時，除了拇指外，也可用食指指腹或關節（見圖109）。另外，用小棒代替手指進行按壓，不僅省力，效果也很好。

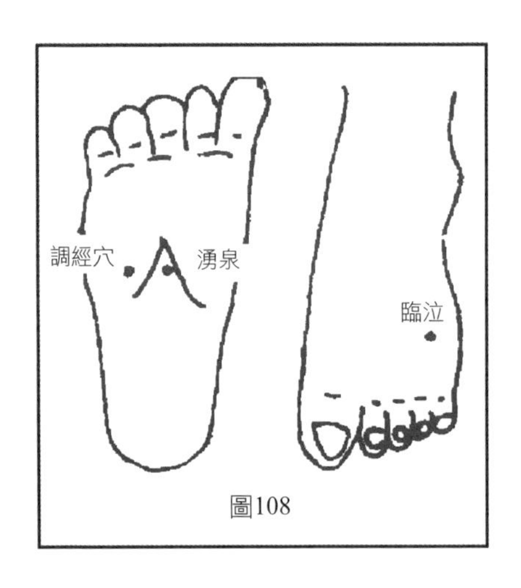

圖108

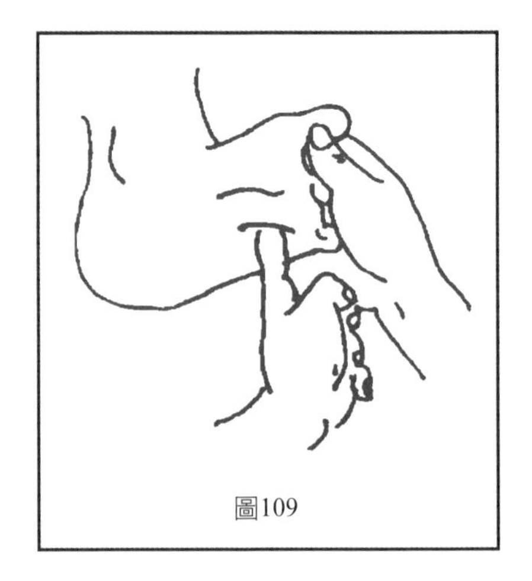
圖109

（九）妊娠浮腫

〔足浴法〕：

對於下肢浮腫的人，可讓其採用平臥位或略為抬高下肢的體位，然後從足背開始，沿小腿向大腿方向推拿，力道要輕柔，手法以按、壓、推、摩、輕捏交替混合使用。

在按壓推揉的過程中，要以陷谷穴為重點（見圖110）。該穴在腳背上第二三趾骨結合部前方的凹陷處。按壓此處，對顏面浮腫、水腫、足背腫痛都有很好的療效。對陷谷穴按壓10分鐘後，就可以消除下肢浮腫。如果第二天又發生下肢浮腫，可採用本法繼續治療，直至徹底消除浮腫為止。

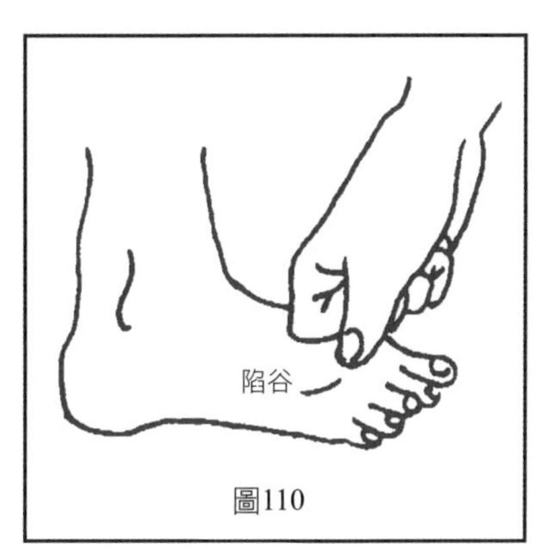

圖110

（十）急性腹瀉

溫水足浴後，可以指壓內庭（見圖111）、中脘、天樞穴，一壓一放，每個穴位100次，每日治療1次即可。一般施術二次即癒。

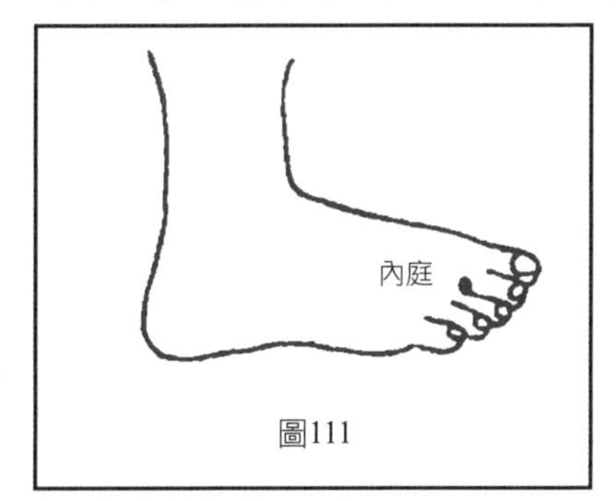

圖111

（十一）嘔吐

溫水足浴後，可按壓公孫、照海、太沖等穴（見圖112）。浴足時只要對它們加以按壓，就能減輕胸中的噁心感。

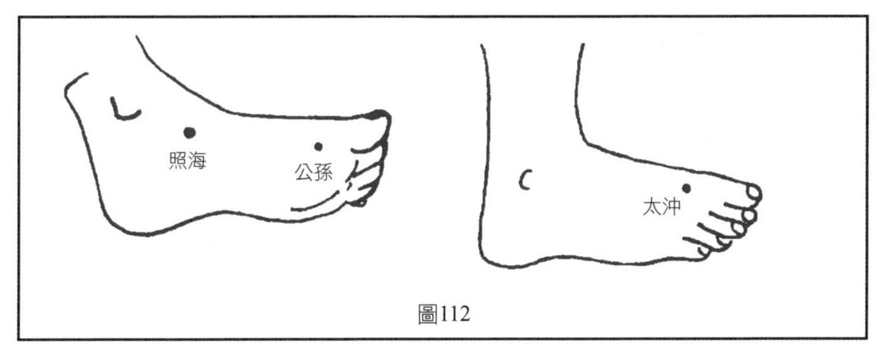

圖112

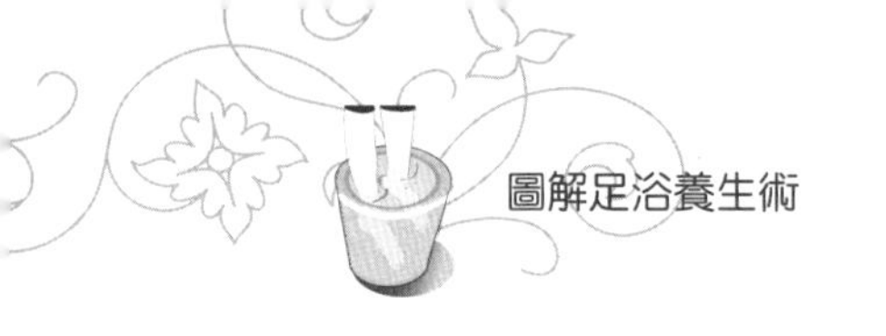

（十二）遠視

〔足浴法〕：

在足少陰腎經上，有湧泉、水泉、照海等穴位（見圖113），溫水足浴後重點按揉，其中水泉、照海穴，前者在跟骨結節之內側前上部凹陷處，後者在內踝正下方凹陷處。

在足少陽膽經上，風池、光明等穴位須重點按揉，光明穴在外踝上5寸腓骨前緣處（見圖114）。

在足厥陰肝經上，有太沖、行間等穴（見圖115）可以施加重點按揉。

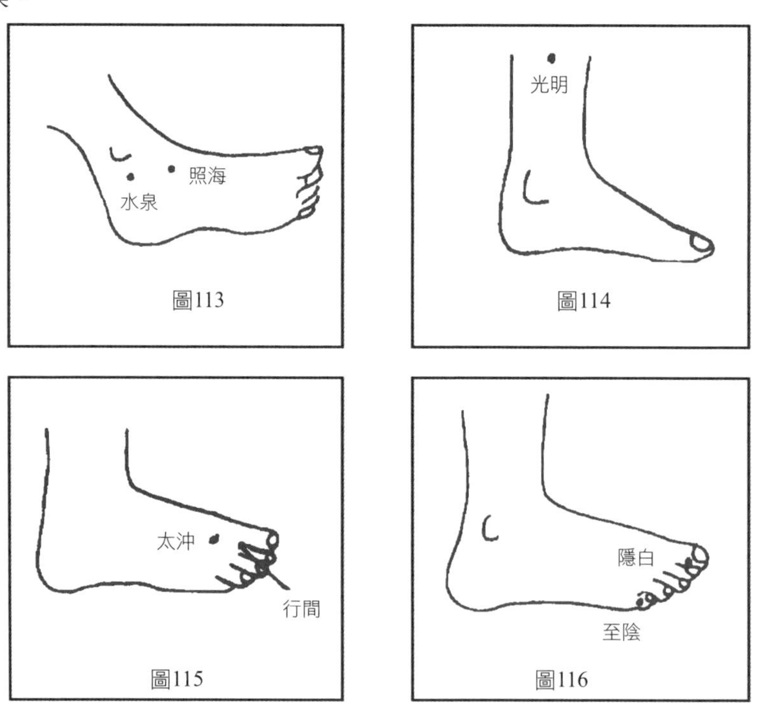

圖113　圖114　圖115　圖116

（十三）發燒

在按壓下肢穴位隱白穴、至陰穴的時候，可以用手掌快速摩擦患者足心，以皮膚微熱為準。隱白穴在足拇趾內側，距趾甲角約1分處；至陰穴在足小趾外側，距趾甲角後約1分處（見圖116）。

第十二篇

家庭成員常見保健浴方

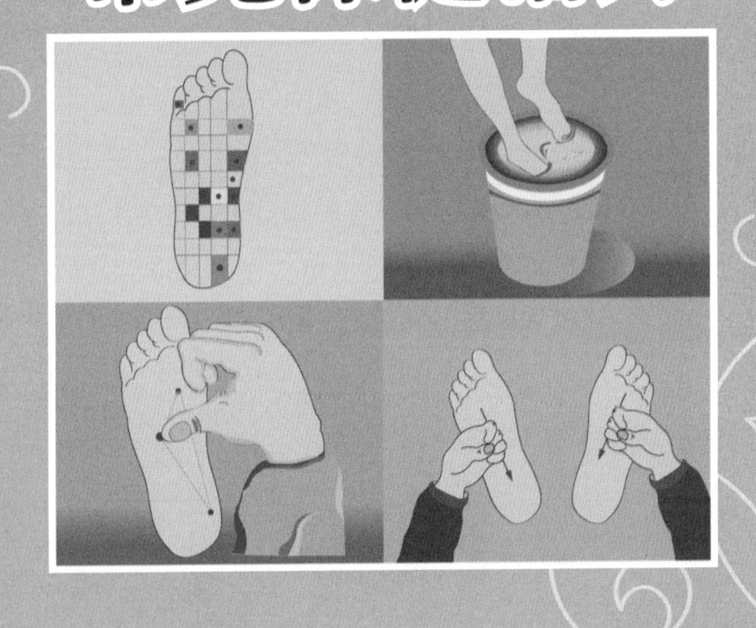

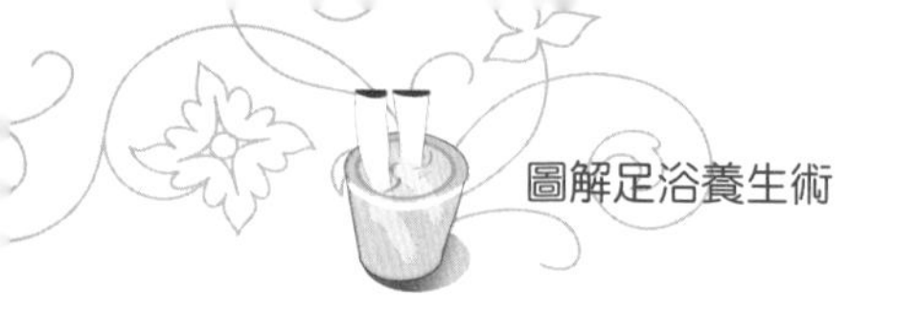

（一）小兒體弱

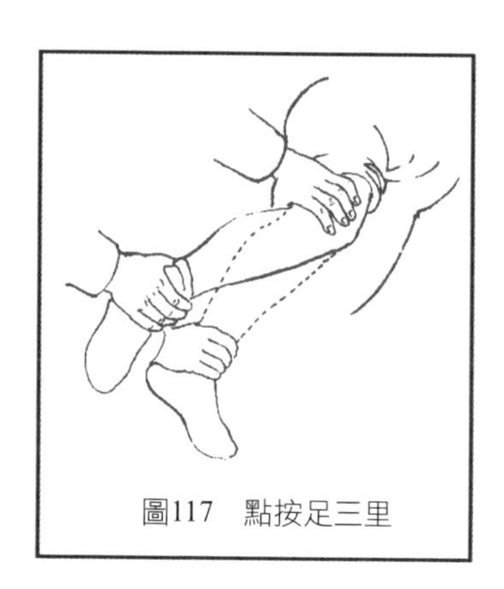
圖117　點按足三里

〔方法〕：浴足時母親以一手扶住患兒患肢的上部，拇指掐按膕窩中凹處，另一手握住患兒的踝部足三里穴，輕輕搖動的同時加重點按力道，如此30次（足三里穴在膝眼下3寸，兩筋中間，屈膝取穴）（見圖117）。

〔作用〕：養血柔筋、止痛。

〔體位〕：側臥。

〔操作者〕：母親。

〔經驗〕：此法以一手按足三里穴時用力要適中，施此法有補氣生血之意，因足三里穴為足陽明胃經穴，補此穴能滋氣血化生之源。另一手按膕窩中凹陷之承山穴，此穴能強肌壯骨，故亦宜施補法。

（二）婦女體弱帶下

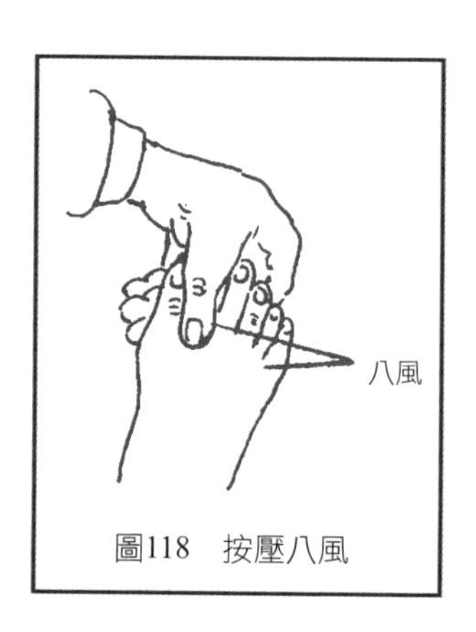

圖118　按壓八風

〔方法〕：浴足時用大拇指對準八風穴進行按壓、揉摩（八風穴在足背各趾縫凹陷中，左右共有8個穴位），以局部痠脹為準（見圖118）。

〔作用〕：調經止帶。

〔體位〕：任意。

〔操作者〕：自己。

〔經驗〕：視病情情況採用補瀉法。治帶下日久且無臭、稀，可用溫補法；反之帶下腥臭，可用瀉法。

（三）白領工作者神經性頭痛

〔方法〕：浴足時用拇指按壓解溪穴（解溪穴在足背的踝關節橫紋中點，拇長伸肌腱和趾長伸肌腱之間）約5分鐘，以有痠脹感向踝關節及足背放射為準（見圖119）。

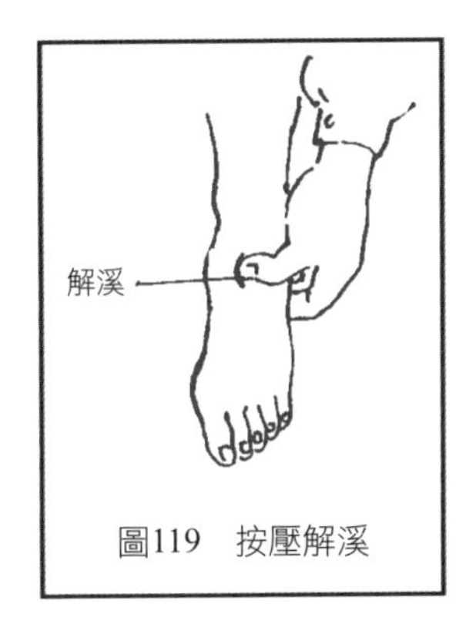

圖119　按壓解溪

〔作用〕：祛風通絡，止痛。

〔體位〕：任意。

〔操作者〕：自己。

〔經驗〕：宜用補法，重刺激。

（四）腿部痙攣

〔方法〕：浴足時以大拇指按撥在腓骨小頭前下緣的陽陵泉穴，以有痠麻感至小腿外側放散至足背部為準（見圖120）。

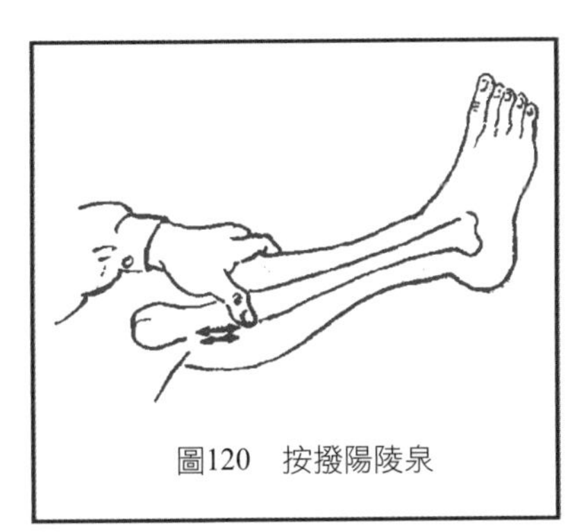

圖120　按撥陽陵泉

〔作用〕：通經活絡。

〔體位〕：坐或仰臥。

〔操作者〕：自己或他人。

〔經驗〕：此時應採取重度刺激，熱補之法（男左女右），先按後撥。

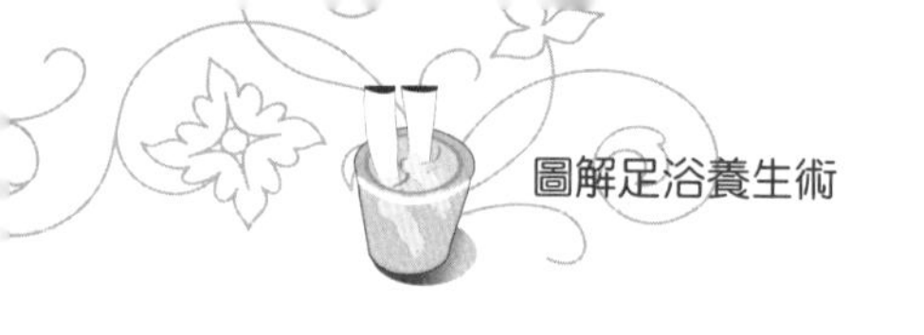

（五）肝區痛

〔方法〕：浴足時用拇指壓迫太沖穴，以局部有痠脹感為準（太沖穴在足背第一、二蹠骨間，蹠趾關節後凹陷處）（見圖121）。

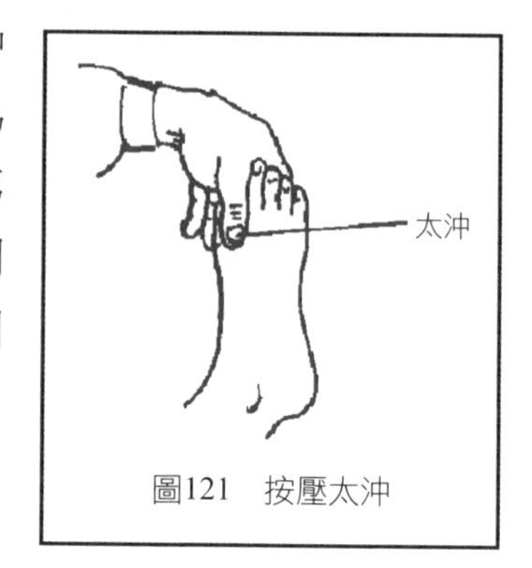

圖121　按壓太沖

〔功能〕：疏肝止痛。

〔體位〕：任意。

〔操作者〕：他人。

〔經驗〕：宜採用重度刺激，行瀉法；抽搐緩解後宜用平補平瀉法調整。

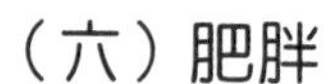

（六）肥胖

〔方法〕：承山穴在小腿肚下，委中穴直下8寸處。浴足時使病人伏臥或側臥，以左手固定小腿，使勿移動，然後用右手大拇指在該穴上推掐120次（見圖122）。

圖122　掐承山

〔功能〕：順肝氣、實脾胃。

〔體位〕：任意。

〔操作者〕：自己。

〔經驗〕：施法宜重，採用逆經絡瀉法，持續每週6次。

（七）小兒食積

〔方法〕：外膝眼下3寸，脛骨外側約一橫指處即為足三里穴。浴足時用拇指在該穴上反覆按揉120次（見圖

123）。

〔功能〕：行氣祛濕、節食化積。

〔體位〕：任意。

〔操作者〕：自己。

〔經驗〕：重力先瀉後補，男左女右行補法，男右女左行瀉法，按摩時宜深呼吸以配合之。

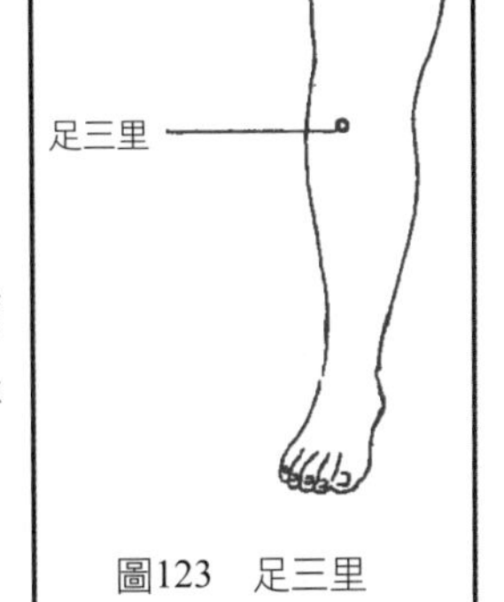

圖123　足三里

（八）淺表性及肥厚性胃炎

〔方法〕：浴足時，掐按公孫、內關穴，施瀉法。公孫穴在足大趾本節後1寸（見圖124）。

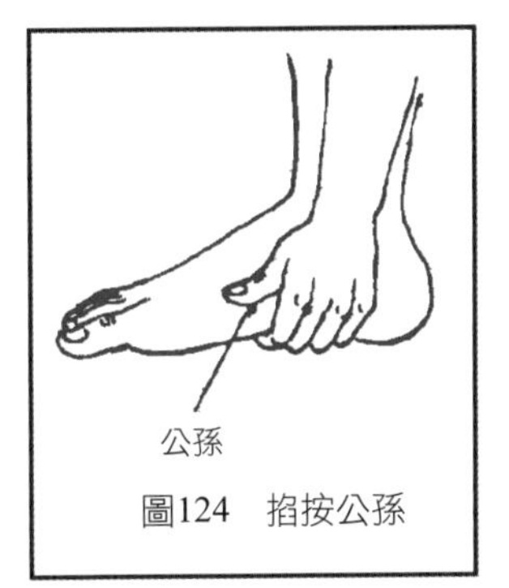

圖124　掐按公孫

〔功能〕：抑制胃酸分泌。

〔主治〕：淺表性及肥厚性胃炎。

〔操作者〕：自己。

〔說明〕：現代經驗方。

（九）腎炎尿少、蛋白尿

〔方法〕：浴足時選擇腎腧、照海穴，採用點、按、掐法刺激30次。腎腧穴在第二腰椎棘突下旁開1.5寸，照海穴在足內踝下1寸（見圖125）。

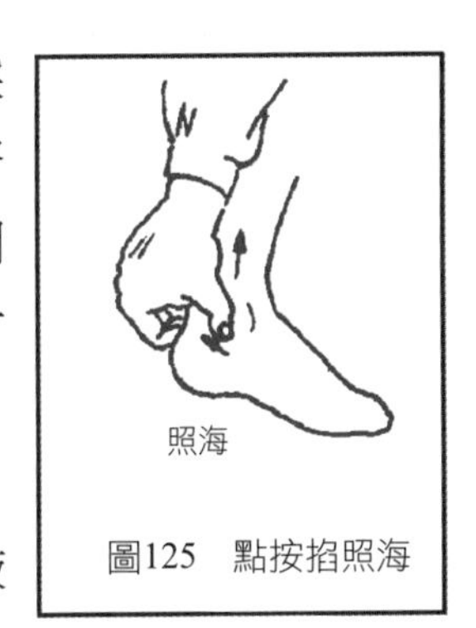

圖125　點按掐照海

〔功能〕：改善心臟冠狀動脈血液循環，改善左心功能，促進腦部血液循環。

〔主治〕：冠心病、腦血管意外。

〔操作者〕：自己或他人。

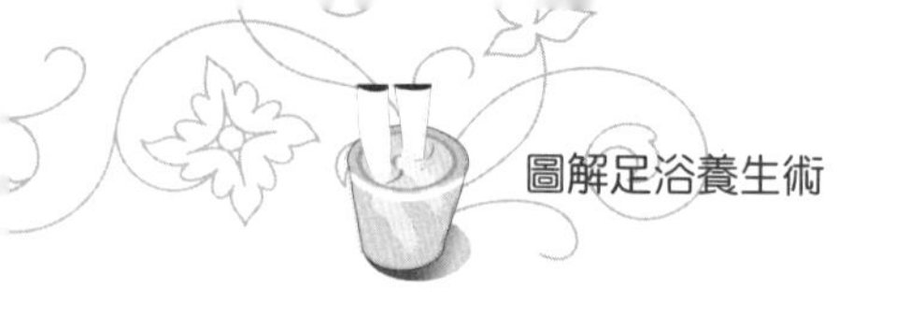

〔說明〕：現代經驗方。

（十）膽囊炎、膽囊結石

〔方法〕：浴足時點按陽陵泉、太沖穴，施瀉法。陽陵泉在膝上1寸，足外側陷者中，太沖穴在足大趾本節後1.5寸陷者中（見圖126）。

〔功能〕：疏肝利膽。

〔主治〕：膽囊炎、膽囊結石。

〔操作者〕：自己或他人。

〔說明〕：現代經驗方。

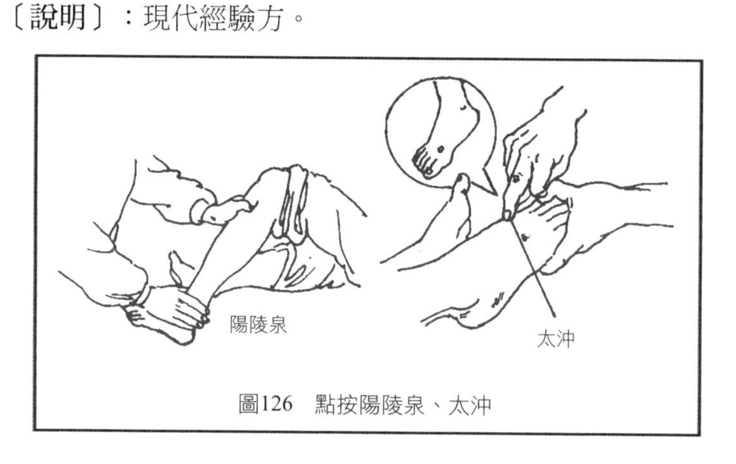

圖126　點按陽陵泉、太沖

（十一）腹脹

〔方法〕：浴足時揉擦解溪穴36次，施瀉法。解溪穴在足踝關節前方，足踝橫紋中央，兩筋間（見圖127）。

〔功能〕：瀉胃火、除實邪。

〔主治〕：腹脹、煩滿等胃實症。

〔操作者〕：自己或他人。

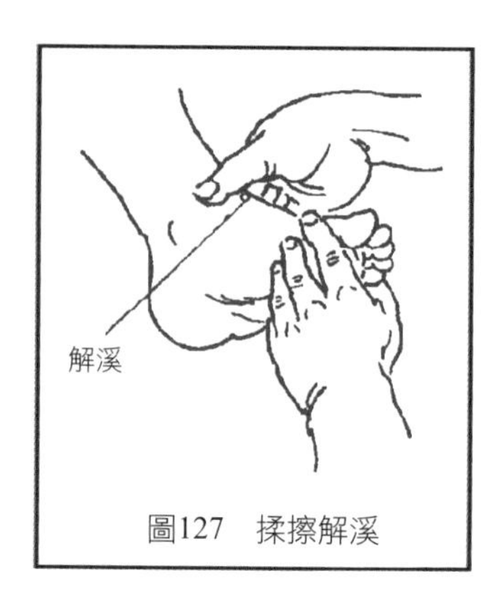

圖127　揉擦解溪

〔說明〕：經驗方。

（十二）腹痛

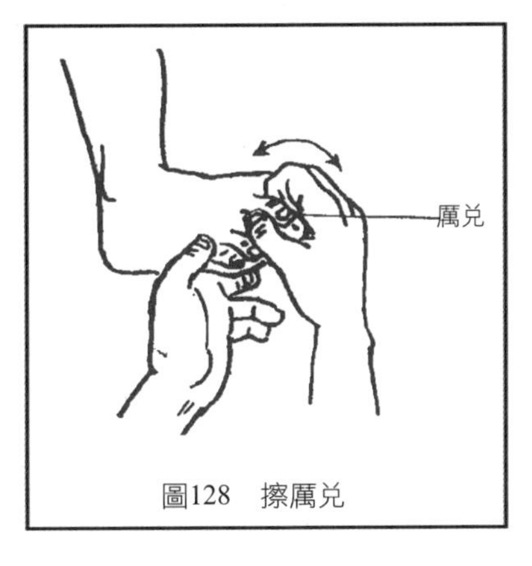

圖128　擦厲兌

〔方法〕：浴足時擦厲兌穴36次，施補法。厲兌穴在足次趾之端，距爪甲0.1寸處（見圖128）。

〔功能〕：補胃氣。

〔主治〕：腹痛、口乾、饑餓痛、食欲不振等胃虛症。

〔操作者〕：自己或他人。

〔說明〕：經驗方。

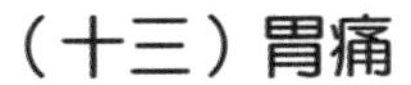

（十三）胃痛

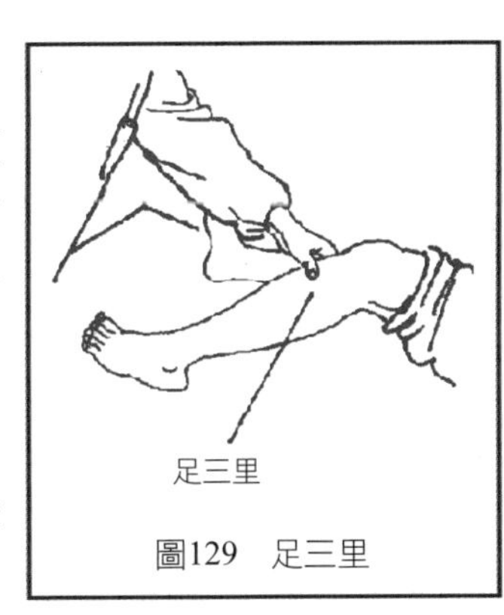

圖129　足三里

〔方法〕：浴足時擦足三里穴36次，平補平瀉法。足三里穴在膝下3寸，脛骨嵴外間橫指處屈膝取穴（見圖129）。

〔功能〕：調和胃氣。

〔主治〕：胃痛嘔吐、呃逆、泛酸等其他胃部雜症。

〔操作者〕：自己或他人。

〔說明〕：經驗方。

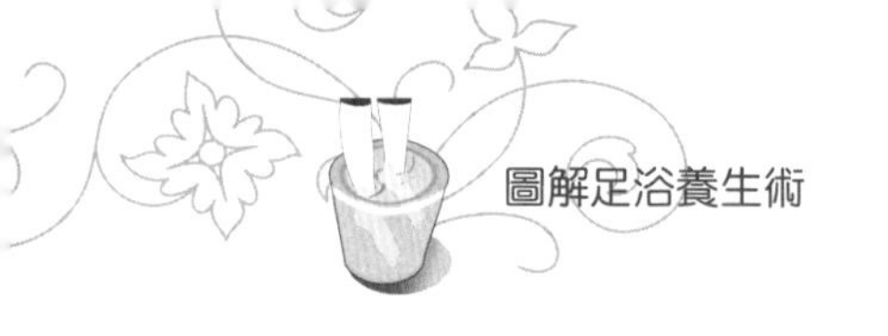

（十四）腹瀉

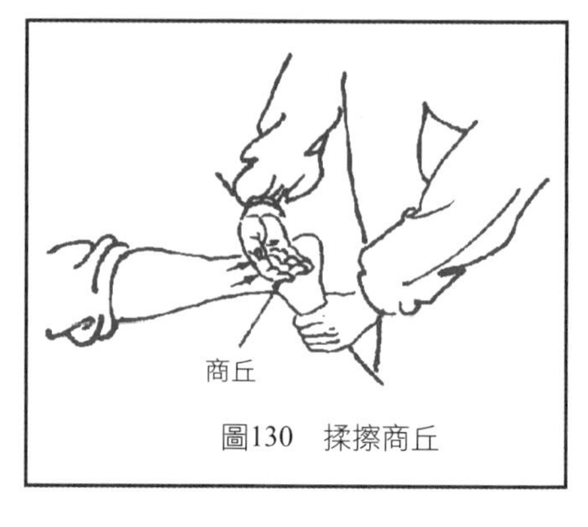

圖130　揉擦商丘

〔方法〕：浴足時點按商丘穴36次，施補法。商丘穴在足內踝下，前下方凹陷處（見圖130）。

〔功能〕：健脾利濕，舒筋活絡。

〔主治〕：腹脹、腸鳴、腹瀉、足踝關節痛。

〔操作者〕：自己或他人。

〔說明〕：經驗方。

（十五）胃痛

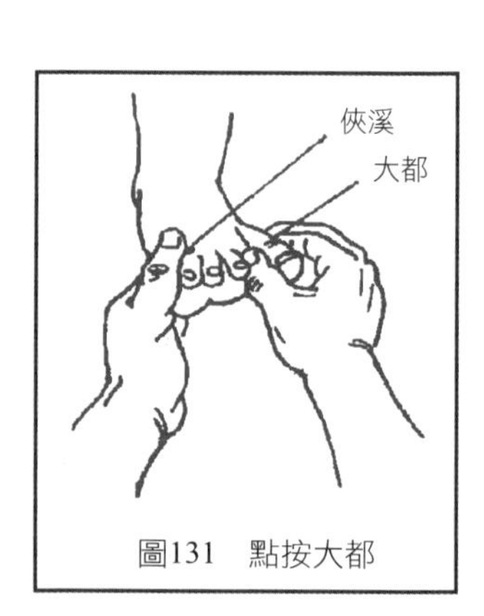

圖131　點按大都

〔方法〕：浴足時點按大都穴36次，施瀉法。大都穴在足趾本節後前陷中。拇趾內側第一趾關節前下方凹陷，赤白肉際處（見圖131）。

〔功能〕：瀉脾熱、助運化、導積滯。

〔主治〕：胃痛、腹脹痛、嘔吐、腹水。

〔操作者〕：自己或他人。

〔說明〕：經驗方。

（十六）急性胃腸炎

〔方法〕：浴足時按揉太白穴36次，施平補平瀉法。太白穴在足內側核骨下陷處，赤白肉際（見圖132）。

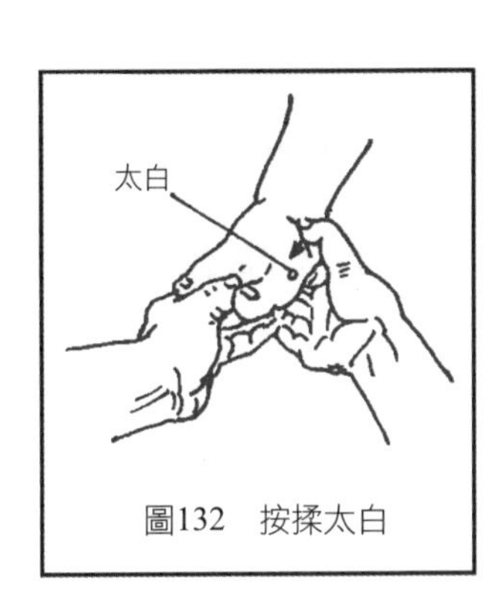

圖132　按揉太白

〔功能〕：調脾胃、和中焦。

〔主治〕：急性胃腸炎、痢疾、消化不良。

〔操作者〕：自己或他人。

〔說明〕：經驗方。

（十七）小便不利

〔方法〕：浴足時按捻至陰穴36次，施瀉法。至陰穴在足小趾外側，距離爪甲0.1寸處（見圖133）。

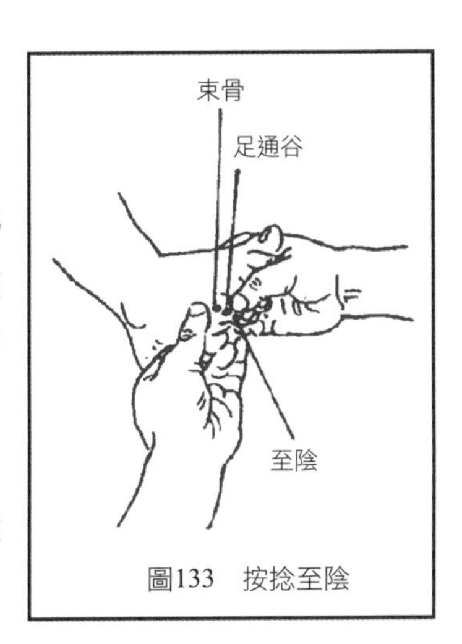

圖133　按捻至陰

〔功能〕：瀉膀胱濕熱。

〔主治〕：小便不利、腳腫、遺精。

〔操作者〕：自己或他人。

〔說明〕：經驗方。

（十八）腰背痛

〔方法〕：浴足時揉擦束骨穴36次，施補法。束骨穴在足小趾外側本節後陷中（見圖134）。

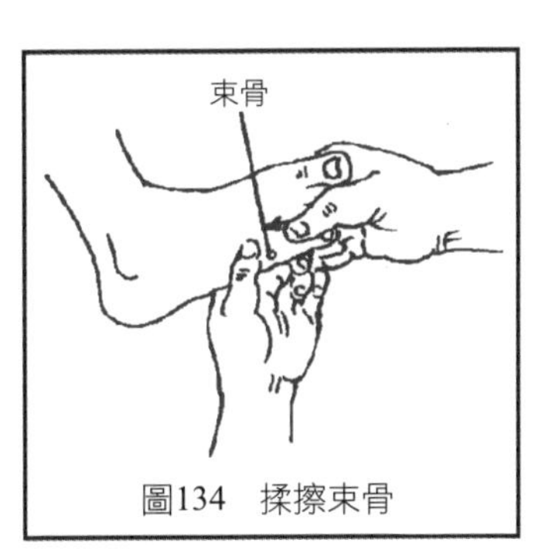

圖134　揉擦束骨

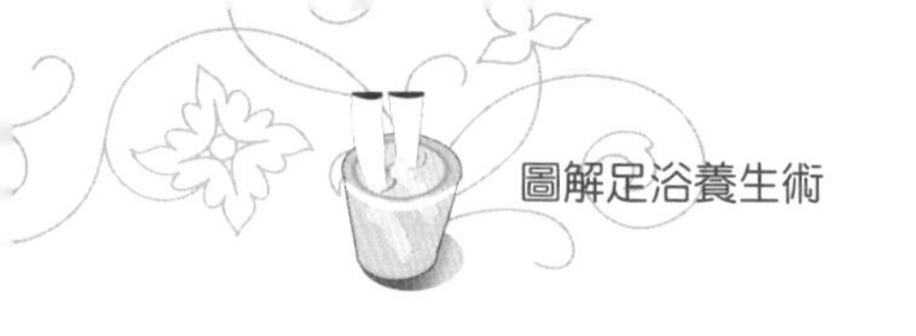

〔功能〕：補膀胱氣。

〔主治〕：腰背痛、癲狂、癰疽、目赤痛。

〔操作者〕：自己或他人。

〔說明〕：經驗方。

（十九）頭痛

〔方法〕：浴足時點按足通谷穴36次，施平補平瀉法。足通谷穴在足小趾側本節前陷中。（見圖135）

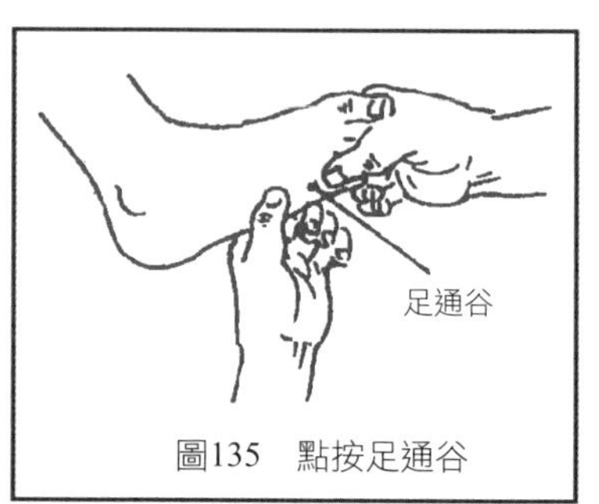

圖135　點按足通谷

〔功能〕：去膀胱邪氣。

〔主治〕：頭痛、目眩、鼻衄、腹痛。

〔操作者〕：自己或他人。

〔說明〕：經驗方。

（二十）泄瀉

〔方法〕：浴足時揉擦復溜穴36次，施瀉法。復溜穴在內踝上2寸陷中（見圖136）。

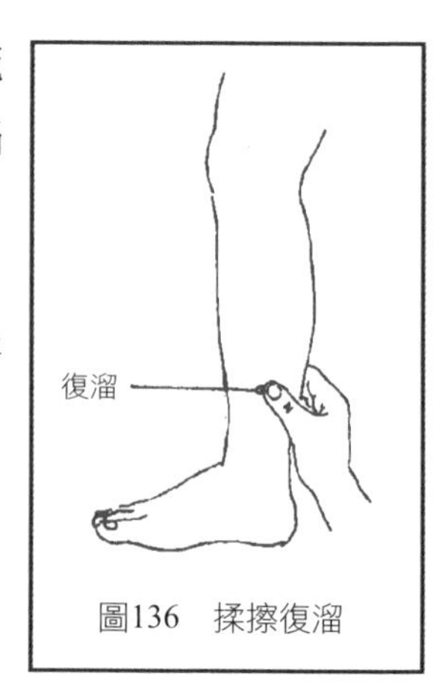

圖136　揉擦復溜

〔功能〕：瀉腎熱、利腎水。

〔主治〕：泄瀉、水腫、腰脊痛、腎炎。

〔操作者〕：自己或他人。

〔說明〕：經驗方。

（二十一）癲癇

〔方法〕：浴足時點按湧泉穴36次，施補法。湧泉穴在足心凹陷處，仰足取之（見圖137）。

〔功能〕：補腎精、溫腎陽。

〔主治〕：癲癇、疝氣、腎炎、遺尿、遺精。

〔操作者〕：自己或他人。

〔說明〕：經驗方。

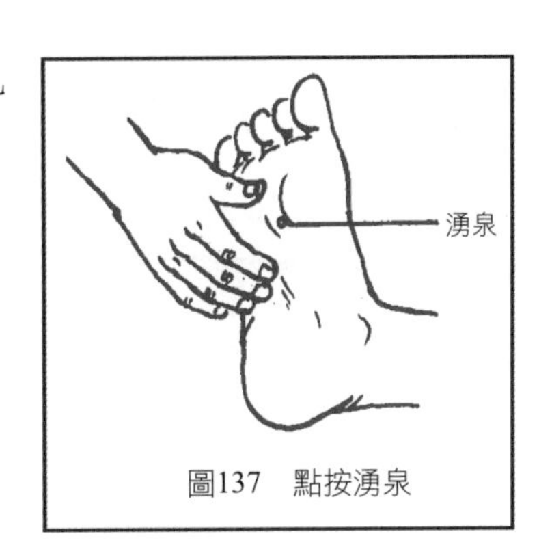

圖137　點按湧泉

（二十二）痺症

〔方法〕：浴足時點按陽輔穴36次，施補法。陽輔穴在外踝尖上4寸，臨近腓骨前緣處（見圖138）。

〔功能〕：調理肝氣。

〔主治〕：驚恐症、癱瘓、痺症、目眩。

〔操作者〕：自己或他人。

〔說明〕：經驗方。

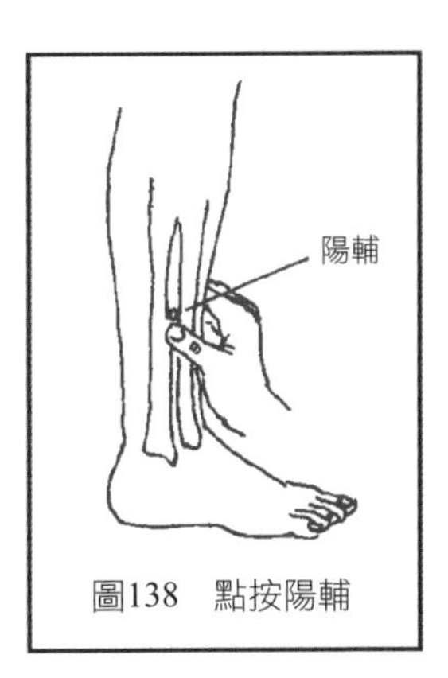

圖138　點按陽輔

（二十三）胸脅痛滿

〔方法〕：浴足時點按丘墟穴。丘墟穴在足背部，外踝前下方凹陷處，正對第四趾間隙（見圖139）。

〔功能〕：通經脈、利肝膽。

〔主治〕：胸脅痛滿、腋下腫痛、喉痺。

〔操作者〕：自己或他人。

〔說明〕：經驗方。

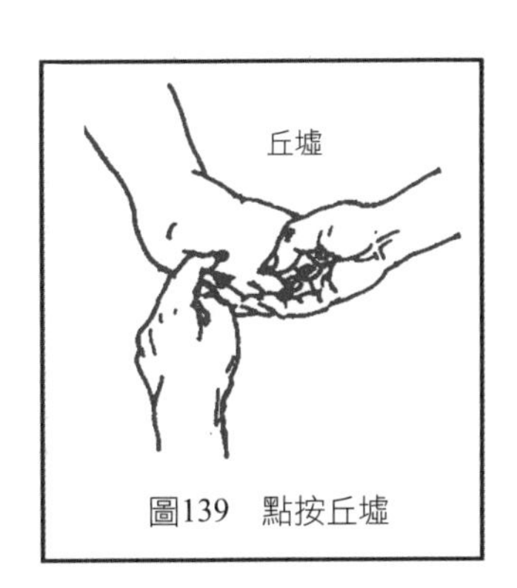

圖139　點按丘墟

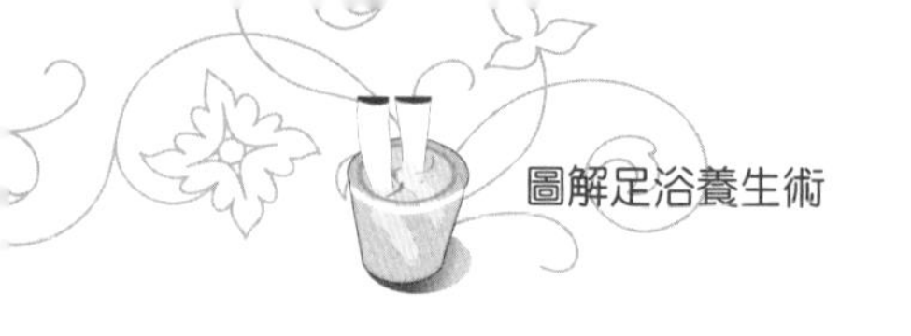

（二十四）月經過多

〔方法〕：浴足時揉擦行間穴36次，施補法。行間穴在第一、二趾縫間，在趾蹼後緣約5分處。（見圖140）

〔功能〕：補肝血、調肝氣。

〔主治〕：月經過多、脅痛、耳鳴。

〔操作者〕：自己或他人。

〔說明〕：經驗方。

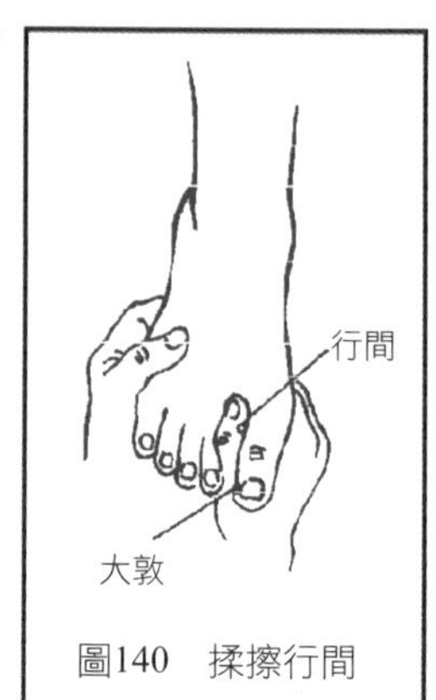

圖140　揉擦行間

（二十五）胃病

〔方法〕：浴足時選取足陽明胃經的厲兌穴，掐捻30次。厲兌穴在第二趾外側（靠近小趾一側），距趾甲根角約0.1寸處（見圖141）。

〔功能〕：瀉足陽明胃經邪氣。

〔主治〕：胃病。

〔操作者〕：自己。

〔說明〕：經驗方。

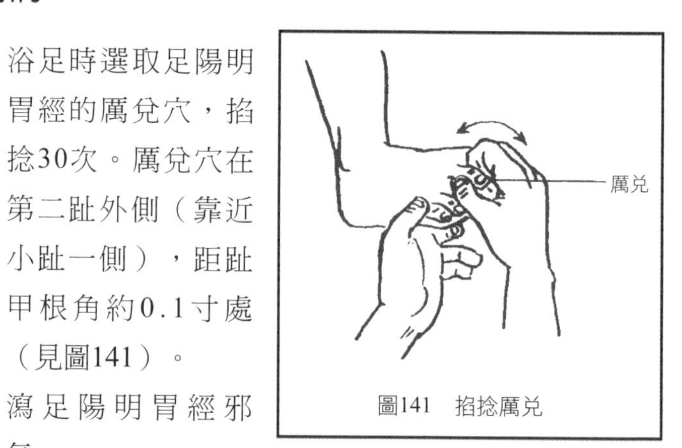

圖141　掐捻厲兌

（二十六）脾病

〔方法〕：浴足時選取足太陰脾經的隱白穴，掐按30次。隱白穴在足大趾內側，距趾甲根角0.1寸處（見圖142）。

〔功能〕：瀉足太陰脾經邪氣。

〔主治〕：脾病。

〔操作者〕：自己。

〔說明〕：經驗方。

隱白

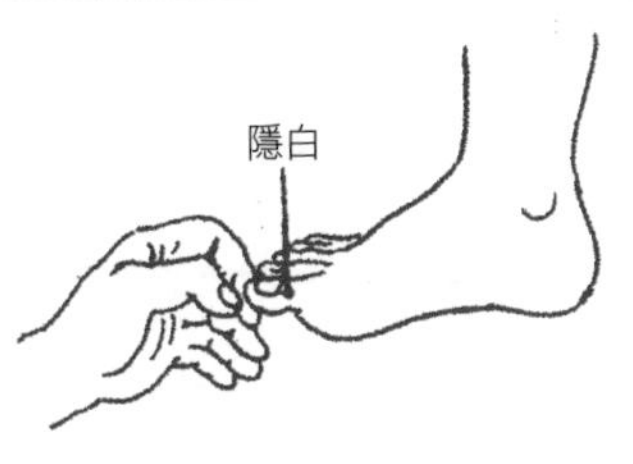

圖142　掐捻隱白

（二十七）膀胱病

〔方法〕：浴足時選取足太陽膀胱經的至陰穴，掐捻30次。至陰穴在足小趾外側，距趾甲根角0.1寸處（見圖143）。

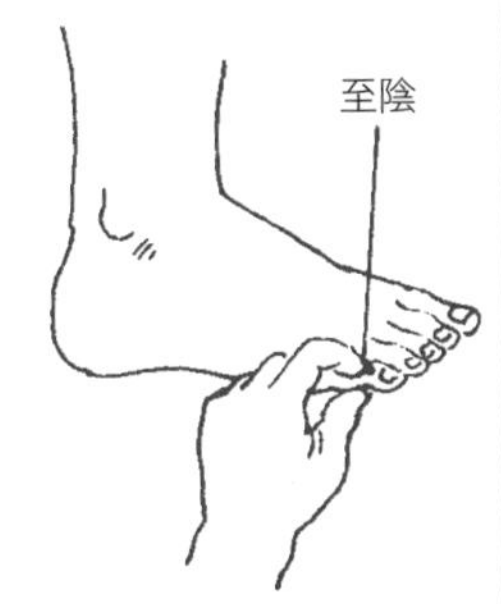

〔功能〕：瀉足太陽膀胱經邪氣。

〔主治〕：膀胱病。

〔操作者〕：自己。

〔說明〕：經驗方。

至陰

圖143　掐捻至陰

（二十八）腎病

〔方法〕：浴足時選取足少陰腎經湧泉、太溪穴，掐捻30次。湧泉穴在足心中凹陷處，太溪穴在內踝後凹陷處（見圖144）。

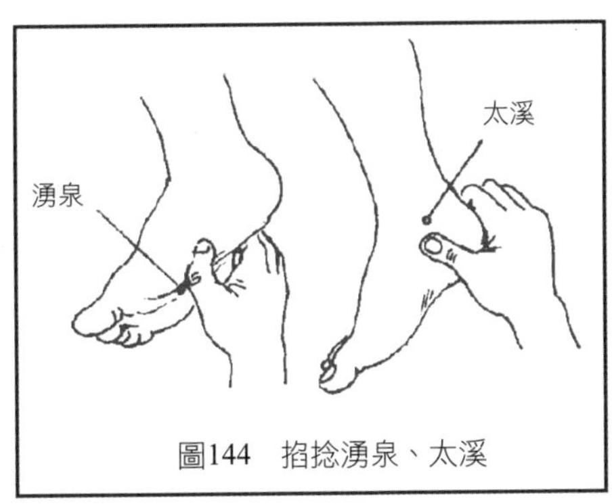

圖144　掐捻湧泉、太溪

〔功能〕：瀉足少陰腎經邪氣。

〔主治〕：腎病。

〔操作者〕：自己。

〔說明〕：經驗方。

（二十九）膽病

〔方法〕：浴足時選取足少陽膽經的足竅陰穴，掐捻30次。足竅陰穴在第四趾外側（小趾那邊），距趾甲根角約0.1寸處（見圖145）。

〔功能〕：瀉足少陽膽經邪氣。

〔主治〕：膽病。

〔操作者〕；自己。

〔說明〕：經驗方。

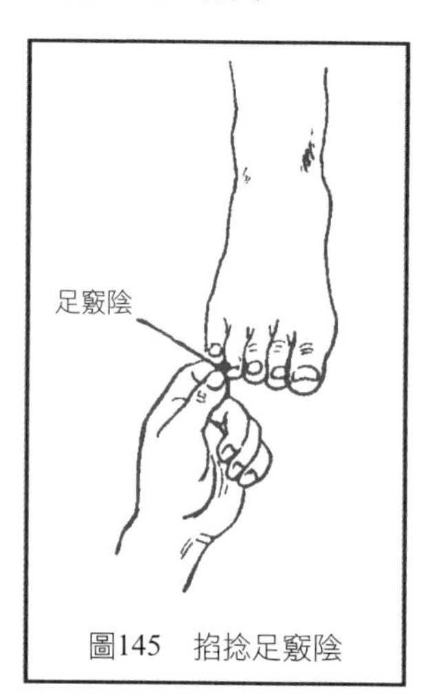

圖145　掐捻足竅陰

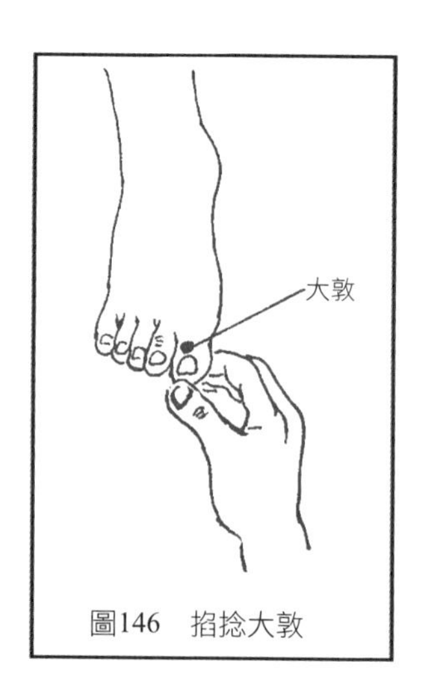

圖146　掐捻大敦

（三十）肝病

〔方法〕：浴足時選取足厥陰肝經的大敦穴，掐捻30次。大敦穴在足大趾外側（靠近小趾一側）趾背上，由趾甲根正中至趾關節的外側趾背上（見圖146）。

〔功能〕：瀉足厥陰肝經邪氣。

〔主治〕：肝病。

〔操作者〕：自己。

〔說明〕：經驗方。

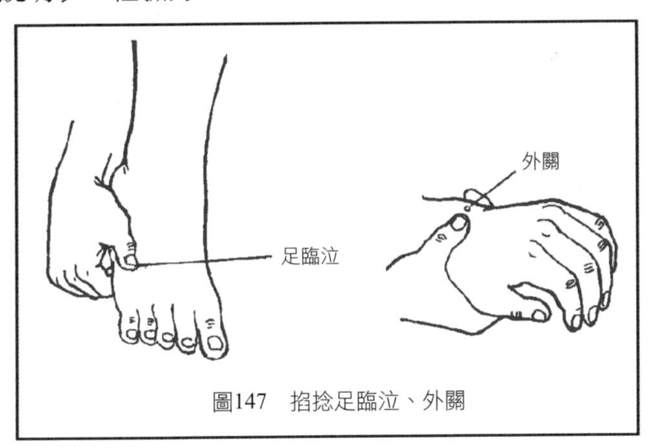

圖147　掐捻足臨泣、外關

（三十一）肩頸疾患

〔方法〕：浴足時，每日捻掐足臨泣、外關穴各36次。足臨泣穴在足小趾、第二趾關節高骨突起後凹陷中；外關穴在手掌背面腕橫紋後2寸，兩骨之間，覆掌取之（見圖147）。

〔功能〕：開肩、頸、耳、頰之氣。

〔主治〕：肩頸疾患、目眩、偏頭痛、手足中風、眉棱骨痛。

〔操作者〕：自己或他人。

〔說明〕：古代經驗方。

（三十二）四肢關節疼痛

〔方法〕：浴足時，每日點按後溪、申脈穴各36次。後溪穴在手小指外側本節後凹陷中；申脈穴在足外踝下凹陷中（見圖148）。

〔功能〕：開四肢、腰脊、目眥之氣。

〔主治〕：四肢關節疼痛、手足拘攣、頭痛、目疾。

〔操作者〕：自己或他人。

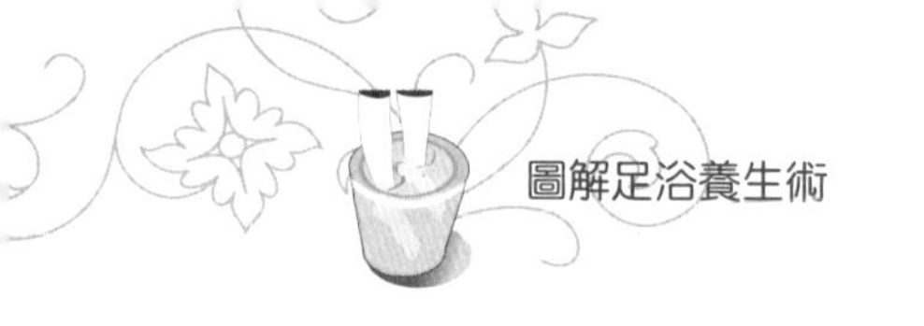

〔說明〕：古代經驗方。

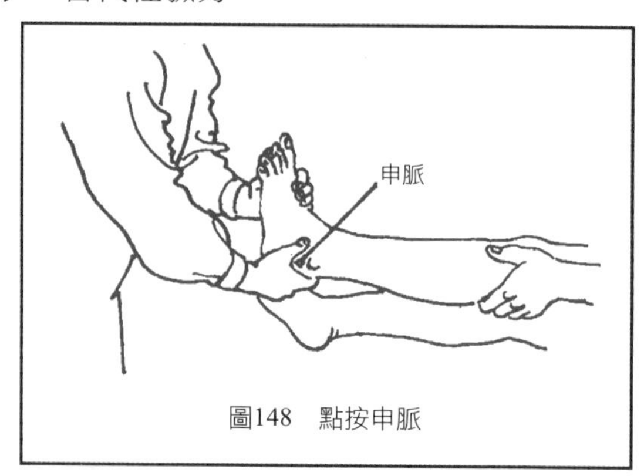

圖148　點按申脈

（三十三）咽痛

〔方法〕：浴足時，每日掐按列缺、照海穴各36次。列缺穴在兩手掌虎口相交時指頭盡處，筋骨間凹陷處。在手腕後1.5寸取之；照海穴在足內踝下赤白肉際凹陷處取之（見圖149）。

〔功能〕：開咽喉、肺、胸膈之氣。

〔主治〕：頭痛、咽痛、痔瘡、咳嗽。

〔操作者〕：自己或他人。

〔說明〕：經驗方。

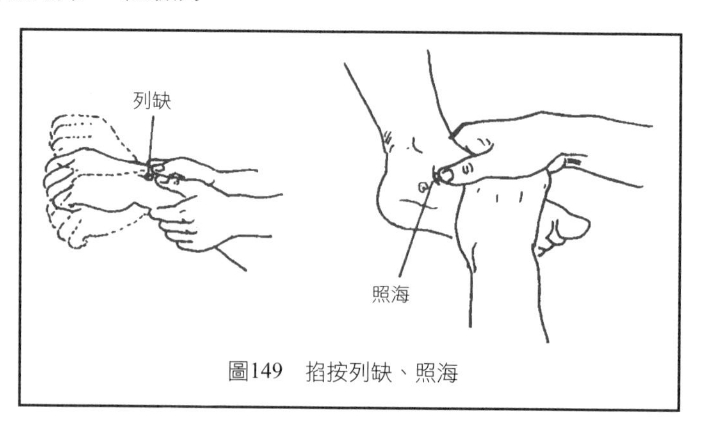

圖149　掐按列缺、照海

（三十四）眉稜骨偏頭痛

〔方法〕：浴足時，點揉雙側解溪穴5分鐘，持續按摩20日。解溪穴在足腕橫紋中央，兩筋間（見圖150）。

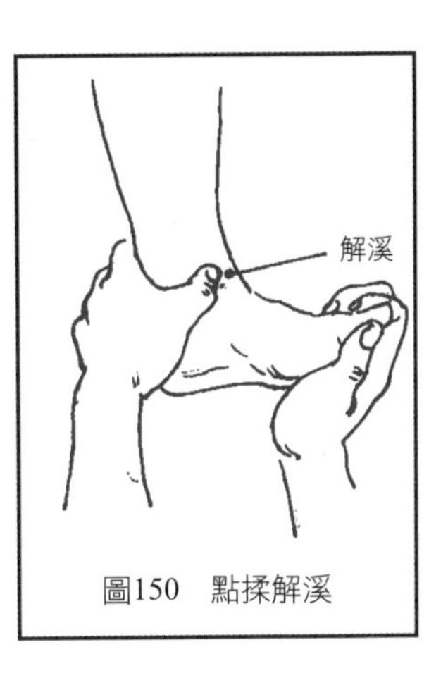

圖150　點揉解溪

〔功能〕：祛風濕、通脾經。

〔主治〕：眉稜骨偏頭痛，以早晨為重。

〔操作者〕：自己。

〔說明〕：經驗方。

（三十五）各種焦慮病

〔方法〕：洗腳時，按摩者以兩手掌緊貼於患者足底，以輕柔按壓的方法進行按摩。這樣，按摩者手掌的溫暖感便傳給了患者，使其緊張的情緒可變得沉靜起來，呼吸也變得緩和輕鬆，不安的精神狀態也就逐漸消失了（見圖151）。

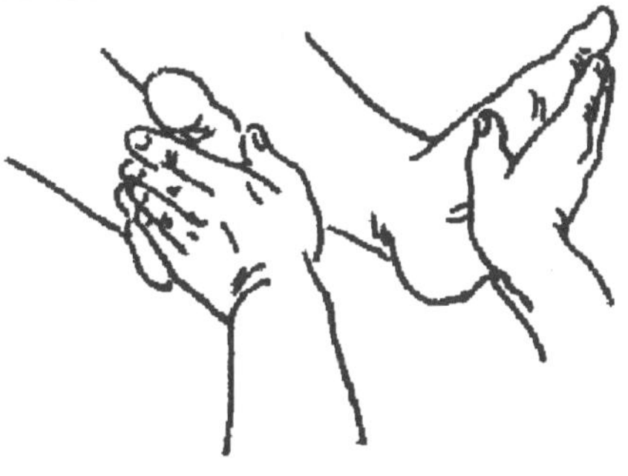

圖151

〔功能〕：安神養血。

〔主治〕：各種焦慮病症。

〔操作者〕：他人。

〔說明〕：經驗方。

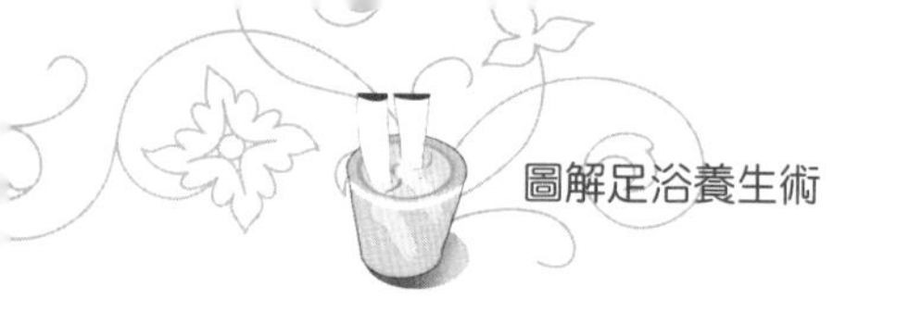

（三十六）體質虛弱

〔方法〕：洗腳時，按摩者以拇指和食指貼放在患者足背關節部的內側和外側，相當於足底腹股溝管反射區部位，從關節部上拉，在足背中央部，從離開皮膚表面的部位，拇指和食指合二為一有節奏地進行上拉，反覆60次（見圖152）。

〔功能〕：補氣和血。

〔主治〕：各種體質虛弱。

〔操作者〕：他人。

〔說明〕：經驗方。

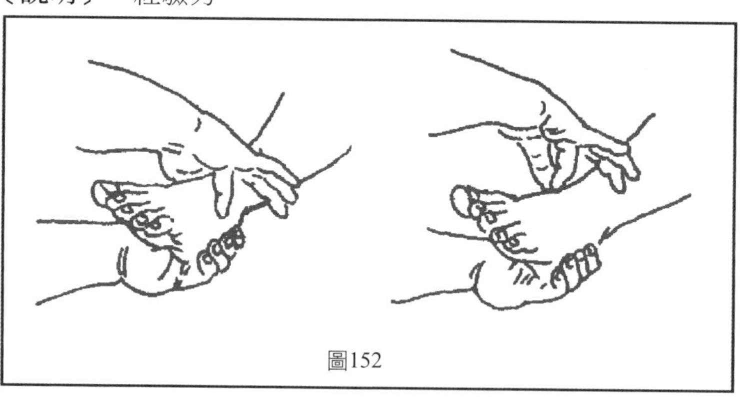

圖152

（三十七）各種內臟疾病

〔方法〕：洗腳時，按摩者用雙手同時按摩患者雙足。按摩小腿外側時從上向下至足背，再至足底；按摩小腿內側時則從下往上至膝下停止。如此往復數次。（見圖153）

〔功能〕：強壯內臟、補氣和血。

〔主治〕：各種內臟疾病。

〔操作者〕：他人。

〔說明〕：經驗方。

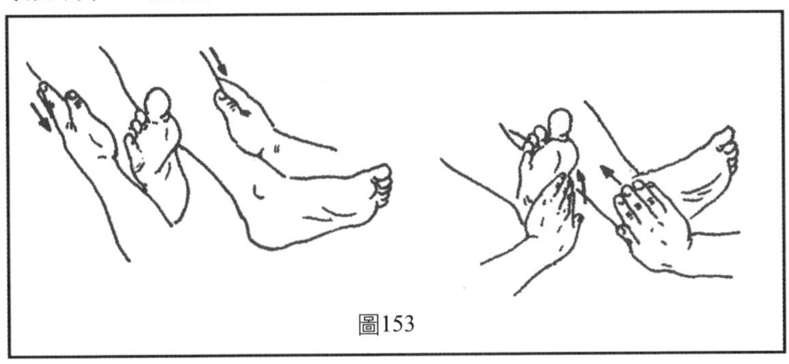

圖153

（三十八）下肢活動不便

〔方法〕：洗腳時，按摩者以雙手掌托住患者的足跟腱部，配合患者的吸氣先向前拉伸，再配合患者的呼氣向上仰翻。反覆進行36次。（見圖154）

〔功能〕：祛風濕、通經絡。

〔主治〕：各種下肢活動不便病症。

〔操作者〕：他人。

〔說明〕：經驗方。

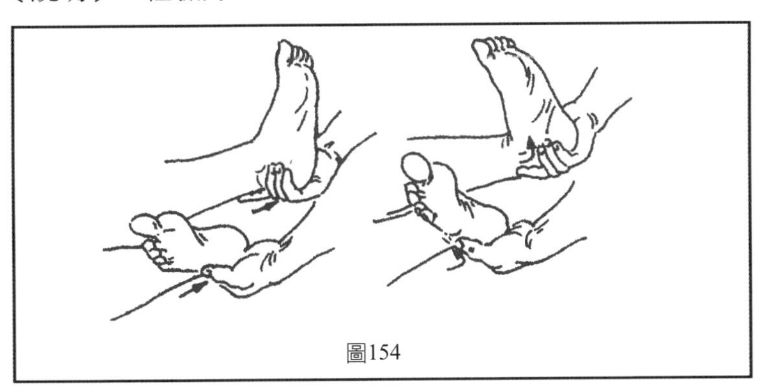

圖154

（三十九）呃逆

洗浴時以木棍輕輕拍擊足心的湧泉穴，令五臟之氣上下宣通，

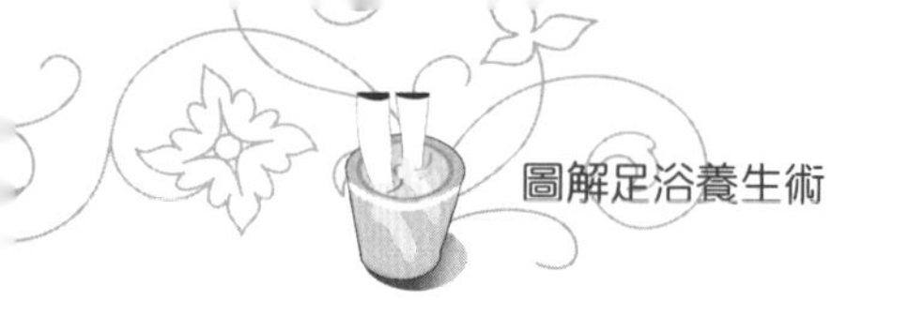

瘀血開散而不奔心，嘔呃止而神自安（見圖155）。

〔**功能**〕：止疼痛、通經絡。

〔**主治**〕：各種內臟劇烈疼痛病症。

〔**操作者**〕：自己或他人。

〔**說明**〕：經驗方。

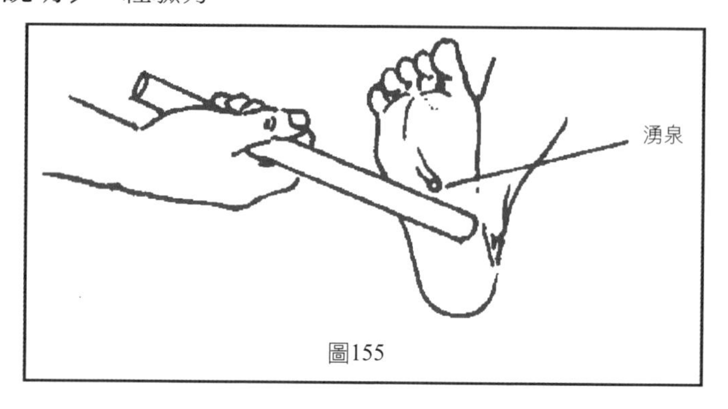

圖155

國家圖書館出版品預行編目資料

10分鐘足浴養生：快速祛除人體各種疾病 / 史晟編. -- 初版. -- 新北市：華志文化, 2015.09

面； 公分. --（健康養生小百科；36）

ISBN 978-986-5636-32-6（平裝）

1. 藥浴 2. 按摩 3. 腳

413.97 104014419

華志文化事業有限公司

系列／健康養生小百科036

書名／10分鐘足浴養生：快速祛除人體各種疾病

作　者　史晟醫師

執行編輯　林雅婷

美術編輯　簡郁婷

封面設計　黃雲華

文字校對　陳麗鳳

企劃執行　康敏才

總 編 輯　黃志中

社　長　楊凱翔

出 版 者　華志文化事業有限公司

電子信箱　huachihbook@yahoo.com.tw

地　址　116台北市文山區興隆路四段九十六巷三弄六號四樓

電　話　02-22341779

印製排版　辰皓國際出版製作有限公司

總經銷商　旭昇圖書有限公司

地　址　235新北市中和區中山路二段三五二號二樓

電　話　02-22451480

傳　真　02-22451479

郵政劃撥　戶名：旭昇圖書有限公司（帳號：12935041）

出版日期　西元二〇一五年九月初版第一刷

售　價　二二〇元